◆ 医学临床诊疗技术丛书 ◆

临床急症
诊疗技术

徐晓伟　房晓勇　王　琢　主编

中国医药科技出版社

内容提要

本书较为系统、全面地介绍了临床急症的诊断方法和治疗技术，包括疾病的临床表现、辅助检查、诊断、鉴别诊断和治疗等方面的知识。并结合临床实际，重点介绍了诊断和治疗上的临床经验以及如何做好病情记录、医患沟通等方面的方法与要求。本书立足临床实践，内容全面翔实，重点突出，是一本实用性很强的临床急症诊疗读本。适合相关专业人员以及基层医务工作者阅读。

图书在版编目（CIP）数据

临床急症诊疗技术/徐晓伟，房晓勇，王琢主编. —北京：中国医药科技出版社，2017.4

（医学临床诊疗技术丛书）

ISBN 978 - 7 - 5067 - 7732 - 2

Ⅰ.①临… Ⅱ.①徐… ②房… ③王… Ⅲ.①急性病—诊疗 Ⅳ.①R459.7

中国版本图书馆 CIP 数据核字（2016）第 071547 号

美术编辑　陈君杞
版式设计　郭小平

出版　中国医药科技出版社
地址　北京市海淀区文慧园北路甲 22 号
邮编　100082
电话　发行：010 - 62227427　邮购：010 - 62236938
网址　www.cmstp.com
规格　787 × 1092mm ¹⁄₃₂
印张　13¾
字数　298 千字
版次　2017 年 4 月第 1 版
印次　2017 年 4 月第 1 次印刷
印刷　三河市汇鑫印务有限公司
经销　全国各地新华书店
书号　ISBN 978 - 7 - 5067 - 7732 - 2
定价　39.00 元

编写人员

主　编　徐晓伟　房晓勇　王　琢

副主编　周玉琴　高素红　任彦铭

　　　　郭会敏　冯家云

编　委　(按姓氏笔画排序)

　　　　马　腾　王　琢　冯家云

　　　　任彦铭　孙晓燕　芮淑红

　　　　李海勇　张　栗　张旭辉

　　　　陈　莹　周玉琴　郑清圈

　　　　房晓勇　赵春雷　徐晓伟

　　　　郭会敏　高荣丽　高素红

前　言

抢救急症患者是医院的重要工作之一，也是衡量一个医院医护人员整体素质的重要标准。本书较为系统、全面地介绍了临床急症的诊断和治疗，包括分型、临床表现、辅助检查、诊断、鉴别诊断和治疗等方面的知识。把有丰富临床经验的高年资医师的临床思维方法和经验介绍给年轻医师，让他们不走弯路。在临床经验介绍中，书中特别强调了如何做好病历记录、医患沟通等方面的问题，可帮助年轻医师更好地构筑和谐医患关系。

本书共分为 11 章，立足临床实践，内容全面翔实，重点突出，力求深入浅出，方便阅读，是一本实用性很强的关于临床急症诊断和治疗技术方面的医学读本。该书适合于临床急症专业人员以及基层医务工作者使用。

作者在编写本书过程中，得到了多位同道的支持和关怀，在此表示衷心的感谢。

由于编写时间仓促，专业水平有限，书中存在的不妥和纰漏之处，敬请读者和同道批评指正。

编　者
2017 年 3 月

目 录

第十一章　环境因素急症与意外伤 / 417

第一章

一般急症 ◆··

第一节　发热

发热是指在致热原作用下，体温调节中枢的调节点上移而引起的调节性体温升高，一种病理性体温增高，是对致病因子的全身性反应。口腔温度高于37.5℃，腋温高于37.2℃，肛温高于37.6℃或一日之间体温相差在1℃以上，称为发热。发热过程超过2周为长期发热，短于2周为急性发热。临床将发热的程度（以口腔为例）分为：低热（37.4～38℃）；中等度发热（38.1～41℃）；高热（41℃以上）。

发热的原因很多，通常分为感染性发热和非感染性发热两大类。

（一）感染性发热

1. 病毒性感染　流行性感冒、普通感冒、成人麻疹、流行性出血热、流行性腮腺炎等。

2. 立克次体感染　地方性及流行性斑疹伤寒、恙虫病、Q热等。

3. 寄生虫感染　疟疾、阿米巴肝脓肿、急性血吸虫病等。

4. 螺旋体感染　钩端螺旋体病、回归热等。

5. 细菌性感染　猩红热、败血症、细菌性肺炎、化脓性扁桃体炎、急性咽炎、化脓性脑脊髓膜炎、结核病等。

6. 衣原体、支原体感染 鹦鹉热、支原体肺炎等。

7. 真菌感染 隐球菌感染、念珠菌感染等。

8. 混合感染

(二) 非感染性疾病

1. 结缔组织病 系统性红斑狼疮、皮肌炎、结节性多发性大动脉炎。

2. 变态反应与过敏性疾病 药物热、输血输液反应、血清病、注射异体蛋白等。

3. 恶性肿瘤 白血病、淋巴病、恶性网状细胞瘤、肉瘤等。

4. 组织损伤 严重创伤、大手术、无菌性坏死、烧伤、放射性损伤、急性心肌梗死等。

5. 中枢神经性疾病 脑外伤、脑血管病、热射病等。

6. 散热障碍

【诊断依据】

(一) 临床症状

1. 热度 以腋窝温度分：①低热，38℃以下；②中度热，38~39℃；③高热，39.1~40℃；④超高热 >40℃。

2. 热型

(1) 稽留热：多见于传染性非典型肺炎、败血症、伤寒、大叶性肺炎。

(2) 弛张热：多见于脓毒血症、肝脓肿、败血症、感染性心内膜炎、粟粒型结核、恶性组织细胞病等。

(3) 间歇热：多见于疟疾、胆管感染、回归热、Still病等。

(4) 回归热：体温急骤升高至39℃以上，持续数天后又骤然下降至正常水平，高热期与无热期各持续若干天，即规律性地互相交替一次，见于回归热、霍奇金病、周期热等。

（5）波状热：体温逐渐升高至39℃或以上，数天后逐渐下降至正常水平，数天后又逐渐升高，如此反复多次，常见于布氏菌病、恶性淋巴瘤等。

（6）不规则热：发热持续时间、体温波动无一定规律，可见于结核病、风湿热、流感、普通感冒、支气管肺炎、渗出性胸膜炎、感染性心内膜炎等。

3. 伴随症状

（1）寒战：先寒战后高热见于大叶性肺炎、输血、输液反应；反复寒战高热见于败血症、感染性细菌性心内膜炎。

（2）淋巴结肿大：全身淋巴结肿大有压痛见于传染性单核细胞增多症；局部淋巴结肿大有压痛见于炎症；无压痛见于转移瘤。

（3）伴昏迷：先发热后昏迷见于乙型脑炎、斑疹伤寒、流行性脑脊髓膜炎，先昏迷后发热多见于脑出血、巴比妥类药物中毒。

（4）伴黄疸：急性病毒性肝炎、肝脓肿、化脓性胆管炎、胆管癌、胰头癌、急性溶血、疟疾、传染性单核细胞增多症等。

（5）伴心脏增大、心脏杂音：风湿热、亚急性感染性心内膜炎、心包炎等。

（6）伴有皮疹：发热后出疹时间大致为：猩红热第2日，麻疹第3~5日，风疹第1~2日，斑疹伤寒第4~6日，水痘第1日，天花第3日，登革热第4~6日，伤寒第7日后，幼儿麻疹第3~4日，传染性单核细胞增多症第4~10日。

（7）伴特殊面容：伤寒病患者常表情淡漠；斑疹伤寒、流行性出血热有醉酒样面容；猩红热见口周苍白圈及草莓舌；麻疹常见眼睑水肿，结膜充血，眼分泌物增多。

（二）辅助检查

1. 血液检查 白细胞总数增高及中性粒细胞升高，多见于全身或局部细菌感染、白血病、肿瘤引起的类白血病反应；若正常则多见于病毒性感染、疟疾、结核病等。若血培养阳性，诊断败血症等。

2. 尿、粪便常规 尿出现白细胞、脓细胞多见于泌尿系感染。大便有黏液脓血见于细菌性痢疾等。

3. 胸部 X 线检查 排除呼吸系统或心血管系统疾病。

4. 特殊检查 腰穿取脑脊液检查、超声波检查、CT、磁共振检查以排除或诊断肿瘤、脓肿、结石等疾病。

（三）鉴别诊断

1. 急性感染性发热

（1）呼吸道病毒感染。

（2）肾病综合征出血热：临床三大主征（发热、出血、肾损害）、五期经过（发热期、低血压休克期、少尿期、多尿期、恢复期）、白细胞计数增高、血小板减少、蛋白尿、抗体 IgM、IgG 检测有助诊断。

（3）传染性单核细胞增多症：由 EB 病毒引起。发热、咽峡炎、颈后淋巴结肿大、肝脾大，抗 EBV IgM 阳性。

（4）流行性乙型脑炎：诊断主要依据流行季节、高热、意识障碍、脑脊液异常、乙脑特异性抗体 IgM、乙脑病毒抗原检测。

（5）急性发热伴皮疹。

（6）急性发热伴头痛。

（7）急性发热伴肺部病症。

2. 长期高热

（1）感染性疾病

①结核病：肺部 X 线检查、痰结核杆菌及血结核抗体检测有助诊断。

②伤寒与副伤寒：多次血培养或骨髓培养是确诊的依据。

③细菌性心内膜炎：多有先天性心脏病或风湿性心脏瓣

膜病史、心脏杂音改变、血培养有致病菌等。

④肝脓肿：高热、寒战、肝区疼痛、肝大有压痛，B超检查、肝脏穿刺可确诊。

（2）非感染性疾病

①原发性肝癌：肝区痛、消瘦、肝大、黄疸等，AFP阳性、AKP增高有诊断价值，B超检查、CT扫描有助于定位诊断。

②恶性淋巴瘤：不明原因的发热、淋巴结肿大，按炎症治疗或结核治疗1个月无效者，应做淋巴结活检、骨穿、肝穿、B超、CT等检查。

③恶性组织细胞病：长期不明原因发热，伴有肝脾大，淋巴结大，而流行病学资料、症状、体征不支持急性感染且有造血功能障碍者，应做骨髓涂片或组织活检。

④急性白血病：血涂片、骨髓检查可确诊。

⑤结缔组织病：根据临床表现，结合检查血沉、抗核抗体、狼疮细胞等以明确诊断。

3. 反复发热

（1）布氏杆菌病：反复发热伴多汗、游走性关节痛、肝脾大、淋巴结肿大等，血、骨髓培养，血清凝集试验，免疫吸附试验可助诊断。

（2）疟疾：阵发性寒战、高热、大汗，隔日或隔2日周期发作。血涂片找疟原虫。

（3）淋巴瘤：骨髓涂片或骨髓活检有助诊断。

（4）回归热：血、骨髓涂片找到回归热螺旋体即可确诊。

【治疗】

1. 降温原则

（1）病因治疗：在疾病未得到确诊和有效治疗前，不必强行解热，尤其不能使用类固醇激素。最根本、最关键的治疗是针对病因治疗。

（2）紧急降温指征：①热度高低并不是衡量疾病轻重的

最重要指标。但 41℃ 以上超高热属重症，仅热度即可损伤某些组织器官，特别是脑组织，需采取紧急降温处理。②体温 40℃ 以上有明显头痛、意识障碍和惊厥；恶性肿瘤患者，心肌梗死或心肌劳损者，应采取紧急降温处理。

2. 降温措施

（1）物理降温：25%～50% 乙醇擦浴；冷毛巾湿敷额部，5～10 分钟更换 1 次；冰袋置于额、枕后、颈、腋、腹股沟；冰水灌肠、冰水浴等。

（2）药物降温：口服复方阿司匹林，肌内注射复方氨基比林、柴胡，或选用地塞米松加入葡萄糖液静脉滴注；伴惊厥、谵妄者用冬眠疗法（氯丙嗪 50mg，哌替啶 100mg，5% 葡萄糖液 250ml），静脉滴注。

【参考医嘱】

（1）参照高热护理常规。

（2）一级护理。

（3）流质或半流质。

（4）物理降温，立即。

（5）5% 葡萄糖氯化钠注射液 1000ml，静脉滴注，1 次/日。

（6）10% 葡萄糖液 1000ml，静脉滴注，1 次/日。

（7）林格液 1000ml，静脉滴注，1 次/日

（8）维生素 B_1 20mg，3 次/日。

（9）维生素 C 200mg，2 次/日。

（10）抽血查血常规、血气分析、血培养＋药敏、生化全套、血沉、C-反应蛋白（CRP）、血涂片找疟原虫、免疫学检查。

（11）胸部透视或摄片。必要时骨髓穿刺、淋巴结穿刺、腰椎穿刺送检。

第二节 输血反应

输血是一种非常重要而有效的治疗手段，但在输血过程

中或在输血后，接受输血的患者会产生与原来疾病无关的一些新的症状和体征，而这些症状和体征与输血密切相关，因而统称为输血反应，它会给患者带来一定的额外的痛苦，极个别甚至会危及生命。输血反应按发生的时间分为即发反应（指输血当时或输血后24小时内，亦称急性输血反应）和迟发反应（指输血后几日至几十日）。下面重点介绍较常见的急性输血反应。

一、非溶血性发热反应

1. 致热源 包括可以引起发热反应的一切物质，如蛋白质、死细菌和细菌产物等，由于具有耐热性、可滤过性、水溶性、不挥发性和被吸附性等特点，再加上在采血和输血器具的清除热原过程中存在问题，所以过去热原是引起发热反应的重要原因，但随着输血器具的发展，特别是输血器具的不断更新和改进，此原因已日趋减少。

2. 抗原-抗体反应 主要见于多次输血者或经产妇，由于体内已产生抗白细胞HLA的抗体，当再次输入白细胞时就可发生抗原-抗体反应，激活补体，使白细胞溶解而释放热原。有时血小板亦可发生类似反应引起发热。

3. 细菌污染性输血性反应 早期常以发热为主要表现，应注意仔细区别，因为治疗和预后与上面原因引起的发热反应不同。

【诊断依据】

（一）临床表现

于输血开始后15分钟至输血后2小时内突然怕冷、寒战、发热，继之体温上升达38～41℃，可伴恶心、呕吐、皮肤潮红、心悸、头痛，一般数小时内完全恢复正常。

（二）诊断

凡输血过程中或输血后2小时内体温升高1℃以上，伴有上述临床表现者即可诊断，但应注意除外因溶血和细菌污染输血反应及患者原发病等引起的发热。

【治疗】

（1）轻者减慢输血速度，重者暂停输血，而应保持静脉盐水滴注通畅。

（2）立刻肌内注射异丙嗪 25～50mg，重者可自静脉给地塞米松 5～10mg。

（3）对症治疗：怕冷者保暖，高热时给物理降温如头部冰袋和乙醇擦浴等，一般不用退热药。

二、过敏反应

1. 免疫球蛋白（Ig）抗体 特别是 IgA 抗体。由于受血者体内产生此类抗体，当再次输血后则产生抗原－抗体反应而引起过敏。

2. 过敏体质 平素对花粉、灰尘、牛奶、蛋类等过敏者，对输入他人的血也会过敏。

3. 被动获得性抗体 即将有过敏性抗体献血员的血输给患者，患者就因被动获得抗体而产生与献血员相同的过敏反应。

【诊断依据】

（一）临床表现

1. 轻度 常为荨麻疹，表现为突然皮肤瘙痒和高出皮面的红斑，可伴有血管神经性水肿和关节痛。

2. 重度 过敏反应常因支气管痉挛和肠道平滑肌痉挛迅速发生哮喘、呼吸困难、缺氧青紫、肺部哮鸣音、腹痛、腹泻，若喉头水肿则呈吸气性呼吸困难，甚至窒息，也可出现低血压、休克，甚至死亡。

（二）诊断

在输血过程中出现荨麻疹或其他上述临床表现者即可诊

断，但呼吸困难者应除外因输血输液过量而引起的肺水肿。

【治疗】

1. 轻度过敏反应者 可继续输血，但要减慢速度，严密观察，同时口服如下一种抗组胺药：①苯海拉明 50mg，每日 3 次；②氯苯那敏 4mg，每日 3 次；③去氯羟嗪 25mg，每日 3 次。一般过敏反应会很快消失。

2. 重度过敏反应者 应立即停止输血，但要保持静脉输液通畅，治疗应分秒必争，立即皮下注射肾上腺素 0.5mg，同时静脉给地塞米松 5～10mg；有休克时，静脉输液中加多巴胺以维持血压及吸氧；严重喉头水肿应及时做气管内插管或气管切开，以免窒息。

三、急性溶血性输血反应

溶血性输血反应是指输入的红细胞或受血者的红细胞发生异常破坏而引起的不良反应，急性溶血性输血反应是指在接受异体血液几分钟至几小时内发生的溶血反应，多为血管内溶血。

1. 免疫性

(1) ABO 血型不合：是由天然血型抗体 IgM（抗 A 或抗 B）引起，当误输了 ABO 血型不合的血液时，输入的红细胞便与受血者体内的抗 A 或抗 B 作用，并激活补体，引起急性血管内溶血；O 型血作"万能输血者"和 AB 型血作"万能受血者"时，由于次侧配血不合，于输血量 >200ml 时，输入的抗 A 和（或）抗 B 亦可使受血者自身红细胞发生破坏而溶血。

(2) Rh 血型不合：是由抗 Rh 的免疫性血型抗体 IgG 引起，当受血者（Rh 血型阴性）体内已有抗 Rh 血型抗体而再次大量输用 Rh 阳性血液时，产生急性溶血反应，因 IgG 型抗体量多，所以亦多为血管内溶血。

2. 非免疫性

（1）由于血液储存不当，输血前红细胞已破坏。

（2）受血者或献血者红细胞有缺陷，如阵发性睡眠性血红蛋白尿患者的红细胞膜有缺陷，可因全血输注而致破坏。

【诊断依据】

1. 临床表现　在输入 10～20ml 血液后突然烦躁不安、寒战、胸闷、头胀痛，继之腰背剧烈疼痛、呼吸困难、恶心、皮肤湿冷、发绀、血压迅速下降、休克、急性肾功能衰竭（少尿至无尿），若有尿则尿呈酱油色或红葡萄酒色，部分患者可并发弥漫性血管内凝血（DIC）而出血不止，全身麻醉手术患者主要表现是血压下降，血红蛋白尿和手术创面渗血不止等。

2. 诊断　在输血过程中突然出现上述临床表现，实验室检查有溶血证据，特别是血浆游离血红蛋白升高和出现血红蛋白尿即可诊断。判断溶血反应的各项化验检查最适宜的时间：尿血红蛋白 6 小时达到高峰，12 小时消失；血清游离血红蛋白 6～12 小时达高峰，18 小时后恢复正常；血清胆红素8～12 小时达高峰，24 小时后逐渐恢复正常；尿含铁血黄素于24～96 小时阳性。但要通过重复鉴定血型及重做配血试验等查明原因。

【治疗】

（1）立即停止输血，保持输液，维持酸碱、电解质平衡。

（2）患者输血前及渗血后的血标本及停止所输的血袋中血标本送血库确定溶血的原因。

（3）抗休克、吸氧，明确溶血原因后可输新鲜同型血浆及新鲜同型相配的血液，补充足够量的液体抗休克并且增加肾脏血流量，可以给予多巴胺等血管活性药物，尤其小剂量多巴胺有扩张肾脏血管作用。

（4）纠正心功能不全：心功能不全者可以应用毛花苷 C。

（5）抗过敏：地塞米松 10～20mg 肌内注射或者静脉注射。

（6）防止肾功能衰竭：注意水、电解质、酸碱平衡，适当给予利尿剂，碱化尿液。

（7）防治 DIC：DIC 明确者可以应用肝素，输注新鲜血浆、血小板等。

（8）重症患者换血治疗。

四、细菌污染性输血反应

最常见细菌污染为铜绿假单胞菌、大肠埃希菌、变形杆菌和类白喉杆菌及其他革兰阴性杆菌。通常通过如下原因污染。

（1）消毒不严包括血袋、采血和输血器具及献血者皮肤消毒不严。

（2）开放式采血、制备血液成分和输血。

（3）贮血袋有破裂或贮存血液管理不严等。

【诊断依据】

1. 临床表现　50ml 污染血输注即可引起严重反应，包括寒战、发热、头痛、恶心、呕吐、腹痛、腹泻、面部潮红、皮肤黏膜充血、谵妄、脉弱、血压下降等，严重者可发生休克、急性肾功能衰竭，甚至死亡。

2. 诊断　有上述细菌污染原因和临床表现，剩余血液涂片和培养有细菌者即可确诊。

【治疗】

（1）立即停止输血，给予补液、抗休克治疗，有急性肾功能衰竭而保守治疗无效时应采用透析疗法。

（2）抗感染治疗：应给予大量广谱抗生素，若细菌培养阳性，应根据药物过敏试验选择敏感抗生素。

五、循环负荷过重

1. 输血过多和过快　一般输血量 24 小时不应超过

2500ml,输血速度每小时每千克体重不超过2ml，否则会循环负荷过重。但大出血者例外。

2. 受血者的问题

（1）老年人心功能较差，儿童血容量少，均易发生循环负荷过重。

（2）原有心肺功能不全、慢性严重贫血、血浆胶体渗透压下降（如低蛋白血症）、肺血管渗透压增加（如大面积肺炎）等。

【诊断依据】

1. 临床表现 输血过程中或输血后1小时内发生心功能不全、肺水肿，患者突然呼吸困难、咳嗽、咳粉红色泡沫样痰、端坐呼吸、发绀、颈静脉怒张、心率快，两肺对称出现湿性啰音，严重者可很快死亡。

2. 诊断 根据上述原因和临床表现很容易做出诊断。

【治疗】

（1）立即停止输血，立即吸氧，无禁忌证者可立即皮下注射吗啡10mg。

（2）用血管扩张剂如硝普钠静脉滴注每分钟15～50mg，以减轻心脏的前后负荷。

（3）快速强心和利尿，未用过洋地黄类强心药者，可立即静脉给毛花苷C（西地兰）0.4mg，利尿药可静脉给呋塞米20～40mg。

六、枸橼酸盐中毒

输入右旋柠檬酸盐（ACD）或右旋磷酸-柠檬酸盐（CPD）抗凝剂采集的血液过多过快时，如成人2小时输血量超过600ml或每10分钟输血100ml或以上，血浆中枸橼酸盐达到中毒水平（100mg/dl），过量的枸橼酸盐同血钙结合或螯合，引起低钙血症而中毒。有肝病者易发生中毒。

【诊断依据】

1. 临床表现 发生手足抽搐、横纹肌震颤，心电图显示 Q - T 间期延长，严重者可发生心脏停搏。

2. 诊断 大量输注 ACD 或 CPD 抗凝剂采集的血液时，若出现上述临床表现即可诊断。

【治疗】

补充钙剂，即每输入 1000ml 血应静脉补充 10% 葡萄糖酸钙 10ml，为安全目的，应注意检测血浆钙离子水平和心电图，若血钙太高同样危险。

第三节 休克

休克是一种以急性微循环障碍导致组织的氧供和氧需之间失衡。休克发生后体内重要器官微循环处于低灌流状态，导致细胞缺氧、营养物质缺乏或细胞不能正常代谢其营养物质，最终导致细胞损害，无法维持正常的代谢功能。伴有静脉血氧含量减少和代谢性酸中毒。

【诊断依据】

（一）病理生理

1. 莨菪类药 莨菪类药具有多种心血管效应、保护能量代谢、钙离子拮抗和抗氧自由基作用。而临床用药常需大大超过传统用量才能有效。

（1）阿托品：0.03 ~ 0.1mg/kg（每支 0.5mg）。

（2）山莨菪碱：0.5 ~ 1.0mg/kg（每支 5mg）。

（3）东莨菪碱：0.015 ~ 0.06mg/kg（每支 0.3mg）。

若病情危重、循环或呼吸衰竭时和某些特定病种每次用量更大。一般用药 15 ~ 30 分钟一次，直至出现"莨菪化"的临床表现，即：患者面色潮红、口干、眩晕、心率增快等，四肢由厥冷转温暖，神志由烦躁转安静，尿量由少变多，肺部啰音逐渐减少或消失，要根据病情尽快达到量化，通常在2小时左右。

2. 血管活性药和非洋地黄类正性肌力药

（1）多巴胺：可用小剂量多巴胺 $2 \sim 4\mu g/(kg \cdot min)$，其作用主要为兴奋 β 受体，可致心肌收缩力增加，心排血量和肾血流量增加，而心率和平均动脉压不变；如剂量超过 $5\mu g/(kg \cdot min)$，则为 α 受体兴奋作用，血压上升，心率呈反射性下降。多巴胺 20mg 加入 250ml 液体中静脉滴注，控制滴速。

（2）多巴酚丁胺：能增强心肌收缩力、降低肺毛细血管楔压和减低全身动脉血管阻力、增加心排血量，而对心率和血压的影响较小。可用本品 20mg 加入 250ml 液体中静脉滴注，以 $2.5 \sim 10\mu g/(kg \cdot min)$ 的速度滴注。本品常和多巴胺合用。

（二）分类

1. 分布性休克 因血管阻力或渗透性改变引起血管容量的异常分布，使心室充盈降低导致心排血量不足。

2. 低血容量休克 大出血、大量体液丢失。如外伤性肝脾破裂、血管损伤与断裂所致急性大量出血；创伤后血浆、水电解质丢失，或大量血浆在创伤区聚集；胃、十二指肠出血、异位妊娠破裂出血。

3. 心源性休克 因心律失常，"泵衰竭"或瓣膜功能不良所致的心功能异常。多见于心肌梗死。

4. 阻塞性休克 因阻碍左或右心室的充盈（前负荷降低），如充盈减少相当严重，引起心排血量下降性休克。阻塞可发生在体循环腔静脉阻塞或肺循环大的肺血栓。

（三）临床表现

1. 休克早期 烦躁不安，面色苍白，口唇和甲床发绀，四肢湿冷，出冷汗，心率加快，但意识尚清，血压正常或偏低，脉差缩小，尿量减少。部分患者表现肢暖、出汗等休克特点。眼底可见动脉痉挛。

2. 休克中期 表情淡漠、反应迟钝，口渴，脉细数而弱，心音低钝，少尿或无尿，收缩压 60 ~ 80mmHg（8.0 ~ 10.7kPa），有代谢性酸中毒。

3. 休克晚期 面色青灰，口唇及肢端发绀，皮肤湿冷，出现花斑，血压小于 60mmHg（8.0kPa）或测不出，嗜睡或昏迷、尿闭、呼吸急促或潮式呼吸，可发生 DIC 和广泛脏器功能衰竭。

（四）鉴别诊断

1. 低血容量性休克 其病因包括内出血和外出血两种。

内出血易造成漏诊，详细的病史及体格检查十分重要。此类患者多有长期慢性上腹痛病史或溃疡病史。脾破裂的患者有外伤史，但也可为自发性脾破裂，患者先出现左上腹疼痛，以后波及全腹，出现腹部移动性浊音，腹腔穿刺可确诊，主动脉夹层动脉瘤破裂造成的休克多发生在长期高血压、主动脉瓣关闭不全及手术的基础上。发病急剧，表现胸骨后、剑突下或肩胛区突然刀割样或撕裂样疼痛，伴濒死感。

外出血，失血量超过总血量的 15%，有效循环血量减少而发生休克。不易误诊。

体液丧失所致的休克，如烧伤、急性胃肠炎、过度利尿、肠梗阻、胰腺炎等。

2. 心源性休克 多发生于急性心肌梗死及严重的心律失常、重症心肌炎等患者。

（1）心肌炎：以青年人居多，有上呼吸道感染的病史。心脏彩超提示心肌弥漫性损害，心电图出现高度房室传导阻滞。确诊依据为心肌活检发现病毒抗体或血清中病毒抗体滴度于发病 2 ~ 3 周后增高 4 倍以上。

（2）心律失常：心律失常导致休克多见于室性心动过速、病态窦房结综合征及高度房室传导阻滞。心电图检查有助于诊断。

（3）急性心肌梗死：心电图示 ST 段抬高及病理性 Q 波，肌酸磷酸激酶同工酶升高。急性心肌梗死并发心源性休克病死率极高。

3. 阻塞性休克

（1）急性肺栓塞：患者多患有血栓性静脉炎、持久性心房纤颤或长期卧床形成静脉血栓。可突然发生胸痛、呼吸困难、咯血。

（2）急性心脏压塞：急性心包炎、癌性心包炎等。患者出现颈静脉怒张、呼吸困难、奇脉、血压下降等，心脏搏动受限，可致死亡。

4. 分布性休克　主要是暖休克与冷休克的鉴别。神经源性休克须注意与血管抑制性晕厥相鉴别。

5. 感染性休克

6. 神经源性休克　区域麻醉。

【治疗】

1. 治疗原则　畅通气道，去除病因，改善组织灌注，保护脏器功能。

2. 病因治疗　①低血容量性休克宜行静脉切开或深静脉置管等，大号针头快速输血、输液；②过敏性休克抗过敏治疗；内脏出血应在抗休克的同时进行手术止血；③心源性休克应积极治疗心脏原发病及强心治疗，纠正心律失常、扩容、利尿的同时应选用多巴胺或多巴酚丁胺以减轻心脏前负荷；④神经源性休克应用肾上腺素、皮质激素等；⑤感染性休克应联合应用大剂量有效的抗生素。

3. 对症处理

（1）纠正代谢性酸中毒：恢复组织灌注是纠正休克和代谢性酸中毒的最佳途径。5% 碳酸氢钠 50 ~ 100ml 快速静脉滴注，根据血气分析再决定是否继续用药。

（2）全身 $NaHCO_3$ 缺少量的计算

全身 $NaHCO_3$ 缺少量 = BD × 患者体重（kg）/4。

一般宜先快速输入计算碱量的 1/2，然后根据再次血气分析结果，决定余下 1/2 输入量的增减和速度。

（3）防治并发症：休克最常见和最重要的并发症包括急性呼吸衰竭（即休克肺、ARDS）、肾衰竭、多器官功能衰竭及 DIC 等，要及时识别并早期治疗。

【参考医嘱】

1. 心源性休克

（1）内科护理常规。

（2）特别护理。

（3）平卧位。

（4）流质或半流质。

（5）持续心电监护。

（6）测血压、脉搏、呼吸。

（7）吸氧 2 ~ 4L/min。

（8）记 24 小时出入量。

（9）留置导尿。

（10）中心静脉压测定、肺毛细血管楔压测定。

（11）床旁心电图、胸部 X 线片。

（12）血交叉配合试验。

（13）抽血查血常规，血钾、钠、氯，肝功能、肾功能及血气分析，血细胞比容测定，血乳酸浓度，AST、LDH、CK-MB 测定。

（14）口腔护理 2 次/日。

（15）5% 碳酸氢钠 250ml，静脉滴注，立即。

（16）5% 葡萄糖液 500ml + 多巴胺 40mg，静脉滴注。

（17）5% 葡萄糖液 500ml + 苄胺唑啉 10mg，静脉滴注。

2. 感染性休克

（1）一级护理。

（2）病危。

（3）平卧位。

（4）禁食。

（5）吸氧。

（6）青霉素皮试。

（7）记24小时出入量。

（8）留置导尿。

（9）测血压、脉搏、呼吸。

（10）抽血查血培养＋药敏、血常规、生化全项、血气分析、CO_2结合力、3P试验。

（11）中心静脉压测定。

（12）0.9%氯化钠溶液1000ml，静脉滴注，立即。

（13）5%碳酸氢钠200ml，静脉滴注（根据血气分析酌情应用）。

（14）10%葡萄糖液500ml＋间羟胺10mg＋多巴胺（20～40mg），静脉滴注。

（15）0.9%氯化钠溶液250ml 氧氟沙星200ml，静脉滴注，1次/日。

3. 过敏性休克

（1）内科护理常规。

（2）一级护理。

（3）流质。

（4）病重或病危。

（5）平卧位。

（6）吸氧。

（7）监测生命体征。

（8）0.1%肾上腺素1ml 皮下，立即。

（9）5%葡萄糖液40ml＋地塞米松10mg，静脉注射，立即。

（10）10% 葡萄糖液 500ml + 间羟胺 40～100mg，静脉滴注。

（11）5% 葡萄糖液 500ml + 维生素 C 3.0g，静脉滴注。

4. 神经源性休克

（1）参照外科护理常规。

（2）一级护理。

（3）病危。

（4）仰卧位。

（5）监测生命体征。

（6）吸氧。

（7）记 24 小时出入量。

（8）留置导尿。

（9）血交叉配合试验。

（10）抽血查血气分析，血常规，电解质，肝、肾功能。

（11）0.9% 氯化钠溶液 1000ml，静脉滴注，立即。

（12）0.9% 氯化钠溶液 250ml + 去氧肾上腺素 10mg，静脉滴注（25ml/min，无肝脾破裂）。

5. 低血容量休克

（1）外科护理常规。

（2）一级护理。

（3）病危。

（4）心电监护。

（5）平卧位。

（6）吸氧。

（7）测血压、脉搏、呼吸。

（8）记 24 小时出入量。

（9）血交叉配合试验。

（10）抽血查血气分析，血常规，电解质，肝、肾功能，3P 试验。

（11）尿、粪常规。

（12）中心静脉压测定。

（13）0.9% 氯化钠溶液 1000～2000ml，静脉滴注，立即（45 分钟内）。

（14）补足液量后，多巴胺 40mg，静脉注射。

（15）500～1000ml 右旋糖酐-70，静脉滴注。

（16）人血白蛋白 10g，静脉滴注。

第四节　头痛

头痛一般是指眉以上至枕区的头颅上半部之疼痛。急性头痛为内科急症中最常见的症状，是许多全身性疾病的一种伴随症状，也可能是高血压脑病、脑卒中或颅内肿瘤等颅内严重疾病的一种较早期信号。

【诊断依据】

（一）病因

1. 血管性头痛　偏头痛、丛集性头痛。

2. 脑血管疾病性头痛　蛛网膜下隙出血、脑出血、动脉瘤和动静脉畸形、缺血性脑卒中。

3. 高血压性头痛

4. 脑肿瘤性头痛　原发性和继发性（转移性）脑肿瘤。

5. 颅内压变化　自发性低颅压症或颅内压增高，腰穿后头痛等。

6. 脑膜炎　急性或亚急性脑膜炎。

7. 头部外伤　硬膜下血肿、颅内血肿、脑震荡。

8. 癫痫性头痛　癫痫大发作后、发作性头痛性癫痫。

9. 急性传染病　流行性感冒、乙型脑炎等引起高热的传染病。

10. 五官疾病　鼻窦炎、鼻咽癌、青光眼、牙髓炎等。

11. 紧张性头痛、颈椎病与颞颌关节疾病

12. 中毒性、代谢性及血液病等原因引起的头痛

（二）诊断要点

（1）头痛因咳嗽用力加重，晚间明显并进行性加重，有时伴呕吐，并出现癫痫或局部神经体征者，应疑为颅内占位病变；若有中耳炎或额面部化脓病灶，并伴发热者，可疑为脑脓肿；若他处有结核病灶，应疑为脑结核病；有寄生虫史，如有猪囊虫病史要疑为脑寄生虫病。

（2）有高血压病史而突然发病，头痛、呕吐、肢体偏瘫时则可能为脑出血。突然剧烈的头痛、呕吐或伴晕倒者，应考虑到蛛网膜下隙出血。

（3）有慢性肾炎史，伴恶心呕吐、惊厥及血压明显升高者，应疑为高血压脑病头痛。

（4）发作性单侧或双侧头痛，发作前有视觉先兆，剧烈头痛伴呕吐、怕光，多为偏头痛，女性多见。如半侧面部发红或面色苍白，结膜充血、流泪、畏光等多为丛集性头痛，男性多见。

（5）有鼻流脓及鼻塞史，应想到鼻窦炎；用眼时间长后产生头痛者应疑为屈光不正；双侧或单侧眼球胀痛伴视力模糊或视力下降要考虑青光眼可能。

（6）阵发性剧烈难忍的出现于面颊部或口角等三叉神经分布区疼痛，说话、饮食或洗脸时可诱发，应考虑原发性三叉神经痛。

（7）有鼻血、鼻塞和半侧头痛者，可考虑鼻咽癌。

（8）腰穿后数小时或数天后出现头痛，考虑低颅压性头痛；头皮表浅部位及颞部与眼眶周围部发生的搏动性和持续性疼痛，并伴有烧灼感，血沉增高，要考虑颞动脉炎可能。

①伴随症状

a. 呕吐：为颅内压增高征象，眼底检查可发现视乳头水肿。呕吐后头痛明显减轻是偏头痛的特点。

b. 眩晕：见于小脑肿瘤、小脑脑桥角肿瘤，椎－基底动脉供血不足。

c. 视力障碍：见于某些眼疾和某些颅内肿瘤。短暂的视力减退见于椎－基底动脉供血不足或偏头痛的发作。

d. 脑膜刺激征：各种脑膜炎、蛛网膜下隙出血。

e. 癫痫样发作：见于脑寄生虫病、脑肿瘤、结核性脑膜炎、脑血管畸形。

f. 发热及精神症状：见于急性感染性疾病、蛛网膜下隙出血等。

②辅助检查

a. 实验室检查：血、尿、粪常规、血糖。腰椎穿刺测压力，并查脑脊液常规、生化，必要时做特殊染色或培养。

b. 特殊检查：有外伤史及颅内压增高者可摄头颅 X 线片、脑超声波、脑 CT、脑血管造影；有癫痫史、发作性头痛者做脑电图；疑青光眼时测眼压及请眼科会诊。

（三）鉴别诊断

1. 颅内占位性病变及颅内压增高的头痛 ①颅内占位性病变主要由于颅内痛觉结构受到牵扯、压迫引起头痛；②颅内压增高时使脑组织移位，远离于占位性病变部位的血管或神经受牵引引发头痛。

2. 腰穿后头痛 腰穿后如脑脊液渗出至硬膜外腔达 20ml 即引起头痛，为全头痛，于头前倾位时减轻。

3. 偏头痛 多见于女性，为发作性一侧搏动性痛，程度剧烈，光、声刺激使头痛加重，有明显恶心、呕吐。

4. 脑血管疾病的头痛 血压突然升高时有双颞侧搏动性痛。脑梗死可有病侧钝痛。脑出血如破入脑室或蛛网膜下隙常有剧烈头痛、呕吐及意识障碍。蛛网膜下隙出血的头痛发生突然，呈胀裂性持续痛。伴有恶心、呕吐、颈强直。

5. 动脉炎的搏动痛 多见于老年人，为剧烈的颞部跳痛、烧灼痛，颞浅动脉扩张有压痛。

6. 青光眼的头痛 见于中年以上，呈发作性，发作时视力减退，视灯光周围有彩色光晕。呈沿三叉神经眼支放射的剧烈胀痛，有恶心、呕吐。

7. 鼻窦炎的头痛 额窦炎在清晨起床后头痛严重，上颌窦炎下午严重。伴有脓性鼻涕、鼻塞。

8. 中耳炎的头痛 合并乳突炎时同侧颞枕及耳后部胀痛。向颅内蔓延或产生浆液性脑膜炎时头痛加重。

9. 颅内感染的头痛 脑膜炎症因直接刺激硬脑膜及颅内压增高而剧烈头痛。

10. 脑外伤后头痛 外伤性脑内血肿、蛛网膜下腔出血、急性硬膜下血肿时头痛剧烈，伴恶心、呕吐。脑穿通伤可因化脓感染而头痛。

11. 肌紧张性头痛 为颈肌张力增高引起的枕部胀痛。

【治疗】

1. 病因治疗 针对引起头痛的病因采取相应的治疗。

2. 对症处理 可用止痛剂或镇静剂亦可二者合用提高疗效。

3. 一般治疗

（1）如布桂嗪 50mg，匹米诺定 10～20mg 或哌替啶 25～100mg，肌内注射。以上药物均有不同程度的成瘾性，不可长期反复应用。有颅内压增高者禁用吗啡类药物以免引起呼吸抑制。

（2）颅内压增高：50% 葡萄糖 40～60ml，静脉注射，用脱水剂 20% 甘露醇、呋塞米或肾上腺皮质激素治疗。

（3）三叉神经痛：用苯妥英钠 0.1g 或卡马西平 0.1g，3 次/日，口服。长期治疗无效时可用 95%～98% 的乙醇局部注射神经阻滞治疗。

（4）偏头痛：可用酒石酸麦角胺 0.5mg，肌内注射，若痛不止，2 小时后可重复 1 次，24 小时总量不超过 10mg；亦可肌内注射或皮下注射英明格 2～6mg，或英明格 100mg 口服，24 小时总量不超过 300mg。

【参考医嘱】

(1) 神经内科护理常规。

(2) 三级护理。

(3) 普通饮食。

(4) 血常规，肝、肾功能，血脂全项，血 5-羟色胺含量，血液流变学检查。

(5) 脑电图、脑血流图、脑血管造影或头颅 CT 或 MRI 检查。

(6) 脑脊液检查（必要时）。

(7) 尿、粪便常规。

(8) 布桂嗪 50mg，肌内注射，立即服用。

(9) 测体温、脉搏、血压，1 次/4 小时。

(10) 罗通定（颅痛定）60mg，3 次/日。

(11) 麦角胺咖啡因 1 片（偏头痛），立即服用。

(12) 神经外科、五官科会诊。

第五节　昏迷

昏迷是指醒觉的异常丧失。昏迷与睡眠（生理性的醒觉中止）的区别在于其不能被唤醒的程度。因此，临床上将昏迷定义为用呼唤、摇撼甚至疼痛等刺激均不能唤醒的状态。如将醒觉水平的正常与异常变化视为连续的谱系，则清醒状态与昏迷分别居于谱系的正常与异常两端。

【诊断依据】

（一）临床表现

1. 血压

(1) 低血压：平均动脉压低于 60mmHg（脑血流可自动调节的范围，长期患高血压者可超过此值）可发生昏迷。见于血容量不足、失血（注意内出血）、心肌梗死、心包压塞、主动脉夹层动脉瘤破裂、乙醇或药物（巴比妥等）、艾迪生（Addison）病、败血性休克及延髓损伤。

（2）高血压：高血压可致昏迷（高血压脑病），也可作为脑病变的继发反应（脑出血、脑梗死、蛛网膜下隙出血、脑干梗死、颅内压增高等）。Kocher-Cushing 反应系指颅高压所继发的血压增高、心动过缓和呼吸不规律。

2. 心率　心动过缓见于 Kocher-Cushing 反应、心脏传导阻滞、中毒或药物（β 受体阻断剂等）；心动过速见于发热、血容量不足、贫血、甲亢、中毒及药物（阿托品等），心率超过 140 次/分常提示快速心律失常。

3. 呼吸　呼吸减慢见于中毒、代谢紊乱（二氧化碳麻醉等）、药物过量（中枢抑制剂）等。呼吸加快则可因缺氧、高碳酸血症、酸中毒、发热、肝病、中毒、药物（甲醇、水杨酸等）、败血症、肺栓塞等，亦见于癔症。脑干病亦可致呼吸频率过快或过缓。

4. 体温　发热见于感染（考虑腰穿）、中枢性发热（蛛网膜下隙出血、间脑病变）、中暑、甲状腺功能亢进危象、药物（阿托品等）。低体温见于败血症（低血压、血管收缩）、甲状腺或垂体功能低下、Wernicke 脑病、暴露于寒冷环境、药物（巴比妥类）及其他毒物。体温低而不伴寒冷及血管收缩，反而出汗提示中枢性低体温。

5. 外貌　衣着凌乱（外伤）、呕吐物（高颅压、药物过量、中毒、代谢紊乱）、尿便失禁（癫痫）、库欣综合征（激素撤停致急性艾迪生危象）、恶病质（癌症、慢性感染、艾迪生病、Wernicke 脑病）。乙醇性肝硬化者可呈蜘蛛痣，女性乳房及阴毛过少。

6. 头颈部　颅骨凹陷、头皮血肿、裂伤、眼眶部瘀斑（前颅窝颅底骨折）、乳突部瘀斑（颅底骨折延及颞骨乳突部），甲状腺手术瘢痕（甲亢、甲低等）、甲状腺肿大。脑膜刺激征（脑膜炎、脑膜癌病、蛛网膜下隙出血等）在蛛网膜下隙出血的最初 12～24 小时内可不明显，小脑出血、脑疝形成、颈部外伤及去脑强直等亦可表现有颈部活动的受限。

7. 眼 结膜水肿（心力衰竭、肾病）、眼球凹陷（脱水）、巩膜黄染（肝病）、Kayser-Fleischer 环（Wilson 病）。甲醇中毒者可见眼底充血、水肿及视神经乳头边界模糊；蛛网膜下隙出血有时可见玻璃体后出血；视乳头水肿提示颅内压增高（颅内占位、高血压脑病）。

8. 耳、鼻 鼓膜积血及脑脊液鼻漏（颅底骨折）、中耳溢脓（中耳乳突炎，肝脓肿的主要感染途径之一）。

9. 口腔 乙醇气味、酮臭（酮症酸中毒）、肝臭（肝性脑病）、大蒜臭味（有机磷农药、砷中毒）、鼻及上唇脓疱（感染性海绵窦血栓形成）、舌咬伤（癫痫）、齿龈蓝黑色色素沉着（铅中毒）。

10. 皮肤 灼热干燥（中暑），多汗（休克、低血糖），前臂注射痕迹（静脉吸毒），苍白（出血、贫血），发绀、黄染（肝病、溶血），樱桃红色（一氧化碳中毒），瘀点、瘀斑（流脑等败血症）。

11. 心脏 房颤（脑栓塞）、二尖瓣杂音（心脏瓣膜病、细菌性心内膜炎的瓣膜赘生物），音调多变的杂音见于心房黏液瘤及心脏乳头肌病变。

12. 腹部 肠鸣音减弱或消失（急腹症、阿托品类药物）、增强（肠梗阻、有机磷中毒）；肝大（肿瘤、心力衰竭）、质硬、结节；脾大（门脉高压、血液病、胶原病、感染等）；腹腔肿物、腹腔积液（肝病、肿瘤、右心衰竭）。

（二）辅助检查

1. 化验检查

（1）常规检查：应检查血象、血电解质、血糖、尿素氮、肌酐、肌酸磷酸激酶及其 MB 同工酶等。

（2）有助于昏迷的鉴别诊断的检查：凝血酶原时间（肝病、弥漫性血管内凝血）、血气分析（肺性脑病、昏迷伴呼吸困难的鉴别诊断）、肝功能及血氨（肝性脑病、Reye 综合征）、血浆渗透压（血液高渗状态）、甲状腺功能等。

（3）药物及毒物分析：昏迷原因不明，可能涉及法律纠纷，尤其是有服毒可能时，应取血、胃液、尿液等做药物筛选及（或）监督测定。

2. 腹腔穿刺 疑有腹腔脏器穿孔或破裂出血者，昏迷时可不出现腹肌紧张。

3. 腰椎穿刺 高热伴脑膜刺激征者。颅内压增高者腰穿后脑疝发生率为 1% ~ 12%。切记小脑幕切迹疝或枕大孔疝均可伴颈强。应先行脑 CT 扫描；备好静脉注射甘露醇以防穿刺后发生脑疝；颅压显著增高者仅需放 2 ~ 3ml 脑脊液供涂片、培养及细胞计数。此外，有皮肤瘀斑和出血点者提示有出血倾向，穿刺可能诱发脊髓硬膜外血肿。

4. 意识状态 观察患者对各种刺激的反应。应从言语命令开始（如嘱其睁眼等），如无相应的反应，则可依次采用由弱至强的疼痛刺激，最后记录刺激种类、部位及最佳的反应。由于脑干、脊髓或周围神经病可能导致肢体感觉减退，压迫眶上孔有时是必要的痛觉刺激。令患者做睁闭眼动作可以闭锁状态。

5. 呼吸

（1）潮式呼吸：呼吸呈静止状态十余秒，而后渐深渐速，达到高潮后，逐渐变浅变慢，复归静止，如此周而复始。见于双侧大脑半球至脑桥上部任一水平的病变，也可见于心脏病变伴循环时间延长时。

（2）短周期呼吸：似潮式呼吸，但周期较短，且频率更快。由增强（1 或 2 次）、高潮（2 ~ 4 次）、减弱（1 或 2 次）

及暂停构成。见于高颅压、脑桥下部病变或后颅窝占位病变。

(3) 中枢神经源性过度换气：频率可达 40~70 次/分，可导致低碳酸血症及呼吸性碱中毒。见于脑桥被盖病变。颅内压增高亦可致自发性过度换气。但神经中枢重度损伤亦可致神经源性肺水肿，出现低氧血症及呼吸增快。当血氧分压低于80mmHg 或血二氧化碳分压高于 40mmHg 时不能将过度换气归因于中枢病变。

(4) 酸中毒大呼吸：呼吸深大，见于代谢性酸中毒。

(5) 长吸呼吸：吸气延长，吸气末有短暂屏息。脑桥下部背外侧病变。

(6) 丛集性呼吸：节律深浅不等的呼吸呈丛集出现，间隔以长短不等的间歇。见于延髓上部病变。

(7) 失调性呼吸：呼吸之深浅、快慢节律完全丧失。见于延髓病变或后颅窝病变压迫脑干。继之可能出现枕骨大孔疝，故常为临终前的呼吸形式。

6. 瞳孔　眼或神经系统旧有疾患（眼外伤、手术等），以及眼局部或全身用药（缩瞳、散瞳药物）可影响瞳孔的大小及光反应。

(1) 双侧瞳孔缩小，光反应存在：丘脑病变、代谢障碍或中毒。

(2) 针尖样瞳孔，光反应存在：脑桥病变。

(3) 一侧瞳孔缩小，光反应存在：霍纳综合征，可伴同侧上眼睑下垂及面部无汗，见于同侧下丘脑、脑干、颈髓或外周交感神经通路病变。

(4) 中间位瞳孔，光反应消失，大小可变：调节及睫脊反射存在，见于中脑顶盖病变。

(5) 中间位瞳孔，光反应消失，外形不规整，可能不等大：中脑核性病变。

(6) 瞳孔散大，光反应消失：动眼神经的脑干内外损害。

一侧瞳孔散大可见于小脑幕切迹疝、后交通动脉瘤、脑干梗死等。

7. 眼球运动

（1）眼球位置：观察眼球静止状态的位置。眼球向外下方偏斜提示该侧动眼神经受压或损害；眼球内收见于同侧外展神经受累，常见于颅内压升高所导致的该神经在颅底部受压迫或牵拉。

（2）凝视麻痹

①水平凝视麻痹：双眼同轴向麻痹的相反侧注视，可见于自大脑皮质至脑桥水平凝视中枢之间任一水平的病变。

②垂直凝视麻痹：上视麻痹时双眼向下注视，见于丘脑、丘脑底部或中脑顶盖病变，但亦可见于肝性脑病。双眼上视可见于睡眠、晕厥、癫痫发作及脑干病变。双眼垂直分离表现为两眼一高一低，一般见于脑干或小脑病变。

（3）自发性眼球运动：眼球缓慢的左右往复运动为眼球浮动，提示脑干结构相对完整。昏迷患者出现眼震往往提示幕上（额叶眼动区）刺激性病变，实属癫痫性眼动，应注意观察有否眼睑及面肌的抽动。乒乓球眼为垂直性双眼同轴运动，由双眼快速下视及其后的缓慢回复中间位所构成，伴双眼水平活动受限，见于脑桥病变。

（4）反射性眼球运动：头眼反射（玩偶眼）由迅速转动或俯仰头部以刺激内耳迷路，通过较复杂的脑干内眼动中枢，再经眼球运动神经传出反射，引到双眼做与头部运动方向相反的共轭运动。昏迷患者头眼反射的保留提示脑干结构的完整；而本反射的消失见于脑干病变、双侧内耳迷路病变、麻醉或药物（镇静、抗癫痫、抗胆碱、抗抑郁药，神经－肌肉接头拮抗药等）。一侧脑桥凝视中枢病损时，头部向病变侧转动时引起头眼反射，但向对侧转动时反射消失。一侧眼球反射性活动的减弱或消失提示该侧眼动神经的麻痹，例如：

一侧眼球内收障碍（动眼神经或内侧纵束受损），外展障碍（外展神经），上视或下视障碍（动眼神经病变）等。

8. 运动系统 注意肢体的姿势及运动（目的性或非目的性），并对两侧进行比较。

（1）姿势：头眼向一侧转动，并伴对侧偏瘫，提示同侧大脑半球病变；若伴同侧偏瘫，则为对侧脑干病变。一侧下肢呈外旋位提示偏瘫或髋关节损伤。去大脑强直：自发或由痛刺激诱发。双肩关节内收，伸肘伸腕，双下肢伸直。多见于中、脑桥双侧病变，少数为双大脑半球病变或代谢性脑病。去皮质姿势：双肩关节内收，屈肘屈腕，双下肢伸直，通常提示脑干以上病变。

（2）异常动作

①强直－阵挛或其他刻板性动作：提示可能系癫痫全面性或部分性发作的持续状态。

②肌阵挛性抽动：单一或多个肌群的非节律性快速抽动，见于乏氧性或代谢性脑病如肝性脑病。

③节律性肌阵挛：通常为脑干病损的表现，需与癫痫相鉴别。

④小脑发作：阵发性意识障碍加深，角弓反张，呼吸减慢而不规则，瞳孔散大，为间断性小脑扁桃体疝的表现。

（3）痛刺激的运动反应：观察痛刺激时的反应，并注意反应有否目的性。四肢的屈曲通常不具有目的性。捏上臂内侧时出现的肩关节外展则肯定为目的性反应。

（4）肌张力：两侧肢体肌张力不对称提示脑器质性病变。一侧肌张力减低提示对侧脑干以上部位的急性病变；代谢性脑病则常表现对称性肌张力低下。

9. 心电图 可提示急性心肌梗死、心律失常等。

10. 神经放射学检查 待生命体征相对稳定，初步检查完成后，根据病情可选择进行脑 CT 或磁共振断层扫描（MRI）。

（1）脑 CT：脑出血诊断效率极高，且为目前最快捷的脑影像获取方法。不足之处为对幕下结构显示不佳，对早期脑梗死（24 小时以内）、脑炎、等密度的硬膜下出血等易漏诊，需加以注意。

（2）脑 MRI：幕下结构显示良好。但对急性脑出血检出不如 CT，检查时间仍嫌过长，其间因躁动或呼吸困难常使头部移动而影响图像质量，且不易观察病情。

11. 脑电图 癫痫发作后昏迷状态。昏迷与闭锁综合征、癔症、紧张症等的鉴别，脑死亡的判定。

（三）诊断

诊断标准依据 DSM-Ⅲ-R（精神异常的诊断和统计手册，修订第 3 版）应具备下列之两项以上：①知觉障碍，错觉或幻觉；②有时言语内容不连贯；③睡眠 – 觉醒周期错乱；④精神运动兴奋性增高或降低。

（四）鉴别诊断

1. 脑疝的临床表现 脑疝是颅内压急剧增高所导致的危急状态（颅高压危象）。因而，患者一般具有收缩期血压升高、心率缓慢及外展神经麻痹等高颅压的表现。脑疝的表现因发生的部位而异。

（1）颞叶钩回疝（小脑幕切迹疝）：出现动眼神经麻痹及中脑受压的表现。早期出现瞳孔扩大，稍后可恢复中等大小（中脑交感神经传导通路受累）。

（2）中央型小脑幕切迹疝：轻度意识障碍、注意力不集中、困倦、躁动、瞳孔缩小但光反应存在、垂直方向反射性眼球运动（玩偶眼）减弱或消失、双侧锥体束征等。

（3）枕骨大孔疝（小脑扁桃体疝）：突发呼吸循环衰竭、血压下降等。

对可能有高颅压的患者，应对脑疝的发生保持高度警惕，尽早发现意识水平下降、呼吸深度及速度的变化以及巴氏征的出现等，并及时处理。待上述脑疝的征象出现，病情往往已无法逆转。

2. 代谢-中毒性昏迷与脑器质性病变昏迷的鉴别 昏迷前的病史、用药情况及昏迷的发生过程等有助于两者间的鉴别。代谢-中毒性昏迷往往逐步进展，而结构性脑病则经常突然导致昏迷，但有些结构性脑病亦可渐入昏迷（多发性血管炎等）。结构性脑病往往伴有局灶性神经功能缺损的表现，如两侧肢体活动及反射的不对称等，亦有别于代谢-中毒性疾患。

（1）意识状态：代谢原因常导致轻、中度之波动性意识障碍，结构性脑病所致昏迷深度则较为固定，而进行性的意识水平下降则既见于脑结构病变，也见于中毒性昏迷。

（2）呼吸：呼吸深快多见于代谢异常，少数为脑桥病变或神经源性肺水肿。

（3）眼底检查：玻璃体后出血及视乳头水肿均提示脑结构性病变。视乳头水肿提示颅内压增高（颅内占位性病变、高血压脑病），一般不见于代谢性异常（除甲状旁腺功能低下、铅中毒等）。

（4）瞳孔：代谢-中毒性昏迷常见对称性、对光反应存在的小瞳孔，但晚期发生缺氧及永久性脑损害以及甲醇中毒、阿托品中毒等，瞳孔则会散大，且对光反射消失。

（5）瞳孔对光反射：代谢-中毒性昏迷时，瞳孔对光反射往往存在，而低体温和严重的巴比妥中毒可使瞳孔固定。

（6）眼球运动：两侧不对称提示脑结构性病变。眼球浮动，且向各方向运动充分，提示代谢-中毒性原因。

（7）反射性眼球运动：代谢-中毒性昏迷时一般存在，巴比妥、苯妥英钠中毒以及深昏迷时则消失。

（8）异常运动：间断性躁动、震颤及痉挛等多见于药物中毒，肌阵挛性抽动一般为代谢异常（多见于缺氧）。

(9) 肌张力：代谢 – 中毒性昏迷的肌张力通常正常或减低；脑结构性病变时，肌张力可正常、减低或增强，两侧可不对称。常见的脑结构性病变中，蛛网膜下隙出血、脑静脉窦血栓形成、慢性或两侧性硬膜下出血以及其他弥漫性或多灶性病变（血管炎、脱髓鞘病变、脑膜炎等），可能缺少神经系统局灶体征而似代谢 – 中毒性脑病。反之，巴比妥类药物中毒、铅中毒、低血糖、肝性脑病及低钠等代谢 – 中毒性昏迷亦可见神经系局灶体征。

3. 癔症及佯病 亦可表现貌似对外界无反应的假性昏迷，病史及体检中常可发现疑点，其体征与一般神经系统综合征多不符合。

(1) 眼睑：拨开昏迷患者的上眼睑时，不会遇到明显的阻力，而放开后，眼睑会缓慢地闭合。此种眼睑的低张力状态乃是无法模仿的。试图拨开癔症或佯病患者的眼睑会感到明显的抵抗，患者甚至会用力闭目。

(2) 瞳孔：睡眠者或闭目的昏迷者的瞳孔较小，拨开眼睑后瞳孔开大。反之，清醒（及癔症和佯病）者闭目瞳孔较大，拨开眼睑后受光而反射性缩小。

(3) 眼球浮动：也是无法模仿的眼球运动，为昏迷的可靠指征。

【治疗】

(1) 确保气道通畅，吸入氧气。

(2) 建立静脉通路。

(3) 50% 葡萄糖液 50 ~ 150ml 静脉注射，维生素 B_1 100mg 肌内注射。氧与葡萄糖提供了人脑的基本代谢需求。葡萄糖在缺血、缺氧性脑损害中的应用尚有争论，有研究提示可能因增加糖酵解及乳酸生成而加重脑损害。但临床上：考虑到低血糖对脑可造成不可逆性损害，对不能除外低血糖的昏迷患者，应及早使用而不必等待检查结果。注意在注射前应先采血送检血糖及其他生化项目，对酗酒者必须并用维生素 B_1 以防诱发 Wernicke 脑病。

（4）颈部固定：疑有外伤者，直至颈椎骨折或脱位得以除外。

（5）盐酸纳洛酮：疑有阿片中毒者，0.4～1.6mg 静脉注射。

第六节　晕厥

晕厥又称昏厥，由于一时性广泛性脑供血不足，导致大脑皮质高度抑制而突然发生短暂的意识丧失状态。发作时面色苍白、血压下降，瞳孔散大、光反应迟钝、呼吸浅弱、脉细、腱反射降低，身体不能维持站立而昏倒。

【诊断依据】

（一）病因

1. 反射性晕厥　①血管减压性晕厥；②直立性低血压；③颈动脉窦综合征；④吞咽性晕厥；⑤排尿性晕厥；⑥咳嗽性晕厥；⑦仰卧位低血压综合征。

2. 心源性晕厥　急性心源性脑缺血综合征、严重心律失常，如阵发性室性心动过速＞180 次/分、室颤、快速房性纤颤等；左房黏液瘤、多发性大动脉炎、急性心肌梗死、主动脉狭窄等。

3. 脑源性晕厥　广泛性脑血管闭塞、短暂性脑缺血发作、多发性大动脉炎、基底动脉型偏头痛、血管迷走神经性晕厥等。

4. 其他　高血钾、低血钾、低血糖、过度换气综合征、严重贫血、药物过敏、晕针、癔症性及情绪性均可导致晕厥发生。

（二）诊断要点

1. 病史

（1）单纯性晕厥和颈动脉窦过敏的晕厥，发生在立位或坐位；直立性低血压常于卧位突然起立时发生晕厥。

（2）青壮年男性夜间起床排尿突然发生晕厥，多为排尿性晕厥。

（3）低血糖晕厥和低血容量性晕厥多有相应的病史和伴随症状。

（4）吞咽性晕厥在吞咽或刺激咽喉时发生。

（5）咳嗽性晕厥常发生在剧烈咳嗽后。

2. 伴随症状和体征

（1）伴明显腹痛或盆腔疼痛：可能为消化道出血、腹主动脉瘤破裂或异位妊娠破裂出血。

（2）伴胸痛和呼吸困难：可能为心肌梗死、肺栓塞、张力性气胸或主动脉瘤破裂出血。

（3）神经症状（头痛、眩晕、复视）：可能为椎基底动脉供血不足、偏头痛、锁骨下动脉盗血综合征和小脑卒中。

（4）剧烈体力活动后：可能为心脏黏液瘤、主动脉硬化、肥厚型心肌病。

（5）排尿和剧烈咳嗽后：排尿性晕厥或咳嗽性晕厥。

（6）伴过度换气和情绪障碍：提示癔症性晕厥。

3. 辅助检查

（1）脑电图：鉴别癫痫发作有意义。

（2）多普勒经颅超声：了解颅内血管供血状况。

（3）心电图、超声心动图、24 小时动态心电图：对心源性晕厥诊断提供依据。

（4）X 线、CT 或磁共振。

（5）实验室检查：血糖、电解质、血气分析、血流动力学、脑脊液检查。

（三）鉴别诊断

1. 眩晕 是指出现自身或外界环境发生旋转，伴不能睁眼、恶心、呕吐等无意识障碍等综合表现。眩晕、椎动脉缺血的跌倒发作及发作性脑病的猝倒症均无意识丧失。

2. 昏迷　是长时间的意识障碍，不会在短时间内恢复。昏迷前无自主神经功能紊乱现象，有引起昏迷的基础疾病。

3. 癔症性昏睡　多有精神刺激等诱因，神志清楚，持续时间较长，无血压、脉搏等改变。常见于有明显精神刺激的青年女性，不会造成自伤。

4. 癫痫小发作　无诱因及先兆，发作时间短，一般无跌倒，血压、脉搏正常，恢复后不影响工作，而晕厥发作后，患者全身无力，不愿活动。发作时或发作间期脑电图可见典型高幅棘-慢综合波。常见于 3~10 岁的儿童。

5. 癫痫大发作　多有癫痫病史，有强直阵挛性抽搐，伴舌咬伤，尿失禁或其他外伤，血压、脉搏变化多不大，意识恢复较慢，脑电图可发现有棘波、尖波等。

【治疗】

1. 发作时处理　立即给予平卧位，松开颈部衣扣，指压或针刺人中，适当饮用温开水。若患者恢复较慢，在排除心源性和脑源性晕厥后可皮下注射肾上腺素 0.3~0.6mg 或麻黄素 25mg，或 50% 葡萄糖液 40~60ml，静脉推注。

2. 病因治疗

（1）低血容量性晕厥　平卧，补充血容量，止血药治疗。迅速查明出血部位，需行外科手术治疗者应尽快手术治疗。

（2）血管张力与容量失衡性晕厥

①血管抑制性晕厥：给嗅氨水，同时伴心动过缓者可用阿托品。

②颈动脉窦晕厥：发作时心动过缓的心脏抑制型，可口服麻黄碱、山莨菪碱注射液或阿托品预防发作。心率缓慢，去除诱因后晕厥仍频繁发作者，必要时安置人工心脏起搏器以预防发作。

③直立性低血压晕厥：睡眠时把床头抬高 20~30cm，以

利晨起时血压调节，起床、站立应该缓慢。必要时可口服麻黄碱 12.5～25mg，3 次/日。严重病例可用盐皮质激素增加血容量。

（3）心源性晕厥

①急性心排受阻性晕厥：应及时进行外科手术以解除梗阻。

②心律失常性晕厥。

③严重心肌病变如心肌炎、心肌梗死伴泵衰竭所致晕厥，以病因治疗为主。

（4）脑源性晕厥：积极治疗原发病。

（5）代谢性晕厥：针对病因，及时纠正血液成分的异常。如低钾血症及时查明原因，补充钾盐；高钾血症给予利尿、钙剂或同时给胰岛素的葡萄糖静脉用药；低血糖晕厥及时补充葡萄糖能很快纠正。

（6）其他：如咳嗽性晕厥须积极控制咳嗽；排尿性晕厥睡前少饮水，平时不要潴尿过多、过久，尽量避免站立排尿，排尿时保持正常呼吸。

【参考医嘱】

（1）内科护理常规。

（2）二级护理。

（3）普通饮食。

（4）平卧位。

（5）50% 葡萄糖液 100ml，立即。

（6）头颅超声多普勒、心电图、超声心动图、X 线或 CT 胸片、颈椎片、头颅 CT 或磁共振检查。

（7）抽血查血糖、血常规、血气分析。

（8）测脉搏、呼吸、血压，4 次/日。

第二章

神经系统急症 ◀••—

第一节　急性脑血管病

一、脑出血

脑出血是指出血部位原发于脑实质内的非外伤性出血，亦称脑溢血，是脑外科常见的急重症之一。

【诊断依据】

1. 病因

（1）高血压和动脉粥样硬化，为脑出血最常见和直接的原因，约占脑出血总数的 2/3 以上。

（2）动脉瘤和动静脉畸形是青年人脑出血常见原因。

（3）脑动脉炎、肿瘤破裂后出血、血液病等。

2. 诊断要点

（1）病史：多见于中老年人，有动脉硬化和高血压病史，常在用力、外出活动、性生活或情绪激动、饱餐、饮酒过多等时发病。

（2）症状：起病急骤，突然剧烈头痛、头晕、呕吐、抽搐、大小便失禁，颈部抵抗，血压增高，严重者出现昏迷。

（3）体征：轻者仅表现一侧肢体的轻瘫，严重出现"三偏"症状，即病变对侧偏瘫、偏身感觉障碍和偏盲，失语、呛咳、瞳孔缩小、病理反射阳性等。

（4）辅助检查

①急性期可有血白细胞增多，并可出现蛋白尿、糖尿和血尿素氮增加，均为一过性。

②脑脊液检查，发病后 6 小时约 80% 脑脊液呈均匀血性，蛋白增高，压力增高。但有 15% ~ 18% 脑脊液无红细胞，不能排除脑出血。

③头部 CT 扫描、MRI。

3. 鉴别诊断

（1）脑梗死

①有短暂脑缺血发作史。

②意识障碍表现较轻而局灶性神经系体征表现较重。

③临床鉴别不明确，可进行腰椎穿刺检查脑脊液或颅脑超声波检查。

（2）颅内肿瘤：颅内肿瘤的临床症状非常复杂，有时可出现突然昏迷。但根据患者的头痛、恶心、呕吐、眼底视乳头水肿等颅内压增高症状，脑瘤引起的其他神经系局灶体征，脑脊液压力增高而无出血，血压亦无显著增高等现象，可进行鉴别。

（3）高血压脑病：任何原因引起的血压急剧升高，均可因高血压脑病而发生昏迷。患者有剧烈头痛、恶心、呕吐、视力减退、惊厥或昏迷，但一般无偏瘫及血性脑脊液。

【治疗】

1. 非手术治疗

（1）一般处理

①保持静卧，尽可能少搬动患者，禁止亲友呼叫或摇动患者头部。烦躁不安、抽搐者应及时控制，以免加重脑缺氧和脑水肿及再出血。可给地西泮 10mg，肌内注射或静脉注射，

禁用吗啡、哌替啶等。

②吸氧,保持呼吸道通畅,清除呼吸道分泌物。

(2) 降低颅内压:20% 甘露醇 250ml,快速静脉滴注,1 次/6～8h。地塞米松 10～20mg 加入 10% 葡萄糖液 500ml,静脉滴注。呋塞米 20mg 加入葡萄糖液 20ml,缓慢静脉注射。

(3) 控制血压:降压切忌过速,舌下含服硝苯地平 10mg 或卡托普利 25mg,含服。血压很高才可考虑静脉应用降压药。

(4) 维持营养和水、电解质酸碱平衡:发病后 24～48 小时内禁食,由静脉补充营养。每日补液量不宜超过 2500ml。

(5) 预防及治疗并发症:加强基础护理,预防压疮和肺部感染。如昏迷时间较长或并发肺炎、泌尿系感染时,应给相应的抗生素治疗。

2. 手术治疗 脑出血手术治疗的目的是止血、清除血肿、解除脑受压、中断脑水肿发生发展的恶性循环,挽救生命和争取恢复神经功能。

【病历记录】

1. 门急诊病历 记录患者就诊的主要症状,记录有无头痛、呕吐、意识障碍,有无高血压、糖尿病史,以往有无类似发作史,如有,记录其诊疗经过。体检记录患者的生命体征、神经系统的阳性体征。辅助检查记录头颅 CT 或头颅 MRI 等检查结果。

2. 住院病历 详尽记录患者门急诊或外院的诊疗经过、所用药物及效果如何。记录患者入院治疗后的病情变化、治疗效果,尤其是记录头颅 CT、全胸片、心电图、血常规等检查结果。需手术治疗的,患者亲属应签署知情同意书。

【注意事项】

1. 医患沟通 应告知患者或其亲属有关脑出血的特点、病程、预后以及治疗药物的使用、护理方面的注意事项。对诊断不明确、临床怀疑脑出血者,应告知有关头颅 CT 检查目的及患者搬动过程中带来的风险等，以得到患者或亲属的配合。病情如有恶化或需手术治疗的，医师应及时与患者家属沟通，以征得理解、同意。

2. 经验指导

（1）少量脑出血易与脑梗死相混淆，要特别注意询问患者有无头痛，发病时血压是否急剧升高等鉴别诊断的内容。如有条件应立即行头颅 CT 检查明确诊断，避免误诊误治。

（2）脑水肿可使颅内压增高，并致脑疝形成，是影响脑出血患者死亡及功能恢复的主要因素，应积极控制脑水肿，降低颅内压，临床应注意，甘露醇减量过快可导致颅内压反跳性升高，一般采用甘露醇与呋塞米合用，以便更好地控制脑水肿。

（3）一般在控制脑水肿、降低颅内压后，血压也会随之下降，如患者收缩压 < 24kPa（180mmHg）或舒张压 < 14kPa（105mmHg），可予观察而不急于用降压药物。不管是药物或是脑部病变所引起的血压持续过低，都应选用升压药（如多巴胺），以维持所需的血压水平，防止脑损害的进一步加重。

二、脑栓塞

脑栓塞是指来自全身各部位的栓子随血流进入颅内阻塞脑血管，引起相应的脑功能障碍。是外科学常见急症，患者常留有不同程度的后遗症，病死率高。

【诊断依据】

1. 病因

（1）心源性栓子：常见风湿性心脏病瓣膜赘生物脱落、心肌梗死、急性或亚急性心内膜炎、心肌病、二尖瓣脱垂、心房纤颤等所致的栓子脱落。

（2）非心源性栓子：常见动脉粥样硬化斑块脱落、肺静脉血栓、手术脂肪栓、瘤栓、空气栓塞等。

2. 诊断要点

（1）病史

①有产生栓子来源的原发病，如风湿性心脏病，尤其是伴发亚急性细菌性心内膜炎及心房纤颤者。

②发病急骤，多在活动中突然发病，有典型症状。

（2）症状与体征：局灶性脑缺血性症状、周围皮肤黏膜或内脏栓塞症状，如偏瘫、失语、局限性抽搐、偏盲等，部分患者可有短时间意识障碍。严重者可突然昏迷，全身抽搐，可因脑疝而死亡。

（3）辅助检查

①脑脊液检查。脑脊液可正常，如有出血性脑梗死，压力可增高，有少量红细胞。若为炎性栓子，脑脊液白细胞增多，蛋白含量增高。

②颅脑 CT 扫描。发病 12 ~ 24 小时后方可检查，10 日左右检出的阳性率与准确率较高。

③磁共振成像。病灶区呈异常信号，出血灶在急性期呈稍高 T_1、稍低 T_2 信号，亚急性期 T_1WI 及 T_2WI 呈高信号，慢性期均呈低信号。腔隙性脑梗死具有长 T_1、长 T_2 的特点。显示腔隙灶、小病灶优于 CT。

④多普勒超声显像。超声心动图可显示瓣膜病变及附壁血栓。颅内外动脉超声图可显示动脉管腔狭窄及血流速度改变，提示有附壁血栓的可能，是血栓 - 栓塞的诊断基础。

⑤脑动脉造影。可显示栓塞的血管，有时也可显示动脉内膜不光滑，提示有附壁血栓的可能。

3. 鉴别诊断

（1）脑血栓形成：起病方式相对较缓慢，多无心律失常的病史。病程中反复发作者罕见。

（2）脑出血：主要是红色梗死与脑出血鉴别。可根据病史、发病情况及颅脑 CT 扫描进行鉴别。

【治疗】

1. 绝对卧床　卧床休息至少4~6周，一切生活均必须在卧位进行。严禁饱餐，限制过多交谈，避免患者过度兴奋。

2. 抗凝治疗　脑栓塞时抗凝治疗可参阅脑血栓形成的治疗，但静脉滴注药物时应缓慢，以防影响心功能。右旋糖酐-40应慎用。对于炎症性病变所致的脑栓塞禁忌抗凝治疗。

3. 慎用脱水剂　一般首选呋塞米、利尿酸钠，心、肾功能不全者禁用甘露醇。可用甘油果糖125~250ml，静脉滴注，1次/6小时，或50%甘油盐水口服。

4. 其他治疗　治疗原发病，防止再栓塞。慎用血管扩张剂及溶栓治疗，抽搐频繁发作者给苯巴比妥或地西泮。

【病情观察】

主要观察治疗后患者的症状是否缓解，如生命体征是否稳定，肌力是否恢复，头痛、呕吐等症状是否减轻，注意复查脑CT，了解、评估治疗后病情变化、治疗疗效。采用溶栓治疗的，应观察是否有效，有无溶栓治疗的不良反应，以便及时对症处理。

【病历记录】

1. 门急诊病历　记录患者的主要临床症状特点，记录患者的起病方式，如果是复发者，需记录前几次发作及治疗情况。记录以往有无TIA、动脉粥样硬化、高血压、冠心病、糖尿病、真性红细胞增多症、血高凝状态、风湿性心脏病。体格检查记录神经系统阳性体征，注意记录颈动脉搏动情况、颈动脉处和锁骨上窝处是否有杂音。辅助检查记录影像学、血流动力学、脑脊液和心电图检查结果。

2. 住院病历　记录反应该病病程的演变规律，注意记录治疗过程中临床症状加重时的病情分析，记录CT、MRI、DSA的检查结果。需手术治疗、气管切开、呼吸机辅助呼吸的，或放弃进一步抢救治疗的，患者直系亲属须签字保存。

【注意事项】

1. 医患沟通 对重症有生命危险的患者，应早期不厌其烦地向家人交代病情，征求家属意见是否进一步治疗，如外科手术治疗、溶栓治疗等要征求家人的同意并签字。

2. 经验指导

（1）对本病的诊断要点一定要熟练掌握，正确应用。本病诊断有以下特点。

①起病急。

②有风湿性心脏病或颈部动脉重度粥样硬化等栓子来源和（或）身体其他部位（视网膜、肾、脾）栓塞的证据。

③突然出现、很快达高峰的对侧偏瘫（程度严重）、偏侧麻木（感觉丧失）、同向偏盲、失语、失用症、眩晕、复视、眼球运动麻痹、共济失调、交叉瘫、瞳孔异常、四肢瘫痪、进食吞咽困难、意识障碍等脑动脉闭塞性综合征。

④颅脑 CT 检查阳性或符合血管分布的单或多部位脑组织低密度或颅脑磁共振检查见符合血管分布的缺血或水肿性病灶。

（2）大多数患者、患者亲友及部分医务人员在对待该病的治疗中，更多想到或期望的是有更好的药物（实际上目前用于脑栓塞治疗药物的作用是十分有限的）使患者早日康复，而忽视了其他治疗方面，如：患者的饮食，由于相当数量的脑栓塞患者出现生活不能自理，甚至饮食不能（因吞咽困难），若不给予鼻饲（经鼻插管到胃，经此管将食物直接注入胃内），患者的营养、身体内新陈代谢都会很快出现新的问题，如此，即使对脑栓塞本身的治疗用药再好，也难以收到好的治疗效果。因此，应当把患者的生活护理、饮食、其他合并症的处理摆在首要的位置。脑栓塞本身的治疗原则是要改善脑循环、防止再栓塞、消除脑水肿、保护脑功能。抗凝、溶栓等治疗多仅在发病的早期有作用，因此更强调早期治疗。

皮下注射低分子肝素（不良反应较小）等抗凝剂对早期的脑栓塞具有一定治疗作用，因抗凝剂（尤其是肝素）引起出血的不良反应，应用时应排除脑出血，并注意对患者血凝状态进行监测。溶栓类药物（如尿激酶、链激酶等）亦可能仅在早期发挥作用。用血管扩张剂及降血压的药物时，一定注意患者的血压，此类药物所致的血压过低将会导致脑缺血的进一步加重，应十分注意。低分子右旋糖酐可帮助降低血黏度、甘露醇等高渗脱水剂可缓解脑水肿，但应用时要注意患者的心脏功能、肾功能情况，以免顾此失彼。对于已明确诊断为风湿性心瓣膜病、人工换瓣术后、冠心病伴心房纤颤、颈动脉等大动脉粥样硬化等疾病者，应选择性给予华法林、阿司匹林、双嘧达莫、苯磺唑酮、藻酸双酯钠、噻氯匹啶活血素等药物长期服用可较有效地预防脑栓塞的发生和再发。有条件的心脏瓣膜病患者应尽早行心脏手术；初发心房纤颤患者应予及时治疗；外伤骨折患者的搬运转送应符合急救转送要求。病情稳定后，在医生的指导下尽早适度进行瘫痪肢体等神经功能缺损的康复锻炼，树立恢复生活自理的信心，配合医疗和康复工作，争取早日恢复。由于神经功能损害后的恢复有其自然规律，肌肉力量、感觉、语言等功能障碍的恢复快慢依脑损害的严重程度不同而异，大多数在病后两周至半年内逐渐恢复，患者、家属必须了解这些知识，从而树立起战胜疾病、恢复自我的耐心、信心和毅力。社会及家庭给予患者精神及生活的支持，更有利于患者的恢复及生活质量的提高。

三、蛛网膜下隙出血

蛛网膜下隙出血是指脑底部或脑表面的血管破裂，血液直接进入蛛网膜下隙。临床上通常分为自发性与外伤性两类。自发性又分为原发性和继发性。脑表面上的血管破裂，血液直接流入蛛网膜下隙，称原发性蛛网膜下隙出血；若脑实质内出血，血液穿破脑组织流入脑室及蛛网膜下隙者，为继发性蛛网膜下隙出血。

【诊断依据】

1. 病因 颅内动脉瘤及脑血管畸形。高血压动脉硬化所形成的粟粒状小动脉瘤破裂出血。细菌性动脉炎、结节性多动脉炎、血液病、脑肿瘤、外伤等。

2. 诊断要点

（1）病史：多在用力、情绪激动、饮酒、奔跑、咳嗽等时突然发病，多见于青年人。

（2）症状：常迅速出现剧烈头痛、呕吐、惊厥，伴短暂性意识障碍。

（3）体征

①脑膜刺激征明显，是本病的主要体征，颈项强直的发生率最高。

②偏瘫、偏身感觉障碍或偏盲，引起的原因是脑水肿、血液流入脑实质或由于血块的压迫、脑血管痉挛。

（4）辅助检查

①脑脊液检查：为均匀血性，压力增高，镜检可见大量红细胞。

②脑血管造影：可明确动脉瘤的部位、大小、单发或多发、脑血管畸形及供血动脉及引流静脉的情况，了解侧支循环情况，对诊断及手术有很大帮助。

③颅脑 CT 扫描：对有无脑内血肿、血管痉挛和阻塞性脑积水可做出诊断。

3. 鉴别诊断

（1）高血压性脑出血：年龄较大，以往有高血压病史，意识障碍常较重，起病时即出现明显的局灶性脑病变的定位体征。

（2）脑膜炎：患有头痛、呕吐、脑膜刺激征，但起病不如蛛网膜下隙出血急骤，且开始即有发热等全身感染征象，腰椎穿刺脑脊液检查可作鉴别。

【治疗】

1. 内科治疗

（1）一般治疗：绝对卧床休息 4～6 周，保持大便通畅，避免用力排便。解除精神紧张及顾虑。应用足量的止痛和镇静剂，以保持患者安静休息。

（2）药物治疗

①头痛剧烈、烦躁不安者给予地西泮 10mg，肌内注射，也可选用左旋四氢巴马汀（颅痛定）60mg、可待因 30mg，口服。

②止血：可选用 6-氨基己酸 4～6g 或止血环酸 250～500mg，加入葡萄糖液 500ml，静脉滴注。

③降低颅内压：20% 甘露醇 250ml，静脉滴注，1 次/6 小时，或应用地塞米松 10～20mg，加入葡萄糖液 250ml，静脉滴注。

④防治继发性脑血管痉挛：发病第 2 日即口服尼莫地平 30～40mg，3～4 次/日，共用 21 日。

2. 外科手术治疗　对于颅内动脉瘤或血管畸形引起的蛛网膜下隙出血患者，除高龄或全身情况较差、病情极为严重外，一般均应手术治疗。

【病情观察】

观察治疗后症状是否控制、减轻，如头痛、呕吐等表现是否缓解，意识是否清楚，注意复查 CT，了解病变有无进展或稳定，以评估治疗疗效。观察时应重点注意是否有再出血、脑血管痉挛、脑积水等并发症，以便及时处理。

【病历记录】

1. 门急诊病历　记录患者主要临床症状特点，如头痛、呕吐及意识障碍的时间。记录患者起病是否为活动中或情绪激动时突然起病。如果是复发者须记录前几次发作及治疗的情况。记录有无动脉瘤、脑血管畸形、高血压、动脉粥样硬化、糖尿病史，是否患血液病。体格检查记录脑膜刺激征情况及有无发热。辅助检查记录脑脊液、CT 以及 DSA 等检查结果。

2. 住院病历 记录患者入院治疗后的病情变化、治疗效果，尤其是记录有无并发症出现。记录患者行腰穿、CT、DSA 检查结果。本病病情变化复杂，患者随时有死亡的危险，因此，与患者及家属的沟通、谈话等，均应有患者家属签字为证。

【注意事项】

1. 医患沟通 应向患者及家属说明病情的危害性，使之积极配合治疗，特别注意须绝对卧床，住院治疗的时程要严格遵守；未明确诊断者应积极说明患者复查头颅 CT 和 CSF 的重要性。虽 DSA 检查价格昂贵，但须作为常规的检查进行；本病患者常因再出血致突然病情加重而死亡，应及时告知家属，使之事先有心理准备；高危患者应加强监护，与家属经常沟通，家人如放弃进一步治疗，必须由其签字为证。

2. 经验指导

（1）为帮助确立诊断，一般应急查头颅 CT，若 CT 检查为阴性，应积极腰穿查脑脊液，以利于明确诊断。

（2）临床上不能单以脑膜刺激征作为诊断 SAH 的金标准。老年患者症状、体征多不典型，有时可能以精神症状为首发症状，应避免漏诊。单纯以头痛为突出表现，辅助检查阴性的患者，药物治疗疗效不显著的，应注意复查头颅 CT 和脑脊液，即重视"警告性漏诊症状"，以准确诊断本病。

（3）本病的病因诊断要引起足够重视，一般以 DSA 检查为主，动脉瘤和血管畸形患者早期发现、早期治疗是改善预后的关键措施。

（4）明确诊断者，有手术指征的，应请神经外科会诊，予以手术治疗，亦可根据医院条件行介入治疗，无手术指征，则可予以相应治疗，如止血、脱水等治疗，注意观察治疗效果，有无并发症。治疗时应防治脑血管痉挛，证实有脑积水的，可行脑脊液置换治疗。

（5）治疗时应强调绝对卧床休息，保持安静，避免引起血压和颅内压增高的诱发因素，积极控制头痛、烦躁不安及癫痫发作。

（6）与高血压脑出血所不同的是，SAH 为防止动脉瘤破裂口血块溶解引起再出血，应使用抗纤维蛋白溶解药物以延迟血块的溶解，使纤维组织和血管内皮细胞有足够时间修复破裂处。

第二节 三叉神经痛

三叉神经痛是指三叉神经一支或多支分布区出现短暂的阵发性电击样剧痛，间歇期无症状，对口腔颌面部的任何刺激都可能引发疼痛的病症。因其他疾病引起的三叉神经分布区疼痛，称之为症状性或继发性三叉神经痛。

【诊断依据】

1. 病因 三叉神经痛是指在三叉神经分布区域内出现阵发性电击样剧烈疼痛。可能与病毒感染、牙病、变态反应或三叉神经系统失控有关。继发性三叉神经痛是由于机体其他病变压迫或侵犯三叉神经所致。可能为脑血管动脉瘤，颅中窝和颅后窝病变，鼻源性、耳源性的颅底蛛网膜炎等所致。

2. 临床表现

（1）典型三叉神经痛多为原因不明，突然阵发的剧烈疼痛，持续数秒至数分钟停止，间歇期无疼痛。

（2）疼痛部位可沿三叉神经一支或多支的分布区出现。

（3）疼痛性质为锐痛、电击样痛、烧灼样痛或刀割样痛。疼痛剧烈难以忍受，患者常处于精神紧张状态。

（4）疼痛可自发。发作多在白天，入眠后无疼痛。

（5）病程长，呈周期性发作，每次发作期可持续数周至数月，缓解期可为数天或数年，在此期间疼痛缓解甚至消失，以后疼痛复发。

（6）体征

①原发性三叉神经痛患者神经系统检查无阳性体征，继发性三叉神经痛可因引起部位的不同，出现面部皮肤感觉减退，角膜反射减退，听力降低等阳性体征。

②部分患者可因长期摩擦皮肤而出现局部皮肤增厚、粗糙和色素沉着。

3. 鉴别诊断

（1）牙源性疾患：牙髓炎，有龋齿，对冷热刺激敏感，夜间痛加重。牙周病引起的逆行性牙髓炎，无龋齿而牙周袋深。

（2）颞下颌关节紊乱综合征：一般无自发痛，张口或咀嚼时关节区疼痛，相应肌肉和骨质破坏区有触痛，并存在其他相应的症状和体征。

（3）副鼻窦炎：疼痛呈持续性钝痛，可有鼻涕、鼻塞等鼻部症状，局部皮肤可有红、肿、压痛、有体温升高、白细胞增加等全身反应。X 线片见病变副鼻窦密度增高或出现液平面。

（4）舌咽神经痛：疼痛部位多在舌后 1/3 部及咽侧部，并向咽喉、外耳、下颌放散。常因吞咽、讲话引起发作、睡眠时也可发作。用 2% 地卡因喷涂舌咽部，如能止痛即可确诊。

（5）蝶腭神经痛：疼痛范围广泛而深在，常始于鼻根及眼部，可扩至同侧面下部，可向咽、耳、颈肩部放射。伴有鼻黏膜充血、眼结膜充血、流泪、流涕和鼻塞等症状。蝶腭神经节麻药封闭可止痛。

（6）偏头痛：有头痛史。头痛发作前常有视觉模糊、眼前暗点等视觉预兆。疼痛区超出三叉神经分布的范围，每次发作可持续数小时至数天，有时伴有恶心呕吐。用普鲁卡因封闭无效，给镇静止痛药或血管收缩药常有效。

【治疗】

对继发性三叉神经痛应针对病因进行治疗。对原发性三叉神经痛初发者首选药物治疗，无效时再考虑其他方法。

1. 药物治疗

（1）卡马西平（痛痉宁）：开始每日早晚各服100mg。长期服用可产生骨髓抑制及肝功能损害，应检查血象和肝功能。

（2）苯妥英钠（大仑丁）：初次服3次/日，每次100mg，无效时，可每日增加100mg，最大剂量不超过600mg/d。用药2～3周后逐渐减量。不良反应有共济失调、视力障碍、牙龈增生、白细胞减少等。

（3）维生素B_{12}：500～1000μg肌内注射，1次/日，10次为1个疗程。

2. 封闭疗法 适于服药无效者，在神经分支或半月神经节注药阻断传导，无水酒精注射疗效短，甘油注射疗效较长，可采取：①周围支封闭，在眶下、眶上、上颌、下颌神经分支处局部麻醉，注入无水酒精0.3～0.5ml，疗效期短（一般1～6个月）；②半月神经节封闭，注射药物破坏节内感觉神经细胞，疗效较持久。

（1）1%～2%普鲁卡因做疼痛神经支阻滞麻醉，0.25%～0.5%普鲁卡因做患侧颈封，1次/日，10次为1个疗程，用时应配合药物治疗。

（2）2%普鲁卡因与维生素B_{12} 1000～1500μg混合液做疼

痛神经封闭，隔 3～7 日封闭一次，10 次为 1 个疗程。

3. 注射疗法 用无水乙醇注射于疼痛神经支或三叉神经半月节，使局部神经纤维变性，传导阻断而止痛。每次注射 1ml。对第 1 分支的注射应慎用。此法若产生效果，可维持 2 年不等，再次注射时效果不佳。

4. 手术治疗

（1）病变性骨腔搔刮术：在"扳机点"相应区域（或以往拔牙部位）结合该区 X 线照片。定位后经口内途径搔刮病变性骨腔。若产生疗效，可在术后当天或数天、数周后疼痛消失。

（2）三叉神经周围支切断撕脱术：主要适用于下齿槽神经和眶下神经。多采用口内进路。

（3）颅内手术：常用三叉神经感觉根部分切断术和三叉神经脊束切断术。

【病情观察】

仔细观察患者疼痛的性质、部位和特点，如为继发性者，应观察有无原发病的临床表现；注意观察治疗后患者症状、体征的改善与否，以评估治疗疗效；观察药物治疗或手术等其他治疗的效果，尤其是应注意有无治疗药物本身的不良反应。

【病历记录】

1. 门急诊病历 记录患者就诊的主要症状，如疼痛的性质、部位，疼痛诱发因素等。记录有无外伤、肿瘤、炎症等病史，记录神经系统损害的体征，患者的营养状况、精神面貌等，记录诱发电位的检查结果。

2. 住院病历 记录患者入院前的诊疗经过、所用药物及效果如何。详细记录本病的诊断依据和鉴别诊断要点。记录治疗后症状变化、治疗效果，行手术治疗、行封闭治疗或半月节射频热凝治疗的，患者家属应签署知情同意书。

【注意事项】

1. 医患沟通 应向患者详细说明本病的特点，尽量减少其恐惧情绪，使其配合治疗。因多数患者可能选择门诊治疗，故应向患者及家属交代药物可能引起的不良反应，须定期随访，以便及早发现、及时调整治疗方案。行封闭治疗或半月节射频热凝治疗的，患者或亲属应签署知情同意书。

2. 经验指导

（1）典型的原发性三叉神经痛，可根据疼痛发作部位、性质与特征、触发点的存在和诱因以及神经系检查正常，不伴有感觉障碍等而获得确诊。继发性三叉神经痛发作特征虽与原发性三叉神经痛相似，但在发作间期常有持续的钝痛，神经系检查可发现三叉神经受累的体征，如面部感觉减退，角膜反射消失，嚼肌无力、萎缩及下颌偏斜等。疑为继发性三叉神经痛者，应行颅底 X 线平片、头部 CT 或 MRI、脑脊液等检查以明确病因。

（2）三叉神经炎又称三叉神经感染性神经病，可因病毒感染、鼻窦炎、下颌骨骨髓炎、糖尿病、痛风、酒精中毒、铅中毒等症引起，疼痛呈持续性，压迫神经分支所在处时疼痛加剧，神经系统检查可有三叉神经受累体征。

（3）本病的治疗以止痛为目的，一般先用药物治疗，无效时，可用神经阻滞疗法或手术治疗。

（4）药物治疗是本病的基本治疗，治疗时应严格掌握用药疗程及相关不良反应。

（5）近年来，国内外开展 γ 刀治疗本病，其适应证为药物治疗和神经阻滞治疗无效，手术治疗失败或复发，身体情况不适于手术治疗者。

第三节　急性面神经炎

急性面神经炎是指茎乳孔内的面神经发生急性非化脓性炎症引起的周围性面瘫或称特发性面神经麻痹。

【诊断依据】

1. 病因 病因不明，可能因面神经受凉、吹冷风或病毒感染等因素而发生痉挛，导致神经缺血、水肿、受压迫而致病。

2. 诊断要点

（1）病史：有面部受凉或感染史，起病急，多为单侧，患侧外耳道、乳突或下颌角疼痛。

（2）症状与体征：患侧额纹消失，眼裂增大，流泪，鼻唇沟变浅，口角下垂，不能做皱额、蹙眉、闭目、鼓腮、吹口哨等动作。闭目时患侧眼球转向上内方，露出角膜下的白色巩膜。个别患者可出现味觉减退、听觉过敏、外耳道或鼓膜出现疱疹。

3. 鉴别诊断

（1）脑桥病变：有其他脑桥核受累的表现，并有锥体束等长束症状。

（2）小脑脑桥角病变：常伴有听神经、三叉神经和展神经等脑神经损害。

（3）膝状神经节病变：有病侧耳鼓膜、外耳道和耳廓部位的疱疹和膝状神经节痛。

（4）肌病性面瘫：病情进展缓慢，且均为双侧，并常有其他肌病特点。

【治疗】

1. 急性期治疗 控制炎症、水肿，改善局部血液循环，减少神经受压，促进功能恢复，缩短面肌力减弱的持续时间。

2. 药物治疗

（1）激素治疗：口服泼尼松 15～30mg，3 次/日，或口服地塞米松 0.75～1.5mg，3 次/日，3～5 日后减量应用，疗程10～14d。

（2）营养神经及活血、扩张血管：肌内注射维生素

B_1 100mg，维生素 B_{12} 500μg，1 次/日。口服地巴唑 10mg，3 次/日，口服维生素 B_6、维生素 C 等。复方丹参注射液 16ml 加入葡萄糖液体 250ml，静脉滴注。ATP 40mg、辅酶 A 100U 加入葡萄糖液 250ml，静脉滴注。

（3）理疗：局部用红外线、短波透热或针灸等。

【病情观察】

注意观察治疗后症状是否缓解，面神经麻痹是否恢复，恢复期应行电生理检查以评估预后，并观察有无后遗症。使用糖皮质激素治疗者，应注意观察有无相关的不良反应。

【病历记录】

1. 门急诊病历 记录患者的起病方式。记录面瘫发生的时间，发病前有无起病诱因，有无糖尿病、高血压、肿瘤、外伤等病史。记录周围型面瘫及有定位意义的阳性体征。记录面神经兴奋阈值、复合肌肉动作电位检查结果。

2. 住院病历 记录患者入院前的诊疗经过、效果如何。详细记录本病的诊断依据。详细记录患者治疗后的病情恢复情况、药物治疗的不良反应。记录电生理等辅助检查的结果。

【注意事项】

1. 医患沟通 由于本病常使面容变化很大，故患者可有明显的心理障碍，表现为拘束、抑郁，妨碍社会交往带来的自卑。医师应向患者说明病情及预后情况，消除其紧张情绪，使之积极配合治疗。应积极指导患者进行必要的功能训练。需使用糖皮质激素治疗者，应告知患者及家属常见的不良反应，征得其理解与配合。

2. 经验指导

（1）诊断本病时，应首先判定是否为特发性面神经炎，根据本病的起病形式和临床特点，诊断并不困难，主要是须与能引起周围性面瘫的其他疾病（如急性炎症性脱髓鞘性多发性神经病、耳源性面瘫、面神经鞘瘤、颞骨骨折、颅后窝病变等）相鉴别。

（2）诊断本病时，应评估患者的面瘫程度，常可依据面瘫简易评分法、定性检查（包括感应－交流电刺激、神经兴奋性试验、神经电图、肌电图）和定位诊断（包括泪腺分泌试验、镫骨肌反射、味觉试验、颌上腺流量试验）来判定。

（3）早期应用超短波深部透热治疗，可减轻面神经水肿，病程2周后，可应用低频疗法，刺激面肌收缩、改善血循环、刺激血管运动神经、防止肌肉萎缩，同时辅以面肌的锻炼及按摩。

（4）发病初前2日应用糖皮质激素可防止病损进展至完全神经支配，但应注意有无使用的禁忌证。

第四节　急性感染性多发性神经根炎

急性感染性多发性神经根炎（acute infectious multiple nerve neuropathy diculoneuritis），又称急性炎症性脱髓鞘性多发生性神经病（acute intlamatory demyelinating polyradiculoneuritis，AIDP），为经典的 Guillain-Barré 综合征（GBS），是自身免疫周围神经病，是典型的急性运动麻痹综合征伴感觉及自主神经功能障碍。

【诊断依据】

根据患者病前1～4周的感染史，急性或亚急性病，四肢对称性弛缓性瘫，可伴感觉异常和末梢感觉障碍。脑神经受损，CSF（脑脊液）蛋白－细胞分离现象，脑电图早期F波或H反射延迟或消失 NCV 神经传导速度减慢，远端潜伏期延长。《中华神经精神杂志》编委会（1993）诊断标准：

（1）进行性肢体力弱，基本对称，少数也可不对称，轻则下肢无力，重则四肢瘫，包括肢体瘫痪，延髓麻痹，面肌及眼外肌麻痹，呼吸肌麻痹最为严重。

（2）腱反射减弱或消失，尤其远端常消失。

（3）起病迅速，病情呈进行性加重，常在数天至1、2周内达高峰，至4周停止发展和稳定，进入恢复期。

（4）感觉障碍主诉较多，客观检查相对较轻，可呈手套、袜子样感觉异常或无明显感觉障碍。少数有感觉过敏神经干压痛。

（5）脑神经多见舌咽、迷走、面神经受损，其他脑神经也可受损，但视神经、听神经几乎不受累。

（6）自主神经功能障碍，如心动过速、高血压、低血压、汗多，可有一时性排尿困难等。

（7）病前1~3周约半数患者有呼吸道、肠道感染，不明原因的发热，水痘、带状疱疹、腮腺炎、支原体疾病等感染，或淋雨、受凉、疲劳、创伤手术等诱因。

（8）病后2~4周进入恢复期，也可迁延数月才开始恢复。

（9）脑脊液检查白细胞常少于 $10 \times 10^6/L$，1~2周蛋白升高呈蛋白细胞分离，如细胞数超过 $10 \times 10^6/L$，以多核为主，须排除其他疾病，细胞前分类以淋巴、单核细胞为主，亦可出现大量巨噬细胞。

（10）电生理检查，病后可出现神经传导速度明显减慢，F波潜伏期延长，近端神经干传导速度减慢。

【治疗】

包括辅助呼吸及支持治疗、对症治疗、病因治疗、预防并发症及康复治疗等。

1. 支持治疗 呼吸肌麻痹是 GBS 的主要危险，抢救呼吸肌麻痹和辅助呼吸是提高重症 GBS 治愈率，减少病死率的关键，密切观察患者呼吸状况，当出现缺氧症状，如无力、心动过速，肺活量降至 20~25ml/kg 体重以下，血气分析动脉氧分压低于70mmHg 时，应及早使用呼吸机，通常可先行气管内插管，如1天以上无好转，须进行气管切开，用外面围有气囊的导管插管，外接呼吸器，多数患者2~4周开始恢复，此时可暂脱离呼吸机，观察有无心动过速和发绀，如能长时间脱离呼吸机可阻塞气管插管口观察1~2日，确定是否可拔管。拔管前应确认患者咳嗽反射已恢复。对于呼吸机的管理非常重要。需根据患者的临床表现和血气分析资料，适当调节呼吸机通气量和压力。呼吸机湿化和吸痰是保证辅助呼吸成功的关键，经常检查呼吸器连接处有无漏气或阻塞，呼吸道有无分泌物阻塞，适当应用抗生来预防感染。

2. 病因治疗 抑制异常免疫反应，清除致病因子对神经的损伤，促进神经再生。

（1）血浆交换（plasma exchange，PE）：可去除血浆中致病因子如抗体成分，每次交换血浆量40ml/kg体重，或1~1.5倍血容量计算。血容量复原主要靠5%白蛋白，可减少使用血浆的并发症。轻、中、重度，患者每周应分别做2次、4次、6次PE，PE治疗不良反应是高血压、心律失常等。禁忌证是严重感染、心律失常、心功能不全及凝血系统疾病。

（2）免疫球蛋白静脉注射（intravenous inimunoglobulin IVIG）：已证明IVIG治疗AIDP是有效的，应于呼吸肌麻痹前尽早施行剂量0.4/（kg·d）连用5日，疗效同PE，二者联用，疗效无差异。不良反应如发热面红，有个别报告发生无菌性脑膜炎、肾衰、脑梗死及肝功能损害，禁忌证是免疫球蛋白的过敏或先天性IGA缺乏患者。

（3）皮质类固醇（corticosteroid）：近20年的临床研究认为，应用皮质类固的治疗GBS无有效证据。

（4）胃肠道空肠弯曲菌（CJ）：感染可持续存在，可应用大环内酯类抗生素来治疗。

IVIG和PE是AIDP一线治疗的措施，应早期应用，但两种疗法费用较昂贵。

3. 对症治疗

（1）窦性心动过速：通常不需要治疗。

（2）窦性心动过缓：阿托品 1~2mg 肌内注射，如与吸痰有关，就于吸痰前给氧预防。

（3）高血压：可能与失神经支配后及受体上调有关，可用小剂量美洛托尔 12.5mg，2 次/日。

（4）低血压：调整体位及补充体液。

（5）坠积性肺炎和脓毒血症：应用广谱抗生素。

（6）保持床单平整，勤翻身预防压疮。

（7）可用抗血栓弹力长袜及低分子肝素 4000~5000U，2 次/日，皮下注射来预防深静脉血栓形成及并发的肺栓塞。

（8）不能吞咽者应鼻饲，进食及进食后 30 分钟宜取坐位，以免误入气管导致窒息。

（9）尿潴留可加压按摩下腹，无效需留置导尿，便秘可予缓泻剂和润肠剂。如番泻叶代茶饮，或肥皂水灌肠等。一旦出现肠梗阻应禁食水，并予肠动力药，莫沙必利，5mg，3 次/日。

（10）疼痛、可用非阿片类镇痛药，如无效可试用卡马西平和阿米替林，短期应用大剂量激素可能有效。

（11）焦虑和抑郁，可用抗抑郁药氟西汀，20mg/（次·日）及心理治疗。

（12）肢体萎缩：早期肢体被动活动，针灸，按摩均可采用。理疗，来预防下肢瘫痪及下垂。

附：中华神经精神杂志编委会（1994）根据病情轻重，病程经过及特殊临床表现将 GBS 分为：

Ⅰ轻型：四肢肌力Ⅲ级以上，可独立行走。

Ⅱ中型：四肢肌力Ⅲ级以下，不能行走。

Ⅲ重型：伴有Ⅸ、Ⅹ对脑神经和其他脑神经麻痹，不能吞咽，四肢无力或瘫痪。活动时有轻度呼吸困难，但不需要气管切开人工呼吸。

Ⅳ极重型：数小时至2日内发展为四肢瘫，吞咽不能，呼吸肌麻痹，需行气管切开及人工辅助呼吸，伴严重心血管功能障碍或暴发型亦列入此型。

Ⅴ复发型：数月（4～6月）至十多年中可多次复发，复发时病情常较首次重，可由轻型直到极重型。

Ⅵ慢性型：2个月至数月或数年缓慢起病，经久不愈，脑神经受损少，四肢肌萎缩明显，脑脊液蛋白持续增高。

Ⅶ变异型：①复发型AIDP；②急性运动轴索型神经病（AMAN）；③急性运动感觉轴索型神经病（AMSAN）；④纯感觉型；⑤多脑神经型；⑥纯全自主神经功能不全型；⑦Fisher综合征；⑧GBS伴一过性锥体束征或伴小脑性共济失调等。

【病情观察】

应全面、仔细地观察患者的症状、体征及病情严重程度。重症患者应严密观察生命体征、肺心功能；重点观察患者治疗后病情改善、恢复情况；注意复查脑脊液及神经电生理学检查以评估治疗效果。长期卧床患者应注意观察有无坠积性肺炎、压疮等并发症的出现。如有呼吸机辅助呼吸，应观察治疗是否有效；注意观察有无水电解质平衡紊乱，如有，应予及时纠正。

【病历记录】

1. 门、急诊病历 记录患者肢体瘫痪的部位和时间，记录起病方式，发病前有无上呼吸道感染症状以及疫苗接种史，有无重金属接触史以及有机物接触史，记录神经系统检查结果，记录脑脊液、肌电图、神经传导速度等辅助检查结果。

2. 住院病历 详细记录疾病的发生发展过程、门急诊的诊疗经过。记录本病的诊断依据。重点记录患者治疗后的病情变化，记录脑脊液、电生理等辅助检查结果。需要特殊检查或治疗者（如辅助呼吸、血浆置换等），应记录与患者或家属的谈话内容，签署知情同意书。

【注意事项】

1. 医患沟通　应告知患者家属有关本病的临床特点、诊断方法、治疗手段等，尤其是要告知本病严重者可死亡，以使患者家属能有足够的思想准备，并积极配合以上治疗的实施。用血浆交换治疗、呼吸机辅助呼吸时，均须讲明治疗的必要性，以征得患者家属的同意和配合。

2. 经验指导

（1）典型病例根据其临床症状、实验室检查和电生理检查，诊断不难。但非典型病例的诊断实属不易。鉴别诊断时应考虑到初次发作的周期性瘫痪、急性脊髓炎、脊髓灰质炎、肉毒中毒、血卟啉病以及农药中毒和其他原因引起的多发性神经病。

（2）确诊或疑本患者均应收入住院进一步治疗。本病主要是对症和支持治疗，在药物治疗或血浆交换等治疗的同时，重视患者的常规护理及对症治疗十分重要，如心电监护、血气分析、电解质测定等，以维护患者的生命体征稳定。如有辅助呼吸指征，则应立即予以辅助呼吸治疗，情况紧急时，可行气管插管、气管切开等治疗；应严密观察呼吸变化，随时清除口腔及呼吸道分泌物，保持呼吸道通畅。有延髓麻痹者宜及早予以鼻饲。有条件时应行血浆交换疗法；疾病后期如留有后遗症，则可予以康复治疗，以提高患者的生活质量。

（3）本病主要的危险是呼吸肌麻痹，临床应密切观察病情变化，以期尽早发现呼吸肌麻痹，求得及时有效治疗。治疗中加强对患者的观察及护理十分重要，有助于本病治疗的顺利实施。糖皮质激素使用应严格掌握适应证，应用时应持慎重态度。

第五节　癫痫及癫痫持续状态

癫痫是由于脑部兴奋性过高的神经元过量放电而引起的

阵发性大脑功能障碍的一组临床综合征，表现为抽搐、感觉、行为或内脏功能障碍，具体症状根据病变所累及的神经元部位、范围和功能而定。

癫痫持续状态是由各种病因引起的，每次发作超过30分钟，或频繁发作，间歇期意识状态不恢复。可分为惊厥持续状态和非惊厥持续状态。

【诊断依据】

（一）临床表现

1. 部分性发作

（1）局限性运动性发作。

（2）局限性感觉性发作。

（3）自主神经性发作。

2. 全身性发作

（1）失神发作：无先兆的突然发作。

（2）强直阵挛发作：角弓反张，牙关紧闭，呼吸急促不整，二便失禁。发作时间1~5分钟。

（3）肌阵挛发作：表现为面、躯干或某肢体的突然抽动，或伸或屈，不伴意识障碍。

3. 癫痫持续状态

（1）强直－阵挛性惊厥持续状态：大发作持续状态，全身骨骼肌呈强直性收缩，颈背伸展呈角弓反张姿势，肌张力增高，上肢屈曲或伸直，两手握拳，下肢伸直，眼睁大，眼球外斜，口半张，喉肌痉挛，呼吸暂停、发绀，持续数秒至10余秒。

（2）强直性发作持续状态：开始时颈部肌肉收缩，继而面肌、咀嚼肌收缩，眼球上翻，逐步发展到胸腹部肌肉收缩。开始时呼吸急促，逐渐呼吸减慢。

（3）肌阵挛发作持续状态。

（4）半侧惊厥持续状态：发作开始双眼共同偏视，然后一侧眼睑和面肌抽搐，继而同侧上肢和下肢呈阵挛性抽动，发作持续时间长短不等，平均 1 小时左右，间歇期为数秒至数十分钟。

（二）实验室检查

（1）尿常规、血生化、脑脊液。

（2）脑电图。

（3）CT 检查。

【治疗】

（1）抗惊厥药物。

（2）当惊厥持续状态控制后应常规合理地应用抗癫痫药物。

（3）因癫痫持续状态可伴有脑水肿、低血糖，可应用 20% 甘露醇，0.5~1.0g/（kg·次）或 25% 葡萄糖液 1~2g/（kg·次）静脉推注。

（4）应用抗生素防治呼吸道感染。

【病情观察】

主要观察患者治疗后症状是否缓解，如发作是否控制、意识障碍是否恢复，以评估治疗效果；如为癫痫持续状态，应主要观察患者的发作是否减少或缓解，生命体征是否稳定；使用抗癫痫药物治疗的，应注意观察有无不良反应。

【病历记录】

1. 门、急诊病历　详细记录患者就诊时间及就诊时的主要症状，如有无意识障碍、肢体抽搐、眼球上翻、口吐白沫、尿失禁等，记录有无发作前的前驱症状，如有无黑矇、头昏等。记录有无精神异常史，家族中有无癫痫发作史，有无类似发作史，如有，应记录诊疗经过，是否维持治疗。体格检查应注意神经系统阳性体征，特别是有无定位体征。辅助检查记录脑电图、CT、MRI 的检查结果。

2. 住院病历　详尽记录患者发病过程、门急诊或外院的诊疗经过，所用药物及效果如何，首次病程记录应提出相应的诊断与鉴别诊断要点及详尽的诊疗方案。记录患者入院治疗后的病情变化、治疗效果，尤其是有关脑电图、CT、MRI的检查结果。需手术治疗的，应请患者或直系亲属签署知情同意书。

【注意事项】

1. 医患沟通 应如实告知患者或其亲属有关癫痫的特点、治疗药物、疗程以及休息、避免刺激等注意事项。必须告知定期门诊随访的重要性。医师应帮助患者的家人、同事和其他密切接触者树立正确的观念，创造一个利于患者康复的家庭、工作和社会氛围。治疗时，应确定个体化的治疗方案，对治疗中可能出现的并发症、需调整的治疗方案或需手术治疗者，应及时告知患者本人和家属，征得其同意，并签字为证。应耐心解释、明确服药的必要性，说服患者配合医生规律、足量、按疗程用药，遵医嘱治疗。

2. 经验指导

（1）癫痫诊断步骤可分三步

①首先确定是否为癫痫：病史是诊断的主要依据。通过病史了解是否具有癫痫发作的共性；是否具有不同发作类型的特征；当具有上述二条时，须进行脑电图检查寻找诊断的依据。

②明确癫痫发作的类型或癫痫综合征：不同发作类型的治疗和预后差别很大，发作类型诊断错误，可能导致药物治疗的失败，应注意鉴别。癫痫综合征是一组症状和体征组成的特定癫痫现象。所涉及的不仅是发作类型，还包括其特殊的病因、病理、预后等，治疗也与其他癫痫不同，需仔细鉴别。

③判断癫痫的病因：如是症状性癫痫，还需确定癫痫的病因，鉴别脑部或全身性疾病。为探讨脑部疾病的性质，可

考虑进行头颅 CT、MRI、脑血管造影、放射性核素脑扫描等检查。MRI 较 CT 更为敏感，因而高度怀疑继发性癫痫者，尤其是有局灶性神经系统定位体征的难治性癫痫，应该首先考虑进行 MRI 检查。

（2）根据患者的病史、症状、体征，结合脑电图等检查可以明确诊断。诊断明确者应进一步确定其发作类型；根据发作类型，给予药物治疗，控制发作，并嘱患者定期随访，以观察、评估药物的治疗效果。治疗时，应注意针对原发病因，有颅内占位的，应予手术治疗；癫痫大发作、持续状态者应迅速控制发作，并维持患者的生命体征，避免严重并发症的发生；如癫痫再次发作，应注意观察发作的类型、发作过程以及缓解过程，找出癫痫发作的原因或诱因，调整治疗方案，确定是否需要联合使用抗癫痫药物，并注意药物间的相互作用和不良反应，监测血药浓度，调整剂量，监测肝、肾功能，评估全身状况。对影像学检查有占位表现或局灶性的难治性癫痫，应及时请外科会诊，确定行手术治疗。癫痫控制良好，经动态观察无发作，可出院按照制订方案治疗，并嘱其门诊随访。

第六节 重症肌无力危象

重症肌无力（myasthenia gravis，MG）是一种累及神经 - 肌肉接头处突触后膜上乙酰胆碱受体，主要由乙酰胆碱抗体介导、细胞免疫和补体参与的自身免疫性疾病。主要临床特征为受累横纹肌易于疲劳无力，经休息或用抗胆碱酯酶药物后可缓解。受累肌肉以眼肌为最多，延髓支配的肌肉次之。然后为颈肌、肩带肌、上肢肌、躯干肌和下支肌群的受累或全身肌肉同时受累。自新生儿至老年都可发病，20 ~ 40 岁之间最多，女性多见。重症肌无力危象是指肌无力症状突然加重，出现呼吸肌、吞咽肌进行性无力或麻痹，以致无法维持正常通气功能和吞咽功能并危及生命。

【诊断要点】

明确重症肌无力病史，肌无力症状突然加重，危象可分为三种。

1. 肌无力危象 大多是疾病发展的结果，由于抗胆碱酯酶药物不足所致。常因感染、使用禁忌药物、创伤、精神因素或药物减量诱发，约占重症肌无力危象的95%。表现为吞咽和咳痰困难、呼吸微弱、发绀、烦躁、语言低微直至无法出声，最后呼吸完全停止。

2. 胆碱能危象 系抗胆碱酯酶药物过量，使突触后膜持续去极化，复极化过程受阻，神经－肌肉接头处发生胆碱能阻滞而致呼吸肌无力状态，约占重症肌无力危象的4%。除上述肌无力危象表现外，尚有乙酰胆碱蓄积过多症状：①毒蕈碱样中毒症状，恶心、呕吐、腹痛、腹泻、瞳孔缩小、多汗、气管分泌物增多、心律变慢等；②烟碱样中毒症状，肌肉震颤、痉挛和紧缩感等；③中枢神经症状，焦虑、睡眠障碍、精神错乱、间歇意识不清、抽搐、昏迷等。

3. 反拗危象 原因很多，包括感染、中毒、电解质紊乱等因素，也可发生在胸腺手术后数天和激素治疗的早期，系由于胆碱能受体敏感性突然降低所致，亦称无反应危象。

三种危象的辅助鉴别诊断：①腾龙喜试验，20分钟后作用基本消失，故较安全，用10mg溶于10ml生理盐水中，先静脉注射2mg，无不适再注射8mg，半分钟注完，注射后数分钟内作用最显著：肌无力先改善后恶化者为肌无力危象，症状加重者为胆碱能危象，无改善者为反拗危象。②阿托品试验，以0.5～1.0mg静脉注射，症状恶化，为肌无力危象，症状改善为胆碱能危象。③肌电图检查，肌无力危象动作电位明显减少，波幅降低；胆碱能危象有大量密集动作电位。

【治疗】

保持呼吸道通畅，确定危象性质，分别采用不同方法治疗。

1. 一般治疗　首先要保持呼吸道通畅，勤吸痰，必要时气管切开和呼吸机辅助呼吸，防止肺不张或肺部感染，维持营养和电解质平衡，应尽快应用腾喜龙试验确定危象性质。当难以区别为哪一种危象时则应用干枯疗法，停用抗胆碱酯酶药物和激素治疗，应用人工呼吸机并保持气道通畅，如此维持数日至数周后，再依危象的性质进行处置。

2. 肌无力危象　主要应用抗胆碱酯酶药物，通过可逆性地抑制乙酰胆碱酯酶，从而增加神经–肌肉接头处释放的乙酰胆碱作用的时间，这使得递质和受体之间相互作用次数增加，肌力得到改善。抗胆碱酯酶药的疗效呈剂量依赖性，但必须权衡用较大剂量所获得的改善与过量所致的危险孰轻孰重。各种抗胆碱酯酶药的强度不同，但在任一患者身上所能达到的最大肌力差不多相同。对每一个患者必须以经验为根据，确定合适的给药剂量和时机，重视肌力的波动和病情变化时需作必要的剂量调整，单独使用抗胆碱酯酶药时，如有损于呼吸功能，宁可牺牲一些肌群的肌力而减少给药剂量。当有感染或患者处于月经前和应激期时，常需增加给药剂量。为重患者对抗胆碱酯酶药常不起作用，但用辅助呼吸维持的住院患者通过暂时减少药量或停药72小时，有时可能恢复其对抗胆碱酯酶药的敏感性。目前尚无研究证明现有药物的差别。常用的抗胆碱酯酶药物有溴吡斯的明、溴化新斯的明、酶抑宁等，它们的药理学特点及用法如下。

（1）溴吡斯的明：因药物吸收、代谢和排泄的个体差异，患者的剂量变化很大，故用药剂量和时机常需要凭经验来掌握。成人开始每3～4小时服30～60mg，并根据药物反应调整剂量和时间间隔，重症病例每日用量可至600～1000mg，儿童

7mg/（kg·d）。

（2）溴化新斯的明：口服剂量和次数均需因人而异，成人开始每 3～4 小时 15mg，儿童 2mg/（kg·d），根据需要分次口服。病情恶化又不能口服的患者可肌内注射或皮下注射，甲基硫酸新斯的明 1～2mg 肌内注射或 0.5～1mg 静脉注射，好转后根据病情重复1次，日总量 6mg；或 1～2mg 加入 5% 葡萄糖或生理盐水中静脉滴注。如有过量症状，酌情肌内注射阿托品 0.5mg。能吞咽后改为口服。

（3）酶抑宁：对溴离子敏感而不能用溴化新斯的明的患者可用此药。成人 5mg，每日 3～4 次，儿童 0.3mg/（kg·d），如需要可增加至 1.5mg/（kg·d）。

肌无力危象时主要应用溴化新斯的明肌内注射或静脉给药。

3. 胆碱能危象 停用一切抗胆碱酯酶药物，并用阿托品 0.5～2mg 肌内注射或静脉注射，15～20 分钟一次，至毒蕈样症状减轻后减量或间歇使用，直至恢复。同时进行腾喜龙试验，重新调整新斯的明等药物的合适量。

4. 反拗危象 停用一切抗胆碱酯酶药至少 3 天后，从原药量的半量开始给药，同时改用或并用激素、极化液等。

5. 对症支持治疗

【病情观察】

观察治疗后患者的症状可否控制，如肌力是否改善、原有肌群累及者是否缓解，治疗中随访观察患者的神经电生理、血清抗乙酰胆碱受体抗体等自身抗体滴度或水平是否下降，以观察治疗后疗效及病情控制程度；对危象患者，应密切观察治疗后呼吸困难是否缓解，呼吸机辅助呼吸后病情变化，有无感染等合并症，以便及时处理。如采用血浆置换疗法，则应注意观察疗效。

【病历记录】

1. 门急诊病历 详尽记录患者肌无力的部位和时间、程度以及肌无力的特点。记录呼吸肌是否受累，有无呼吸困难。记录既往用药史、所用药物的剂量及效果，有无胸腺瘤及手术、放疗史。体格检查记录患肌肌力及神经系统定位体征。辅助检查记录胸部 X 线、CT 及周围神经电刺激的检查结果。

2. 住院病历　记录应准确反映患者症状体征的特点、病情的发展过程和包括有鉴别诊断价值的资料。病程记录中应详细记录患者症状的变化、有无新的症状体征出现、患者的精神状态、各种辅助检查的结果分析、有关科室的会诊意见及落实情况，如病情危重或需用血浆置换治疗或手术治疗，均应记录与患者家属的谈话内容，并由其签署知情同意书。

【注意事项】

1. 医患沟通　应如实向患者及家属告知本病的临床特点、诊断方法、治疗药物等，以使患者及家属能理解，并调动患者及其家属的积极性，使各项诊疗措施准确落实，以取得最好疗效。诊断不明确者，需主动向患者及家属介绍目前患者的诊断检查现状及不能确诊的原因所在，提出下一步的检查计划，征得患者及家属同意。如行肌电图检查和血浆交换治疗，事前要征得患者及家属同意。

2. 经验指导

（1）诊断重症肌无力的关键要点：①肌无力和病态的易疲劳性；②抗胆碱酯酶药物的良好反应；③电生理学检查发现神经 – 肌肉接头的传递障碍，具体表现为低频重复刺激出现递减现象或单纤维肌电图出现同一神经支配的肌纤维电位间的间隔时间延长现象；④血清中测得高于正常值的 Ach 受体抗体；⑤肌肉病理检查发现突触后膜皱褶变平，Ach 受体数目减少。

（2）眼肌型患者，若发病后 2 年仍局限于眼肌，则很少转变为全身型，自发性的缓解亦似乎主要发生在发病后的初始 2 年内，因此初始 2 年内对症状的观察及治疗是十分重要的。重症肌无力的一个重要临床特征是力弱的分布，约53%患者第一个症状为眼外肌力弱，所有的重症肌无力，最后约85%的患者均有眼肌力弱，表现为上睑下垂及复视。

（3）除单纯眼外肌型外，几乎所有的重症肌无力对胆碱能药物都有良好的反应，因而药物治疗试验也成为重症肌无力的临床诊断标准之一。

（4）根据临床症状，重症肌无力可分为不同类型，其中以 Osserman 临床分型最常用。Ⅰ型：眼肌型（15%～20%）；ⅡA型：轻度全身型（30%），进展缓慢，药物敏感，无危象，可有眼肌受累；ⅡB型：中度全身型（25%），骨骼肌、延髓肌严重受累，药物不敏感，无危象；Ⅲ型：重症急进型（15%），症状重，进展快，数周至数月达高峰，出现危象须气管切开或辅助呼吸，常伴胸腺瘤，药效差，死亡率高；Ⅳ型：迟发重症型（10%），从Ⅰ型逐渐发展至ⅡA、ⅡB和Ⅲ型。该分型有助于临床治疗分期及判定预后。

（5）抗胆碱酯酶剂治疗可暂时缓解症状，维持生活质量，争取进一步进行免疫治疗的时间，但不能从根本上改变患者的自身免疫过程，长期使用疗效会逐渐减弱，故应配合其他免疫抑制剂治疗。

（6）临床上实际很难区分肌无力危象及胆碱能危象，因此，危象患者均须停抗胆碱酯酶药，可使用免疫球蛋白或血浆置换治疗，待症状恢复后重新调整抗胆碱酯酶剂量或改用其他疗法。危象的最基本治疗是进行辅助呼吸、控制诱因、维持生命体征及控制可能合并的感染。

第三章

循环系统急症 ◆▶●━

第一节　心律失常

一、阵发性室上性心动过速

阵发性室上性心动过速是指冲动形成部位或折返环路位于希氏束分叉以上的一组快速性心律失常。

【诊断依据】

1. 病因　可见于风湿性心脏病、冠心病、高血压心脏病、心肌炎、肺心病，洋地黄中毒患者。平时发作多见环境有预激综合征的患者。

2. 诊断要点

（1）病史：有突发、突止的反复发作史。

（2）症状：有胸闷不适，严重者出现晕厥、血压下降、心绞痛等。刺激迷走神经可中止发作。

（3）心电图特征：规则的 QRS 波群出现，频率在 160～220 次/分，P 波不易辨认。

（4）辅助检查

①心电图检查：根据心率、P 波形态与 QRS 波的关系协助诊断。

②电生理检查：食管调搏及心内电生理检查能鉴别各种类型的阵发性室上性心动过速。

3. 鉴别诊断 ①阵发性室上性心动过速；②窦性心动过速；③室率快速的心房扑动；④阵发性室性心动过速；⑤房室结折返性心动过速；⑥窦房结折返性心动过速；⑦房内折返性心动过速；⑧隐匿房室旁返折；⑨自律性房性心动过速。

【治疗】

1. 药物治疗

（1）抗心律失常药物：普罗帕酮 70mg 或维拉帕米 5～10mg 加入葡萄糖液 20ml 缓慢静脉注射；或毛花苷 C 0.4mg 加入葡萄糖液 20ml 缓慢静脉注射。

（2）选用升压药：老年人和高血压患者禁用。间羟胺用 10mg 稀释于 1000ml 液体中缓慢静脉滴注，监测血压，心律转复后立即停用。

（3）β 受体拮抗药：乙胺碘呋酮在上述治疗无效时可选用，用量为 150mg 加入葡萄糖液 10～20ml 稀释后缓慢静脉注射，最好在心电监护下应用。

2. 预激型室上性心动过速 如 QRS 波不增宽，可选用毛花苷 C 或维拉帕米；如 QRS 波增宽，宜选用普鲁卡因 0.1g 加入葡萄糖液 20ml 缓慢静脉注射。

【参考医嘱】

（1）内科护理常规。

（2）一级护理。

（3）半流质。

（4）心电监护。

（5）吸氧。

（6）心电图、电生理检查。

（7）普萘洛尔 10～20mg，3 次/日。地西泮 2.5mg，3 次/日。

（8）25% 葡萄糖液 20ml + 普罗帕酮 70mg，静脉注射，立即。25% 葡萄糖液 20ml + ATP 20mg，静脉注射，立即。

【病情观察】

明确诊断者，如用药物口服预防发作，应注意观察药物的服用情况、药物疗效，如仍频繁发作，建议行射频消融术；如何种心动过速发作伴有血流动力学障碍，应立即行电复律，并建议住院行射频消融术。

【病历记录】

1. 门急诊病历 详细记录患者就诊时间及主要症状，是否有晕厥、黑矇、意识丧失及心功能不全等严重并发症。既往有无类似发作史，如有，应记录其诊疗经过、用药情况及效果。记录发作时心电图的特点。

2. 住院病历 记录患者主诉、症状持续时间、既往类似发作史及诊治经过；记录体格检查结果、首次病程记录，提出初步诊断、制订相应的诊疗计划；记录入院后病情有无变化，如有心动过速发作，应及时记录。需介入手术治疗的，记录与患者或家属的谈话内容，并签署知情同意书。术后记录生命体征有无变化，观察穿刺部位有无血肿、渗血等。

【注意事项】

1. 医患沟通 如明确诊断，应向家属及其本人讲明本病的发病特点，告知患者药物不能根除发作而只能预防；射频消融术为一安全性好、有效率高、复发率低的根治方法。如患者本人及家属同意，应向其讲明介入手术的方法、手术风险，并签订手术知情同意书。

2. 经验指导

（1）根据发作时的心电图可初步诊断，食管心房调搏可帮助诊断，行心腔内生理检查可明确诊断。

（2）如并发明显的血流动力学障碍，应立即行电复律治疗，明确诊断后应建议患者行射频消融术根治。

（3）发作很少时，可用内科治疗；发作较多时，采用射频消融治疗。在多数病例，室上性心动过速并无严重后果，不到引起显著的循环障碍，有时发作可自行停止，因此应先使用简单而安全的疗法，必要时采用药物或其他措施。

（4）某些药可终止阵发性室上性心动过速发作，也可预防其发作，但不能根治，长期用药可能有不良反应。目前最佳的选择是射频消融术。射频消融术用高频电流在很小的范围内产生很高的温度，通过热效能，使局部组织内水分蒸发，干燥坏死，无痛，不需全麻，局部组织损伤均匀，范围小，边界清楚，容易控制。与药物治疗相比，射频消融术不是暂时性预防或终止心动过速的发作，而是一次性根治，不再需要使用抗心律失常药物；与外科手术比，它不需要开胸，不需要全麻，患者无痛苦，操作方法简便；总之，它是一种安全有效、简便易行的治疗方法。

二、阵发性室性心动过速

阵发性室性心动过速简称为阵发性室速，是指起源于希氏束分叉以下部位的快速性心律失常，由连续 3 次或以上成串室性期前收缩组成。导致严重血流动力学障碍，甚至发展为室颤而引起猝死。

【诊断依据】

1. 病因

（1）严重的心脏病：急性心肌梗死、风湿性心脏病、急性心肌炎、原发性心肌病等。

（2）药物中毒：洋地黄、奎尼丁等。

（3）外科因素：心脏手术、心导管检查、低温麻醉、电解质紊乱等。

（4）非器质性心脏病：其发作与体力活动有关，较少见。

2. 诊断要点

（1）病史：有突发、突止的特点。发作时胸闷、心前区疼痛，持续时间长，出现晕厥、休克、心衰，可发展为心室颤动。

（2）心电图特征

①心电图连续 3 个以上宽大畸形的 QRS 波、QRS 时限 ≥ 0.12s，心室率 ≥150 ~ 200 次/分，节律稍不匀齐。

②QRS 波无固定关系，P 波频率慢于 QRS 频率，可有心室夺获或室性融合波，多有器质性心脏病或电解质紊乱。

③可出现双向型室性心动过速或扭转型室性心动过速。

（3）辅助检查：电生理学检查示希氏束电图上 H 下 V 分离，与 A-H 间期常有固定关系，A-H 频率慢于 V 波频率，即可诊为阵发性室性心动过速。

【治疗】

1. 利多卡因与普鲁卡因酰胺 利多卡因 50 ~ 100mg 加入葡萄糖液 20ml 静脉缓注，继以 1 ~ 4mg/min 静脉维持。无效时选用普鲁卡因酰胺 0.5g 溶于葡萄糖液 100 ~ 200ml 静脉滴注，开始15 ~ 20 分钟内滴注 250mg，以后滴速减半，继以 1 ~ 4mg/min，静脉滴注维持，日总量不超过 2g。

2. 普罗帕酮 普罗帕酮 70mg 加葡萄糖液 20ml 静脉缓注，继以 0.3mg/min 维持静脉滴注。

3. 洋地黄中毒所致的室性心动过速 选用苯妥英钠 0.2g 加生理盐水 20ml 静脉注射。

4. 扭转型室速及双向型室性心动过速 异丙肾上腺素 1mg 加葡萄糖液 250ml 静脉滴注或加用门冬氨酸钾镁。其次可选用利多卡因。药物无效可及时行心脏起搏。

5. 特发性心室性心动过速 多见于年轻人及儿童，无器质性心脏病，用维拉帕米 5mg 或普罗帕酮 70mg 加葡萄糖液 10ml 静脉缓注。

【参考医嘱】

（1）内科护理常规。

（2）一级护理。

（3）半流质饮食。

（4）心电监护。

（5）吸氧 2～4L/min，立即。

（6）抽血查血常规，血气分析，血钾、钠、氯化物，肝、肾功能，血糖、血脂。

（7）心电图、超声心动图、24小时动态心电图。

（8）25%葡萄糖液（20～40ml）+利多卡因（50～100mg），静脉滴注，立即。

（9）10%葡萄糖液（500ml）+利多卡因（500～1000mg），静脉滴注（维持）。

（10）5%葡萄糖液（20ml）+普罗帕酮（70mg），静脉滴注（缓慢）。

【病情观察】

（1）诊断明确的室速，重点观察有无血流动力学障碍，患者必须心电监护监测血压变化，注意患者有无心律及神志、尿量等变化。注意观察有无电解质紊乱，如低钾、低镁，心电图有无变化；用洋地黄制剂的，应检测地高辛浓度。临床症状是否与室速发作相关。

（2）诊断不明确者，如有晕厥须提高警惕，除上述检测内容外，还可用24小时动态心电图来明确诊断。

【病历记录】

1. 门急诊病历 详细记录患者就诊时间、主要症状特点，记录既往病史。体检记录生命体征及神志变化等。辅助检查记录血常规、血清酶学、电解质、心电图等检查结果。并记录初步诊断和处理过程、抢救记录。

2. 住院病历 应详细记录患者发病过程、外院治疗经过、过去史、个人史、体格检查结果。首次病程记录提出相应诊断、与其他疾病的鉴别要点及诊疗计划。病程记录应记录入院治疗后的病情变化、治疗效果、处理过程、抢救记录以及上级医师的查访记录、相关检查结果。需特殊检查或治疗者（如行介入治疗）以及患者病情恶化，应记录与患者或患者直系亲属的谈话经过，无论同意与否，应请患者或直系亲属签名。

【注意事项】

1. 医患沟通 室性心动过速是危及生命的恶性心律失常，特别是伴有器质性心脏病的持续性室速有猝死可能，因此须跟家属讲清楚该疾病的危害性，以免带来不必要的医疗纠纷。心肌梗死后左室射血分数降低、室性心律失常、左室功能不全、交感神经张力增高和（或）迷走神经张力下降等，已被认为是猝死的高危因素。心室肥厚、心力衰竭的存在亦增加发生心源性猝死的危险。如患者存在以上高危因素，则应尽早向家属交代清楚。

2. 经验指导

（1）室速的临床表现取决于两方面：①室速发生的频率和持续时间是否引起血流动力学障碍；②是否有器质性心脏病和心功能不全。临床上患者可以无症状，也可出现轻微不适。有晕厥的患者应详细询问伴随情况，这对判断室速持续时间以及室速发生时有无血流动力学障碍，有无心功能不全以及患者预后，包括医师拟定治疗方案都是非常有用的。

（2）室速诊断很大程度上依赖心电图检查，因此必须掌握室性心动过速的心电图特点，尤其是房室分离、心室夺获与室性融合波。

（3）室速的鉴别诊断就是宽 QRS 波心动过速的鉴别诊断，其中室速与室上速伴差异传导的鉴别非常重要。了解 Wellens 和 Brugada 鉴别方案对临床医师有较大的参考价值。

（4）阵发性室性心动过速是一种危急病症，极易导致心室停顿或心室颤动而死亡，因此必须争分夺秒地进行救治。

有基础心脏病或心率＞200次/分者可伴有血压降低、呼吸困难、大汗、四肢冰冷等血流动力学障碍的表现，说明患者病情危急，需要紧急处理。

（5）在伴有器质性心脏病的室性心动过速中，应注意降低交感神经的兴奋性，可用β受体拮抗药，β受体拮抗药治疗可改善心肌梗死和心力衰竭患者的远期治疗效果，可以减少猝死的发生率，此类药物对高血压性心脏病、冠心病、心肌病患者合并室性心动过速尤为重要，无禁忌者应尽量选用。本类药可以和其他抗心律失常类药物（如美西律、胺碘酮）合用。此外，还可应用ACE抑制剂，降低RAS系统活性，可间接抑制交感神经兴奋性，减少心肌肥厚的不良反应。

（6）积极防治器质性心脏病，并纠正心力衰竭、电解质紊乱、洋地黄中毒等；在此基础上应用大剂量β受体拮抗药、ACE抑制剂和螺内酯有助于改善心室重构、控制非持续性室性心动过速。

（7）对于治疗效果不佳，非持续性室性心动过速或持续性室性心动过速发作频繁、症状明显者，可以按持续性室性心动过速用埋藏式心脏复律除颤器（ICD），并用胺碘酮和大剂量β受体拮抗药预防心律失常或减少发作。大剂量β受体拮抗药预防非持续性室性心动过速或持续性室性心动过速发作的疗效明显超过胺碘酮。

（8）对于电生理检查能诱发持续性室性心动过速者，应按持续性室性心动过速处理。如果患者左心功能不全，并诱发出有血流动力学障碍的持续性室性心动过速或心室颤动，应该埋藏ICD，无条件植入ICD者，按持续性室性心动过速给予大剂量β受体拮抗药和（或）胺碘酮进行防治。

三、房室传导阻滞

房室传导阻滞（atrioventricular block，AVB）指房室交界

区脱离了生理不应期后，心房冲动传导延迟或不能传导至心室。按程度分为Ⅰ度、Ⅱ度、Ⅲ度，阻滞部位可发生在房室结、希氏束及束支等不同的部位。二度Ⅱ型房室传导阻滞，因心室率慢且有时不规则，患者感头晕、乏力、胸闷甚至晕厥。

完全性房室传导阻滞，又称三度房室传导阻滞，其症状取决于自主心室率的快慢及原先心脏病的严重程度。若起搏点位于 His 束及束支分叉以下，则有明显临床症状头晕、乏力、胸闷、气短、听诊心律可整齐或不齐，可发现心音及脉搏有脱落。有时发生阿－斯综合征，甚至猝死。

【诊断依据】

1. 病因　冠心病、心肌梗死、急性心肌炎、心肌病、药物中毒等。

2. 诊断要点

（1）病史：有心悸、头晕及晕厥。

（2）表现特征

①二度房室传导阻滞心音脱漏，心律不齐。

②三度房室传导阻滞心房与心室活动各自独立，心房率快于心室率，心室率 40～60 次/分，心律亦较稳定。

③三度房室传导阻滞可出现阿－斯综合征。

（3）辅助检查

①心电图

a. 二度Ⅱ型心电图示 QRS 波群有周期性脱漏，P-R 间期固定，心房率＞心室率。心室率 40 次/分左右或＜40 次/分，QRS 波群形态大都正常。阻滞程度可以经常变化从 2:1 到 5:4 等，下传 QRS 波多呈束支阻滞图形。

b. 第三度房室传导阻滞心电图示，P-P 和 R-R 间期呈各自规律，互不相关，心房率＞心室率，如心室起搏点来自希氏束分叉以上，QRS 波群不宽，频率 40～60 次/分。如起搏点在希氏束分叉以下，QRS 波群宽畸，频率 25 ~ 40 次/分。

②希氏束图检查

a. 二度 2 型希氏束图示：A-H 间期恒定，漏搏时 H 波后无 V 波。

b. 三度希氏束图示 A 波与 H 波脱离关系，心室律规则，但如有频发室早，心室自主心律来自 2 个以上起搏点，心室节律点不稳定，心室发生不规则停搏或偶尔 P 波下传心室，发生夺获心室等情况，也可出现心室律不规则。

3. 鉴别诊断

（1）迷走神经性晕厥：可伴有房室传导阻滞，注射阿托品后迅速恢复。

（2）病态窦房结综合征引起心动心缓：有严重窦性心动过缓，伴窦房阻滞或窦性停搏，有慢 – 快综合征表现。

【治疗】

1. 药物治疗

（1）异丙肾上腺素 10mg 舌下含服或 0.2mg 皮下注射；或异丙肾上腺素 1mg 加入葡萄糖液 250ml，缓慢静脉滴注，使心率维持在 40 ~ 60 次/分。注意心肌梗死、心绞痛者慎用。

（2）阿托品 0.5mg，6 ~ 8 小时/次，肌内注射，或山莨菪碱注射液 10mg 加入葡萄糖液 250ml，静脉滴注。

（3）地塞米松 10 ~ 30mg/d，加入葡萄糖液中静脉滴注，用药 3 ~ 7 日待传导阻滞改善后减量或口服维持。

2. 起搏器治疗 有明显缺血症状或经药治疗病情不见好转者或三度房室传导阻滞有晕厥及阿 – 斯综合征发作者应植入起搏器。

【参考医嘱】

（1）内科护理常规。

（2）一级护理。

（3）半流质。

（4）病重。

（5）吸氧。

（6）心电监护。

（7）抽血查血常规，血沉、抗"O"，血 AST、CPK 和 CPK-MB、LDH。

（8）心电图、超声心动图、24 小时动态心电图。

（9）10% 葡萄糖液 250ml + 氢化可的松 100mg，立即静脉滴注。5% 葡萄糖液 500ml + 异丙肾上腺素 1mg，静脉滴注。

（10）阿托品 0.5mg，肌内注射 6~8 小时/次。

【病情观察】

（1）诊断明确者，对于二度 Ⅰ 型以上的 AVB，重点观察有无头晕、黑矇、神志变化、有无阿-斯综合征发作；必要时需心电监护、24 小时动态心电图监测，观察有无长间歇，白天、夜晚房室传导情况如何，是否为迷走神经亢进所引起，尤其是对于伴有阵发性房颤的患者，恢复窦律后是否伴有 AVB 等。采用药物治疗的，应密切观察治疗后的病情变化，尤其要注意治疗药物本身的不良反应，以便及时调整用药。

（2）诊断不明确者，凡有头晕、黑矇或近似晕厥的患者，均应考虑有无心源性原因的可能，尤其是二度 Ⅰ 型以上的 AVB。因此，上述观察内容外，24 小时动态心电图及心电监护显得格外重要。

【病历记录】

1. 门急诊病历　详细记录患者就诊的时间及主要症状。辅助检查记录心电图、24 小时动态心电图等检查结果。

2. 住院病历　记录患者主诉、发病过程、门急诊或外院诊疗经过、所用药物及效果如何。记录应提出本病的诊断依据、与其他疾病的鉴别要点、诊疗计划。记录患者入院治疗后的病情变化、上级医师的查房记录，心电图、24 小时动态心电图以及相关检查结果。需安置起搏器者应记录与患者或患者亲属的谈话经过，无论同意与否，应请患者或亲属签名。

【注意事项】

1. 医患沟通 对二度Ⅰ型以上的 AVB，尤其是伴有症状如头晕、黑矇、晕厥或近似晕厥的患者应提前向家属讲明疾病的危害性，告知有猝死的可能，应及时安置起搏器，在患者经济条件允许的情况下应尽量选择生理性起搏器，非生理性起搏器可能引起头晕、乏力、心悸、气急、低血压及心力衰竭、休克、晕厥等起搏器综合征，应预先告知患者及家属。起搏器随访时间、注意点也应交代清楚。

2. 经验指导

（1）房室束分支以上阻滞形成的一至二度房室传导阻滞，并不影响血流动力状态，主要针对病因治疗。房室束分支以下阻滞者，不论是否引起房室传导阻滞，均必须结合临床表现和阻滞的发展情况，慎重考虑电起搏治疗的适应证。

（2）阿托品有加速房室传导纠正文氏现象的作用，但也可加速心房率，使二度房室传导阻滞加重，故对二度Ⅱ型房室传导阻滞不利。二度Ⅱ型房室传导阻滞如 QRS 波群增宽畸形，临床症状明显，尤其是发生心源性晕厥者，宜安置入工心脏起搏器。

（3）人工心脏起搏治疗心室率缓慢并影响血流动力状态的二至三度房室传导阻滞，尤其是阻滞部位在房室束分支以下，并发生在急性心肌炎、急性心肌梗死或心脏手术损伤时，均有用临时起搏治疗的指征。安装永久起搏前或高度至三度房室传导阻滞患者施行麻醉或外科手术时，临时起搏可保证麻醉或手术诱发心室停搏时患者的安全，并可预防心室颤动的发生。

四、心房颤动

心房颤动（atrial fibrillation）简称房颤（AF），是临床常

见的持续性快速心律失常，发生率随年龄而增加。分为初发房颤、阵发性房颤、持续性房颤及永久性房颤。定义如下：初发房颤为首次发现的房颤，不论其有无症状和能否自行转复；阵发性房颤指持续时间小于 7 日的房颤，一般小于 48 小时，多为自限性；持续性房颤为持续时间大于 7 日的房颤。持续性房颤可以是心律失常的首发表现，也可以由阵发性房颤反复发作发展而来。持续性房颤一般不能自行转复，药物转复的成功率较低，需电转复；永久性房颤为转复失败的或转复后 24 小时内又复发的房颤，可以是房颤的首发表现或由反复发作的房颤发展而来。对于持续时间较长、不适合转复或患者不愿意转复的房颤也归于此类。

【诊断依据】

1. 病因　多见于器质性心脏病如风心病二尖瓣狭窄和关闭不全、冠心病、高血压性心脏病。还可见于心肌病、心包疾病及某些非心脏病如甲状腺功能亢进症、肺栓塞、慢性阻塞性肺部疾患等。

2. 临床表现

（1）快速完全不规则的心搏使患者不适和焦虑。

（2）房室搏动不协调，影响心室舒缩功能，心排血量减少，心力衰竭。

（3）心房内血液停滞形成血栓，引起栓塞。

（4）从窦性心律突发房颤心室率很快时，或从房颤转窦性心律伴较长心搏间歇时，均可致头昏、黑矇或晕厥。

（5）可有尿频、尿量增多。

3. 体检　第一心音强度变化不定，心律绝对不规则。心室率快时可发生脉搏短绌。

4. 心电图检查　心房率 350～600 次/分呈不规则的 f 波，f 波突然出现和终止，在 Ⅱ、Ⅲ、aVF 及 V_1 导联比较明显；心室率 90～150 次/分不规则。

【治疗】

初发房颤如果无症状，控制心室率即可，不主张预防性抗心律失常药物治疗，如果症状严重且发作持续48小时以上，则需考虑抗凝治疗及是否转复为窦性心律。对阵发性和持续性房颤建议抗心律失常药物维持窦性心律或者控制心室率治疗。永久性房颤则建议控制心室率治疗。对于有血栓栓塞风险的患者，不论何种房颤，均应长期抗凝治疗。

（一）药物治疗

1. 控制心室率

（1）指征：①心室率 >100 ~ 120 次/分，尤其有器质性心脏病者；②房颤并发心衰者；③不拟转复或转复不成功者。

（2）目标：①维持心室率在 60 ~ 80 次/分（静息时）和 90 ~ 100 次/分（日常活动时）；②改善心衰症状；③初发或阵发性者心室率控制后，可能自行转复窦律。

（3）措施：首选 β 受体拮抗药和非二氢吡啶类钙通道阻滞剂。

① β 受体拮抗药：能延长房室结有效不应期和传导时间而减慢心室率。静脉制剂有短效的艾司洛尔及美托洛尔，可迅速减慢心室率，但存在较明显的负性肌力作用，对心功能不全者慎用。口服 β 受体拮抗药有美托洛尔、阿替洛尔和比索洛尔。美托洛尔为脂溶性，对心源性猝死有预防作用，合并冠心病时首选，比索洛尔为选择性受体拮抗药，合并支气管哮喘、肺部疾患时首选。口服 β 受体拮抗药与洋地黄类药物合用，可取得较好效果，尤其是顽固性房颤，合并心功能不全时仍可应用。艾司洛尔 0.5mg/kg 大于 1 分钟静脉注射，5 分钟起效，后 0.05 ~ 0.2mg/（kg·min）静脉滴注维持；美托洛尔 2.5 ~ 5mg >2 分钟静脉注射，可连续注入 3 次，5 分钟起效或 25 ~ 100mg，每天 2 次口服。不良反应如低血压、传导阻滞、心动过缓、哮喘、心衰。

②钙通道拮抗药：地尔硫䓬和维拉帕米能延长房室结不应期和传导时间，静脉给药能快速减慢心室率，但有一定的负性肌力作用，对洋地黄类药物难以控制的肺部疾患、交感神经兴奋、发热、运动等状态时房颤的心室率有较好的效果。口服的维拉帕米、硫氮䓬酮虽有减慢心室率作用，但较β受体拮抗药弱，且对合并有心功能不全者可影响预后。钙通道拮抗药也可与洋地黄类药物合用，但慎与β受体拮抗药合用。地尔硫䓬 0.25mg/kg，大于 2 分钟静脉注射，2~7 分钟起效，后 5~15mg/h 静脉滴注维持或每天 120~360mg 分次口服；维拉帕米 0.075~0.15mg/kg，大于 2 分钟静脉注射，3~5 分钟起效或每天口服 120~360mg，不良反应如低血压、传导阻滞、心衰。

③洋地黄类：通过减慢房室传导，延长不应期而使心室率减慢；还可通过缩短心房不应期，使心房率加快，隐匿传导增加而减慢心室率。尤其适用于有心衰者。洋地黄类药物能够较好地控制安静时的心室率，但对运动后、缺氧、发热、交感神经兴奋等状态时的心室率作用较差，需要与其他药物合用，尤其对顽固性房颤。毛花苷 C 0.2~0.4mg，每 2 小时静脉注射 1 次，2 小时起效，以后每天 0.1~0.2mg；地高辛每天 0.25mg 连用 1 周后，每天 0.125~0.25mg 维持。不良反应有洋地黄中毒、传导阻滞、心动过缓等。

④胺碘酮、索他洛尔除了转复房颤的作用之外，还有减慢房颤心室率的作用，但因这两种药物的不良反应明显，一般不作为控制房颤心室率的首选药物。

⑤抗血栓治疗。

（4）注意事项

①甲亢并发房颤：治疗甲亢后再用β受体拮抗药或钙通道拮抗药，慎用洋地黄类。

②预激综合征伴房颤。用普罗帕酮或胺碘酮，禁用洋地

黄类、β 受体拮抗药或钙通道拮抗药。

③迷走神经介导的房颤：房颤前有明显的长 R-R 间期，并由形成短 R-R 间期的房性期前收缩所诱发，多发生在夜间。用氟卡尼或双异丙吡胺，禁用洋地黄类、β 受体拮抗药和普罗帕酮。

④交感神经介导的房颤：房颤前无长短 R-R 间期，由连续出现的房性期前收缩所诱发，多发生在日间。用 β 受体拮抗药、洋地黄类、普罗帕酮或胺碘酮。

2. 转复窦性心律 复律前需充分地估计复律的必要性、成功率、复发的可能性及可能出现的危险性。复律方法包括药物复律和电复律。当房颤导致急性心力衰竭、低血压、心绞痛恶化、心室率难以控制时，应立即实施复律，主要采用电复律。初发房颤大部分在 24～48 小时内可自动转复为窦性心律，因此对无器质性心脏病且症状轻的患者，仅予休息和镇静，不必急于复律。房颤持续 7 天以内，尤其是持续时间小于 48 小时的患者，药物复律非常有效。超过 7 日，电复律优于药物复律。房颤持续时间越长，复律成功率越低。无论何种方式复律，都有发生血栓栓塞的危险。房颤超过 48 小时，应先行抗凝治疗 3 周以预防栓塞。对不能确定房颤发病时间的患者，应立即开始抗凝治疗。

（1）指征：①房颤并发心衰，心室率已控制，心功能已改善；②心室率 >100～200 次/分，未能控制，尤其合并预激综合征；③基本病因已去除仍有房颤持续；④房颤持续时间 <6～12 个月；⑤心脏手术后房颤持续 1～3 个月者；⑥心房内有血栓或以往有栓塞史者，已抗凝治疗 3 周以上。

（2）目标：①恢复心房功能；②改善血流动力情况，消除症状；③减少血栓栓塞发生率；④避免长期抗凝引起出血。

（3）禁忌：①心脏明显增大，巨大左心房；②心室率自然缓慢或有高度至完全性房室传导阻滞；③已数次转复但不能维持窦律；④房颤持续 1 年以上；⑤有风湿活动、心肌炎症或感染未控制；⑥洋地黄中毒、低血钾。

（4）措施和疗效评价

①直流电复律：成功率80%～88%，合用药物几乎达到100%，予以优先考虑。操作前停用洋地黄纠正低血钾，用抗心律失常药物作准备，能量一般用100～200J。某些患者初次电复律不成功或复律后复发（尤其是早期复发），可在应用Ⅰ类或Ⅲ类抗心律失常药物治疗的基础上，实施第二次电复律。

a. 抗凝：房颤电复律转为窦律后易引起栓塞。栓塞常发生于复律后的头10日内。一般认为房颤持续48小时后即有血栓形成。对房颤病程不清楚或超过48小时者，转复前充分口服华法林3周，维持目标INR 2.5（2.0～3.0），复律后继续服用4周。病程短于48小时无血栓迹象者可直接复律，复律前静脉给一次肝素。有血流动力学障碍需立即复律者，之前也需给肝素一次，复律后继续抗凝4周。

b. 抗心律失常药物的应用：电复律前使用抗心律失常药物能提高复律成功率。房颤复发大多出现在电复律后的头一个月。电复律前预先药物治疗能提高复律成功率，防止早期复发，对电复律失败以及即刻或近期复发者，电复律前尤应预先给予药物治疗。提高电复律效果并预防即刻复发有效的药物有胺碘酮、氟卡尼、依布利特、普罗帕酮、普罗帕酮＋维拉帕米、奎尼丁、索他洛尔。服用延长Q-T间期药物者复律后需观察24～48小时，以观察药物对心率和心律的影响，出现尖端扭转型室速者应及时处理。预先服用氟卡尼可能提高除颤阈值，Ⅰa或Ⅰc类药物会引起室率加快和室性心律失常。

②药物转复：对于7日以内的房颤，转律作用被证实的药物有多非利特、氟卡尼、依布利特、普罗帕酮，其次为胺碘酮、奎尼丁。持续时间超过7天的房颤，转律作用被证实的药物有多非利特、胺碘酮、依布利特、氟卡尼、普罗帕酮和奎尼丁。这些药物多属于抗快速心律失常药分类中的Ⅰa和Ⅰc

类（抑制钠通道，延长几乎所有心肌细胞的有效不应期，心室复极期延长或不延长）以及Ⅲ类（抑制电压依赖性钾通道，延长心肌细胞动作电位时程、有效不应期和复极过程）药物。

a. 依布利特：Ⅲ类抗心律失常药物，与其他Ⅲ类抗心律失常药物不同的是，在平台期促进缓慢 Na^+ 内流和促进 Ca^{2+} 内流，这使其转复房颤的作用加强。对发作时间相对较短的房颤，依布利特是最有效的转复药物。由于作用时程短，因此在窦性节律恢复后，其维持效果较其他药物差。给药方法：体重≥60kg 的成人，1mg（10ml）10 分钟内静脉注射完毕，若不能转复，10 分钟后以同样速度再次给药；体重 <60 kg 的患者，初始剂量按 0.01mg/kg 计算。不良反应如多形性室速（包括尖端扭转型室速）和 Q-T 间期延长。

b. 多非利特：根据肌酐清除率给药（ml/min），高于 60ml/min，0.5mg，bid；40～60ml/min，0.25mg，bid；20～40ml/min，0.125mg，bid；低于 20ml/min 时禁用。不良反应如 Q-T 间期延长、尖端扭转型 VT。

c. 氟卡尼：200～300mg 口服或 1.5～3mg/kg 静脉注射，持续 10～20 分钟。不良反应如低血压、快速传导型房扑。

d. 普罗帕酮：Ⅰc 类抗心律失常药物，同时具有轻度 β 受体拮抗作用。口服，450～600mg（10mg/kg）首次给半量，1 小时后再给半量的 1/2，以后每天 10mg/kg 分 3 次服用，共 4 日。不良反应如低血压、快速传导型房扑，不能用于窦房、房室、室内传导阻滞者，对于心肌梗死后或慢性心力衰竭的患者不宜使用包括普罗帕酮在内的Ⅰ类抗心律失常药物。

e. 胺碘酮：Ⅲ类抗心律失常药物，口服 0.2g，tid，5～7 日，然后 0.2g，bid，5～7 日，以后 0.2g，qd 维持或 5～7mg/kg 静脉注射，持续 30～60 分钟，后 15mg/kg，1 日内静脉滴注。副作用如低血压、心动过缓、Q-T 间期延长、尖端扭转型室速、胃肠道不适、便秘、静脉炎。

3. 维持窦性心律预防复发 房颤是一种慢性疾病,不论是阵发性还是持续性、不论以何种方法转复为窦性心律,大多数患者都可能复发,高血压、年龄超过 70 岁、房颤持续时间大于 3 个月以及心衰等患者房颤复发的可能性大。因此通常需要服用抗心律失常药物来维持窦性节律。孤立性房颤可先试用 β 受体拮抗药、氟卡尼、普罗帕酮和索他洛尔,还可选用胺碘酮和多非利特。双异丙吡胺具抗胆碱能活性,对迷走神经诱发的房颤较为有效,此类患者不宜使用普罗帕酮。肾上腺素能介导的房颤,使用 β 受体拮抗药作为一线药物,也可选用索他洛尔,胺碘酮因其潜在毒性作用不宜首选。运动诱发的房颤,β 受体拮抗药比较有效。单一药物治疗无效时,可尝试联合用药,包括 β 受体拮抗药、索他洛尔和胺碘酮,加用一种 I c 类药物。心衰并房颤选用胺碘酮、多非利特;冠心病房颤选用 β 受体拮抗药、索他洛尔和胺碘酮;高血压性心脏病并房颤除外冠心病和无明显左室肥厚者可选用普罗帕酮,左室肥厚者用胺碘酮。预激综合征房颤选用射频消融、急症电复律、普罗帕酮和胺碘酮。

(1) 胺碘酮:100～200mg/d,不良反应如光敏感性、肺毒性、多发性神经病变、胃肠不适、心动过缓、尖端扭转型室速、肝毒性、甲状腺功能障碍。

(2) 双异丙吡胺:400～750mg/d,不良反应如尖端扭转型室速、心衰、青光眼、尿潴留、口干。

(3) 多非利特:根据肌酐清除率给药,0.250～1.000mg/d。

(4) 氟卡尼:200～300mg/d。

(5) 普鲁卡因酰胺:1000～4000mg/d,不良反应如尖端扭转型室速、狼疮样综合征和胃肠道症状。

(6) 普罗帕酮:成人每天 10mg/kg,分 3 次,不良反应如室速、充血性心力衰竭、房室结传导加快。老年人不超过 450mg/d。

（7）奎尼丁：0.2g，每 8 小时一次，不良反应如尖端扭转室速、胃肠道不适、房室结传导加快。

（8）索他洛尔：每天 3 ~ 5mg/kg，分 2 次服用，不良反应如尖端扭转型室速、充血性心力衰竭、心动过缓、慢性阻塞性肺病或支气管痉挛性肺病加重。

4. 防治血栓栓塞并发症　风湿性瓣膜病合并房颤，伴发脑栓塞为一重要并发症，需口服华法林抗凝治疗。非瓣膜病房颤发生的栓塞，绝大多数为脑栓塞。栓塞的危险因素粗略分为高危、中危和低危。危险因素有年龄≥65 岁、高血压史、冠心病、糖尿病、左室功能低下、既往栓塞或一过性脑缺血史者等。≥75 岁，尤其是女性，列为高危。65 岁以下无上述情况为低危。甲亢房颤伴有心衰、肥厚型心肌病合并房颤，卒中率都明显增高。有高危因素者不论年龄大小均应首选华法林，保持 INR 值 2 ~ 3。有药物禁忌或患者拒绝应用者可改为阿司匹林。人工瓣膜置换后均应用华法林。中危患者若能接受华法林为上策。年龄≥75 岁无其他危险因素者，也建议选用华法林，若不能接受华法林可考虑阿司匹林，但需严密随诊是否出现危险因素。房颤患者小于 65 岁即使无危险因素也应该用阿司匹林。阿司匹林的剂量国外推荐每天 325mg，低于此剂量，无预防效果。

（二）非药物治疗

由于抗心律失常药物长期治疗的疗效较差，而且可能有药物的不良反应，主要是致心律失常的不良反应。因此，非药物治疗的手段引起了人们的关注。

1. 外科手术　适应证为：阵发性或持续性房颤经药物治疗无效者；阵发性或持续性房颤合并血栓栓塞者；需手术矫治心脏病合并房颤者。

2. 介入治疗　线性消融、局灶消融（点状消融、节段消融、环状消融）；冷冻消融术；微波消融术；导管消融。目前对左房的线性消融比较成功。

3. 起搏治疗　迄今为止还未将起搏治疗作为预防房颤复发的首选方法，但因心动过缓安置起搏器的患者，心房起搏（AAI 或 DDD）时房颤和脑卒中的发生率低于心室起搏（VVI）。

4. 房内复律/除颤器　适用于房颤发作不频繁但发作时症状较重或影响血流动力学者，这些患者往往也适合导管消融治疗。

【病情观察】

门诊治疗者主要观察胸闷、心悸、头晕、乏力等症状是否缓解，评估治疗效果；对有血流动力学变化、合并心力衰竭等住院治疗者，除观察症状缓解外，还应住院监测血压、心室率的快慢、心力衰竭者能否平卧、尿量多少等；有心绞痛者，是否与房颤发作有关；心室率控制或转为窦性心律后，心绞痛是否缓解等，还需给患者或家属解释行心脏超声、Holter 等检查的必要性以及可能采取的治疗措施。

【病历记录】

1. 门急诊病历　记录患者就诊时的主要症状如心悸、胸闷等特点。以往有无类似发作史，如有，应记录其诊疗过程、用药情况、效果如何；若仍在维持治疗，应记录用何种药物及剂量。体检时要记录患者血压、脉搏、心率等变化，听诊注意房颤的特征变化。记录心电图、心脏超声、X 线心脏摄片、24 小时动态心电图等检查结果。

2. 住院病历　记录患者主诉、发病过程、门急诊及外院诊疗经过、所用药物及效果如何。记录本病的诊断与鉴别诊断的要点、诊疗计划。病程记录患者入院后的病情变化、治疗效果，记录有关心电图、心脏超声、X 线心脏摄片、生化检查等结果。若需行电复律、手术治疗、起搏器植入、导管射频消融等，须和患者及其家属谈话，无论其同意与否，应请患者或其家属签名。

【注意事项】

1. 医患沟通 明确房颤诊断者，应将病情告诉患者及其家属，并将有关房颤的相关知识，如房颤的特点、可能引起房颤的相关疾病、治疗房颤的药物及常见的不良反应以及采取相应治疗措施的原因、治疗过程中可能出现的并发症告知，以求得患者及其家属理解和配合，指导患者及其家属在随后治疗中应注意的问题，定期随访，以根据患者的病情变化采取相应的治疗方案。

2. 经验指导

（1）由于房颤患者缺乏特异性的临床表现，患者主诉往往是心悸、胸闷、头晕、疲乏、无力等症状。房颤症状的轻重受心室率快慢的影响，心室率超过 150 次/分，患者可发生心绞痛与充血性心力衰竭；心室率慢时，患者甚至不觉察其存在。房颤时心房有效收缩消失，心排血量减少达 25% 或以上，会使心力衰竭症状加重。

（2）对于新发病例的急性心房颤动，应努力寻找原发疾病和诱发因素，并行相应处理，同时可按照患者的不同临床状况，决定治疗对策；若患者心室率很快，已出现急性心功能代偿不全症状与体征，应首选电击复律。

（3）房颤患者心功能尚好者，最初的治疗目标为减慢心室率；应用洋地黄、β 受体拮抗药或维拉帕米，使安静时心室率维持在 60~80 次/分，轻度运动后，心率加快不超过 100 次/分，注意：洋地黄可单独应用，亦可根据需要与 β 受体拮抗药或钙拮抗药联合应用。心力衰竭与低血压者禁用 β 受体拮抗药与维拉帕米，预激综合征合并房颤者禁用洋地黄与维拉帕米。

（4）房颤持续时间短于 12 个月者，复律后维持窦性心律的机会较大，药物与同步直流电均可用做复律治疗。Ⅰa 类药物中以奎尼丁为最常用和最有效，但可能导致室性致命性心律失常，应用 I a 类药物复律前，应给予 β 受体拮抗药减慢房室结传导，否则，在房颤转为房扑时，房室结隐匿性传导减弱，易导致心室率加速； I c 类药物如氟卡尼、普罗帕酮转复心房颤动的疗效与 I a 类药物相似，但亦可导致室性心律失常；胺碘酮亦能有效转复心房颤动；当药物复律无效时，可尝试电复律。

（5）在决定对慢性房颤患者进行复律治疗前，应充分考虑房颤转复为窦性心律后能否长久维持；房颤病程的长短（病程越长，复律后越难维持）、心房扩张的程度（心房越大，成功率越低）和患者年龄（老年患者成功率较低）均是影响复律后窦性心律能否维持的重要因素。

（6）慢性房颤患者有较高的栓塞发生率，特别是既往有栓塞病史、超声诊断左心房内有血栓、严重二尖瓣狭窄、接受人工心脏瓣膜置换术者均属高危患者；原先无心脏病史、年龄在 60 岁以下者属低危患者。对于高危患者，无论是否接受复律治疗，一般主张应给予长期抗凝药物（肠溶阿司匹林每日 300 mg，口服），低危患者则不必长期应用。无论应用药物或直流电复律的房颤患者，病期超过 3 日者，复律前均应接受为期 2 周华法林治疗（使凝血酶原时间延长 1.3 ~ 1.5 倍），并持续至复律后 2 ~ 4 周；如需紧急复律，可用肝素抗凝。应当指出，对于房颤的长期抗凝治疗，目前尚无一致见解，即使需要长期应用抗凝治疗的患者，亦应注意针对个体不同的情况，权衡利弊，并应充分考虑所用药物可能增加潜在的出血危险。

（7）许多老年房颤患者的心室率较慢，患者耐受性较好，通常无须接受治疗；房颤由病窦综合征所致者，其出现被认为是病窦综合征自愈的一种表现方式，复律后反而会招致严重的室上性与室性快速性心律失常或心脏停搏的危险。

（8）对于不宜进行电复律的患者，治疗目标为控制心室率，可选用洋地黄或与普萘洛尔或维拉帕米合用；为预防房颤的复发，可选用奎尼丁、普罗帕酮或胺碘酮等药物。

（9）对于发作频繁、心室率快、药物治疗无效者，可施行房室结 – 希氏束消融术，同时置入频率应答式心室按需起搏器或应用双腔起搏方式。

第二节　心脏性猝死与心肺复苏

心脏骤停也称循环骤停，是指各种原因引起的心脏突然停搏，为意外性非预期死亡，也称猝死。患者呼吸心跳停止时所采取的一切急救措施称心肺复苏，由于心肺复苏后尚有脑缺血、缺氧的存在，所以在心肺复苏的同时应采取保护脑功能的措施，称为心肺脑复苏。

【诊断依据】

1. 病史

（1）各种原因引起的休克和中毒。

（2）大面积心肌梗死，各种严重的心律失常。

（3）严重酸中毒、高血钾或低血钾等电解质紊乱。

（4）大量失血，麻醉意外。

（5）严重外伤、溺水、窒息、触电、药物和一氧化碳中毒等。

2. 诊断要点

（1）颈、股动脉等大血管搏动消失。

（2）突然意识丧失，血压测不到。

（3）呼吸停止、发绀、瞳孔散大。

（4）心音消失。

【治疗】

现场心肺复苏的抢救操作步骤为 A、B、C、D、E。

1. A（assessment + airway）判断意识和畅通呼吸道。

（1）确定患者的意识状态：轻摇患者肩部并呼唤，如无反应，立即用手指甲掐压人中、合谷穴约 5 秒。

（2）呼救。

（3）将患者放置仰卧于地上或硬板床上。

（4）畅通气道：用仰头举颏法，即一手置于下颌骨近下颏处，抬起下颏，使后坠的舌根上抬。

（5）判断呼吸：用耳贴近患者口鼻，眼睛观察患者胸部有无起伏，面部感觉患者呼吸道有无气体呼出，耳听患者呼吸道有无气流通过的声音。

2. B（breating）人工呼吸　一般均用口对口人工呼吸法。若患者牙关紧闭或口腔有严重损伤时可改用口鼻人工呼吸。

（1）在保持患者呼吸道通畅和口部张开的位置下进行。

（2）用按于患者前额一手的拇指与示指，捏闭患者的鼻孔。

（3）抢救者深吸一口气后，张开口贴近并把患者的口部完全包住。

（4）用力快而深地向患者口内吹气，直至其胸部上抬。

（5）一次吹气完毕后，应即与患者口部脱离，轻轻抬头眼视患者胸部，吸入新鲜空气，以便做下一次人工呼吸。

（6）每次吹入气量约为 800～1200ml，吹气量不要过大，吹气时要暂停按压患者胸部。

（7）抢救开始首先全力吹气 2 次，以扩张萎缩的肺脏，以后每按压胸部 15 次后，吹气 2 次，即 15：2。

（8）做口对口呼吸前，应先查明口腔中有无血液、呕吐物或其他分泌物，若有这些液体，应该先尽量清除之。

3. C（circulation）人工循环

（1）判断脉搏：用示指及中指指尖先触及喉结，然后在靠近抢救者一侧向旁滑移 2～3cm，在气管旁软组织处轻轻触摸颈动脉搏动，检查不要超过 10 秒。

（2）胸外心脏按压术：按压部位在胸骨中、下 1/3 交界处，以一手掌根部放在按压区，将另一手的掌根重叠放于其手背上，两手手指交叉抬起，使手指脱离胸壁。抢救者上臂绷直，双肩在患者胸骨上方正中，垂直向下用力按压，利用上半身体重和肩臂部肌肉力量。按压应平稳、有规律地进行，不能间断，不能冲击式的猛压，下压及向上放松的时间大致相同，按压频率成人及儿童均为 100 次/分。

4. D（drug）药物和 E（electric dofibrillation）电除颤
80% 死亡患者的直接原因为室颤，有条件者争取尽快非同步电除颤。电量在 200 ~ 360J，可多次除颤；可应用溴苄胺 250mg/次。药物应用如下。

（1）肾上腺素：肾上腺素 1 ~ 5mg/次静脉推注，根据病情可反复给药。有气管插管的直接气管内给药效果更好，包括利多卡因、阿托品等也可气管给药。

（2）利多卡因：为治疗室早、室速、室颤的首选用药，50 ~ 100mg/次加葡萄糖液稀释后，静脉注射，每日总量不超过 350mg。

（3）阿托品：QRS 波狭窄的房室传导阻滞用阿托品有益，QRS 波宽的房室传导阻滞，用阿托品可能有害。

（4）碳酸氢钠：复苏早期不主张和碳酸氢钠纠正酸中毒。心跳停止超过 15 分钟，在充分通气的前提下考虑补少量 5% 碳酸氢钠 50ml 或根据血气分析指导用量，在输液中要求密切观察病情变化。

（5）地塞米松：地塞米松 10 ~ 20mg，静脉注射，可重复应用，2 ~ 4 天停用。

5. 脑复苏

（1）头部降温：在复苏过程中头部降温越早越好，常用头部冰帽、体表大血管处置冰袋、冰毛巾等。要求脑温低于 27℃，肛温 31 ~ 33℃。持续 3 ~ 5 日，待听觉出现，四肢活动协调，可逐渐复温。若降温过程出现寒战，应即用异丙嗪 25mg，氯丙嗪 25mg，10% 葡萄糖液 250ml，静脉滴注，必要时 6～12 小时重复 1 次。

（2）高压氧治疗：1 次/日，2～4 小时/日。

【参考医嘱】

（1）内科护理常规。

（2）特别护理。

（3）病危。

（4）平卧位。

（5）禁食。

（6）人工呼吸、心脏按压，立即。

（7）持续心电监护。

（8）电击除颤，立即。

（9）肾上腺素 1mg，静脉注射，立即。

（10）吸氧（呼吸机辅助呼吸）。

（11）头部冰帽。

（12）留置导尿。

（13）吸痰（必要时）。

（14）记 24 小时出入量。

（15）血气分析、血生化全项。

（16）床旁 X 线胸部摄片，心电图。

（17）测血压、脉搏、呼吸，15～30 次/分。

（18）5% 葡萄糖液 250ml + 肾上腺素 1～3mg，静脉滴注（持续）。

（19）地塞米松 10～20mg，静脉注射，立即。

（20）5% 葡萄糖液 50ml + 利多卡因 100mg，静脉注射（除颤不成功或复发）。

（21）10% 葡萄糖液 500ml + 利多卡因 500mg，静脉注射（室性心律失常时 24 小时维持）。

（22）20%甘露醇250ml，快速静脉注射。

（23）呋塞米20～100mg，静脉注射。

（24）10%葡萄糖液250ml＋多巴酚丁胺20～40mg，静脉滴注。

（25）500～1000ml右旋糖酐－40，静脉滴注（酌情加用多巴胺）。

（26）高压氧治疗，1次/日。

第三节　急性左心衰竭

急性左心衰竭是指心脏在短时间内发生心肌收缩力明显减低，使心室负荷加重而导致急性心排血量急剧下降，体循环压力急剧上升的临床综合征，急性左心衰在原本正常的心脏或已有病变的心脏均可发生。表现为急性肺水肿、心源性休克或心搏骤停。

【诊断依据】

1. 病因

（1）急性弥漫性心肌损害：常见的有急性广泛前壁心肌梗死、急性心肌炎。

（2）急起的心脏容量负荷加重：如急性瓣膜反流，输液、输血过多过快等。

（3）急起的心脏压力负荷加重：如高血压危象。

（4）严重的心律失常：在原有心脏病基础上急或慢性心律失常。

2. 诊断要点

（1）病史：原发性高血压、冠心病、心肌病、心肌梗死等。

（2）症状：突然发病、严重呼吸困难、端坐呼吸（不能平卧），常于夜间发作，频繁咳嗽、喘鸣、发绀、焦虑不安，咳粉红色泡沫痰。

（3）体征：心尖区抬举样搏动、心界扩大、心动过速、舒张期奔马律；交替脉，肺部出现广泛湿性啰音或哮鸣音，及原有心脏病体征。

（4）辅助检查

①X线检查：早期肺静脉充盈、肺门淤血、肺纹理增粗和肺小叶间隔增厚。急性肺水肿时，肺门阴影呈蝴蝶状，并常有胸腔积液。

②心电图检查：心电图上 V_1 的 P 波终末电势负值增大。有心肌缺血改变或急性心肌梗死图形。

3. 鉴别诊断

（1）急性肺心病：常有突然出现的呼吸困难、烦躁、发绀、休克，与急性左心衰相似。

（2）自发性气胸：常有发病病史，发作时胸痛较剧，刺激性干咳，患侧胸廓膨胀，肋间隙增宽，叩诊为过清音，胸部 X 线检查可确诊。

（3）支气管哮喘：常有反复发作的病史。

（4）成人呼吸窘迫综合征：X 线示双肺弥漫性间质浸润等，可与左心衰鉴别。

（5）其他原因引起的肺水肿：如农药中毒、高原性肺水肿等。

【治疗】

1. 体位　取坐位或半卧位，双腿下垂减少静脉回心血量。必要时轮流扎四肢。

2. 吸氧　可鼻导管吸氧，氧流量 5～9L/min，如吸入氧浓度 >60%，持续时间超过 24 小时可能发生氧中毒，使呼吸困难、缺氧加重。供氧时宜经过湿化、温化，也可以经过 50% 乙醇等浸泡剂，如不能耐受 50% 乙醇，可降低浓度或间断给予。

3. 镇静

（1）吗啡：通过抑制中枢交感冲动而舒张外周小血管，并有镇静作用，对治疗急性肺水肿极为有效。吗啡 3～5mg 静脉注射或 5～10mg 皮下或肌内注射。

（2）心动过缓者可加用阿托品 0.5mg 皮下注射。

（3）呼吸抑制时可用纳洛酮 0.4～0.8mg 静脉注射。

（4）哌替啶：50～100mg 皮下或肌内注射，使用时注意其呼吸抑制作用。

（5）地西泮（安定）：10mg 肌内注射或静脉注射，疗效不如前两者。

4. 快速利尿 呋塞米（速尿）20～40mg 静脉注射，肾功能不全或呋塞米反应差时可用布美他尼 1～2mg 静脉注射，注意及时补钾，维持水电解质平衡。

5. 血管扩张剂 小静脉扩张，使回心血量减少，肺淤血减轻。

（1）硝普钠：维持量 50～100μg/min，用药时间不宜连续超过 24 小时，肝肾功能不全者宜慎用或禁用。

（2）硝酸甘油：为小静脉扩张剂，初始量 5～100μg/min，每 3 分钟增加 5μg/min，维持 50～100μg/min，或每隔 10 分钟舌下含服硝酸甘油 0.5mg，直至肺水肿缓解或动脉收缩压降至 100mmHg，逐渐减药，停药。

（3）卡托普利：小动脉扩张剂，适用于急性左心衰竭而不宜应用硝普钠，25mg，3 次/日饭前服，血压正常时可用 6.25mg/d 服用。

（4）酚妥拉明：可 10～20mg 加入 5% 葡萄糖液 500ml 中缓慢静脉滴注，观察血压、心率。

6. 强心苷 毛花苷 C（西地兰）0.2～0.4mg 或毒毛花苷 K 0.125～0.25mg 加入葡萄糖液中缓慢静脉注射。注意事项：①急性心肌梗死发病后最初 24 小时内尽量不用；②风湿性心脏病，单纯性二尖瓣狭窄合并急性肺水肿时。

7. 其他强心剂

（1）多巴酚丁胺：40mg 加入 5% 葡萄糖液 500ml 中静脉滴注。

（2）多巴胺：20mg 加入 5% 葡萄糖液 500ml 中静脉滴注。

8. 氨茶碱 氨茶碱 0.25g 以葡萄糖液稀释后缓慢静脉推注或氨茶碱 0.25g 加入葡萄糖液 100ml 中静脉滴注。

9. 肾上腺皮质激素 地塞米松 5~10mg 或琥珀酸氢化可的松 50~100mg 溶于葡萄糖液中静脉注射。

【参考医嘱】

（1）内科护理常规。

（2）一级护理。

（3）病危。

（4）坐位。

（5）低盐流质。

（6）吸氧 6~8L/min。

（7）持续心电、血压监护。

（8）抽血查血常规，电解质、肝肾功能、血气分析。

（9）哌替啶 50~100mg，肌内注射或静脉注射。

（10）5% 葡萄糖液 20ml + 毛花苷 C 0.2~0.4mg，静脉注射（缓）。5% 葡萄糖液 20ml + 呋塞米（20~40mg），静脉注射。5% 葡萄糖液 250ml + 硝普钠 25mg，静脉注射（缓）。10% 葡萄糖液 20ml + 氨茶碱 0.25g，静脉注射（缓）。

【病情观察】

应严密观察患者血压、呼吸、脉搏、血氧饱和度、尿量等，给予动态心电监护，严密观察神志、四肢末梢情况。注意维持水、电解质及酸碱平衡。

【病历记录】

1. 门急诊病历 记录患者就诊时间，详细记录患者就诊的主要症状，以往的心脏病病史、治疗药物及治疗效果。体检注意记录以下情况：血压、口唇发绀、颈静脉怒张、肺部啰音、心界大小、心率、心律、杂音、奔马律、腹水、水肿情况。记录血电解质、心电图、X 线胸片等辅助结果。

2. 住院病历 详尽记录患者主诉、发病过程，门急诊及外院治疗经过、所用药物及效果如何。首次病程记录应提出相应诊断、鉴别诊断要点、详尽的诊疗计划。记录入院治疗后病情变化、治疗效果、上级医师查房记录、有心电图、X线、超声心动图等检查结果。如需特殊检查治疗如临时起搏、电复律，应记录与患者或其直系亲属的谈话经过，无论同意与否，应请患者或其直系亲属签名。

【注意事项】

1. 医患沟通 急性心力衰竭为急危重病，病情变化快，应反复向患者直系亲属强调该病的高度危险性，如突发恶性心律失常而猝死，应随时记录患者的病情变化，及时向家属讲明治疗方案的选择、效果、预后及可能发生的突发事件，以取得患者家属的理解与支持，并签字为据。

2. 经验指导

（1）原有心脏病者，要注意自我保护，避免过度劳累、兴奋、激动。一旦发生突然烦躁的气急，如在家里，应从速送附近医院急救，分秒不能延误。如在医院发生，立即呼救，取坐位、双下肢下垂，尽量保持镇静，消除恐惧。在大多数情况下，只要能及时就诊，用药得当，会度过危险期，挽救生命。

（2）对于急性肺水肿患者宜采取半卧位，两腿下垂以减少下肢静脉回流，降低心脏前负荷，同时由于坐位时横膈下降有利于肺的换气功能。

（3）采用间歇或连续面罩加压供氧较鼻导管供氧为好。

（4）酌情应用消泡沫剂，降低肺泡内液体表面张力，减少或消除泡沫的作用。紧张和烦躁患者酌情应用地西泮、苯巴比妥钠等。

第四节 高血压危象

高血压危象是高血压病程中的一种特殊临床征象。由于某些诱因使周围小动脉发生暂时性强烈痉挛，使血压急剧明显升高（以收缩压升高为主），引起一系列神经－血管加压性危象，严重威胁靶器官功能，这临床综合征称为高血压危象。其定义为：急性血压升高，舒张压 >120 ~ 130mmHg（16.0 ~ 17.3kPa）。

【诊断依据】

1. 病因

（1）高血压因素：原发性高血压和急进性高血压；内分泌性高血压，如嗜铬细胞瘤、肾素分泌瘤等；妊娠高血压综合征；肾性高血压，如急慢性肾炎、红斑狼疮性肾炎、慢性肾盂肾炎等。

（2）血管因素：急性主动脉夹层动脉瘤和脑出血、脑外伤等。

（3）药物因素：使用增加交感神经活性的药物，如可卡因、安非他明、五氯酚、麦角酸二乙基酰胺。

2. 诊断要点

（1）病史：有引起高血压的病史。

（2）血压急剧升高：血压在短期内明显升高，收缩压可高达254mmHg（33.8kPa），舒张压120mmHg（16kPa）以上。

3. 临床症状 头痛、烦躁、心悸、多汗、口干、恶心、呕吐、面色苍白或潮红、发热、心动过速、手足颤抖为主要症状，可出现视力模糊、耳鸣、平衡失调、尿频、心绞痛、肺水肿、高血压脑病、半身麻木、偏瘫和失语、阵发性腹痛等。

4. 辅助检查

（1）尿检查：阴性或有少量蛋白和红细胞。肾功能减退时尿比重降低，尿浓缩和稀释功能减退，酚红排出量降低，血肌酐和尿素氮增高，尿素或内生肌酐清除率低于正常。

（2）血液检查：血中游离肾上腺素或去甲肾上腺素水平

增高、肌酐和尿素氮增高、血糖可增高。

（3）胸部 X 线检查：可见主动脉迂曲、延长，升主动脉弓或降部扩张。发生高血压心脏病时左心室增大。发生心力衰竭时，心脏可明显增大，肺淤血。发生肺水肿时，肺门显著充血，呈蝴蝶形模糊影。

（4）心电图：心脏受累时可有左室肥厚或兼劳损，P 波增宽或有切迹。

（5）眼底检查：眼底可有视网膜出血、渗出和视乳头水肿等。

5. 鉴别诊断

（1）高血压脑病：高血压脑病与高血压危象鉴别（表 3 - 1）。

表 3 - 1 高血压脑病与高血压危象鉴别要点

	高血压脑病	高血压危象
发病机制	脑细小动脉持久痉挛致脑水肿和颅内压增高	全身小动脉暂时性强烈痉挛
血压升高	以舒张压升高为主	以收缩压升高为主
交感神经兴奋症状	少见	多见
心率	多较缓慢	多增快
颅内高压和脑水肿症状	有	可不明显，除非伴高血压脑病
心绞痛和心衰	少见	多见
肾功能衰竭	少见	多见
抽搐、失语及暂时性偏瘫	多见	少见

（2）急性主动脉夹层动脉瘤。

（3）急性肾小球肾炎。

（4）嗜铬细胞瘤。

(5) 妊娠高血压综合征。

(6) 急进型高血压。

【治疗】

1. 迅速降压

(1) 硝普钠：开始以 10~25μg/min，静脉滴注，然后根据血压反应，每隔 5~10 分钟增加剂量。成人以 50mg 溶于 5% 的葡萄糖液 500~1000ml 中，静脉滴注，10~30 滴/分，使用不宜超过 72 小时。不良反应多与药物用量有关，用药过程中监测血压，需新鲜配制，滴注瓶用银箔或黑布包裹。大剂量长时间应用时可发生硫氰酸中毒，必要时用羟钴胺做对抗。

(2) 硝酸甘油：适用于伴有冠心病、心绞痛或急性左心衰竭者。剂量 5~10μg/min 静脉滴注开始，逐渐增加剂量，停药后数分钟内作用消失。每次以 5~10mg 溶于 5% 或 10% 葡萄糖液 100~250ml 内，静脉滴注。不良反应有心动过速、面红、头痛、呕吐等。

(3) 酚妥拉明：常用剂量 5~10mg 稀释于 20ml 溶液中缓慢静脉注射，血压下降后可静脉滴注维持。

(4) 硝苯地平：硝苯地平 10~20mg 舌下含服，5~10 分钟血压下降，作用维持 4~6 小时，适用于较轻的高血压急症患者。

(5) 脱水剂：呋塞米（速尿）40~80mg 静脉注射。伴有脑水肿时加用 20% 甘露醇 250ml 快速静脉滴注，4~6 小时/次。

(6) 强心剂：如高血压急症伴有左心衰竭时，除应用快速降压、利尿剂外，还应同时应用毛花苷 C 0.4~0.6mg，缓慢静脉注射。

(7) 制止抽搐：如有抽搐可用地西泮 10mg 或三聚乙醛 3~5ml 静脉注射。

2. 合并症处理

（1）高血压脑病：治疗原则与高血压危象基本一致。在降压的同时，应控制脑水肿和抽搐。头部置冰袋，用20%甘露醇，也可用呋塞米等利尿剂。控制抽搐可用地西泮、苯妥英钠、水合氯醛等。

（2）合并左心功能衰竭：以降低心脏前、后负荷为主，而强心、镇静、给氧为辅。可选用利尿剂，如呋塞米，同时选用硝普钠、硝酸甘油或酚妥拉明静脉滴注，硝酸甘油片舌下含服。β受体拮抗药和钙拮抗药因有负性肌力作用，应慎用。

（3）合并冠心病：需迅速降压，选用血管扩张剂，如硝酸甘油、硝普钠。

（4）妊娠高血压：血压＞170/110mmHg时应及时给予治疗。首选硫酸镁解除小动脉痉挛，一般采用25%硫酸镁16ml加入10%葡萄糖液20ml缓慢静脉注射，继以25%硫酸镁40ml加入10%葡萄糖液1000ml静脉滴注，1g/h，1次/日，将血压降至140/90mmHg。

【病情观察】

治疗过程中应密切注意降压药物的疗效，注意观察治疗中可能产生的各种不良反应，及时加以纠正或调整用药。

【病历记录】

1. 门急诊病历 记录患者就诊时间，记录患者就诊的主要症状，如头晕、头痛、胸闷、胸痛等，有无诱发因素，如劳累、睡眠不足、情绪激动，有无停服、漏服药物等，记录患者发作时的血压、心电图、尿液、心脏超声等检查。

2. 住院病历 详细记录患者主诉、发病过程、门急诊及外院以往的治疗经过、以往所用药物及效果如何。首次病程记录应提出初步诊断，记录分级、危险分层，制订个体化的治疗方案。病程记录应记录患者对药物的治疗反应、不良反应。

【注意事项】

1. 医患沟通 对高血压患者进行宣教，让患者了解自己的病情，包括高血压、危险因素同时存在的临床情况，了解控制血压的重要性，了解终身治疗的必要性，为争取药物治疗取得满意疗效，随诊时应强调按时服药，让患者了解该种药物治疗可能出现的不良反应，后者一旦出现，应及早报告；深入浅出地耐心向患者解释改变生活方式的重要性，使之理解治疗意义，自觉地付诸实践，长期坚持。

2. 经验指导

（1）高血压是最重要的心血管危险因素，应该积极防治。患者应该坚持健康的生活方式。

（2）治疗的目标是减少总的心血管病危险性，治疗高血压患者的其他危险因素和存在的临床疾病同样重要。因此，如有糖尿病、高胆固醇血症、冠心病、脑血管病或肾脏疾病合并存在时，经治医师应请有关专科检查，并为上述疾病患者制订适宜的生活方式和药物治疗。

第五节　急性心肌梗死

急性心肌梗死是冠状动脉的急性闭塞引起心肌的缺血性坏死。主要病因为冠状动脉粥样硬化。临床表现为胸骨后持续性剧烈疼痛。发热、白细胞计数和血清心肌酶增高及心电图特异性变化，可见心律失常、心力衰竭或休克。

【诊断提示】

1. 病因

（1）冠状动脉粥样硬化、痉挛、狭窄、血栓形成、先天性冠状动脉畸形。

（2）非冠状动脉心脏病、亚急性感染性心内膜炎。

（3）急性心肌梗死多发于冬春两季。

（4）既往有心肌梗死病史，可再次发作。

2. 诊断要点

（1）先兆症状：①首次突然出现的严重心绞痛，且进行性加重；②原有心绞痛，近日发作变频、程度加重、时间延长或定时发作，硝酸甘油不能完全缓解；③中、老年人，原体力正常或一向"健康"，突然极度乏力，力不从心，或出现难以忍受的胸闷不适，且有加重趋势；④心绞痛发作时，心电图示 S-T 段明显抬高，或胸前导联出现高耸 T 波，或原有缺血性图形进行性加重。

（2）胸痛：为突然发性胸骨后压榨性剧痛，可向左肩、左上肢、下颌、牙齿、颈部、甚至上背部放射。

（3）心律失常：75% ~95% 的患者会出现各种心律失常，其中以室性期前收缩、室性心动过速为常见。

（4）低血压和休克。

（5）心力衰竭。

（6）辅助检查

①白细胞计数：发病后 24 ~48 小时常增至（10 ~20）× 10^9/L，中性粒细胞为 75% ~90%，1 周后可恢复。

②红细胞沉降率：常为轻至中度增快，在病后 24 ~48 小时出现，4 ~5 日达高峰，持续 2 ~3 周。

③肌酸激酶（CK）：起病后 4 ~6 小时开始升高，18 ~24 小时达高峰，3 ~4 小时恢复正常。

④天冬氨酸氨基转移酶（AST）：起病后 6 ~12 小时升高，24 ~48 小时达高峰，3 ~6 小时恢复正常。

⑤乳酸脱氢酶（LDH）：发病后 8 ~12 小时升高，2 ~3 日达高峰，持续 8 ~14 小时恢复正常。

⑥心电图检查：出现病理性 Q 波，R 波振幅变小，非 Q 波梗死可仅有 ST-T 改变。急性期 ST 段时显抬高，弓背向上，在 1 ~2 日后，ST 段逐渐恢复至等电位线；在超急性期，ST

段抬高之前，可出现异常高大、两支不对称的 T 波。对临床上难于确诊的病例，可借助核素心肌显像或超声心动图检查。

3. 鉴别诊断

（1）心绞痛：疼痛时间短，通常不超过 15 分钟，用硝酸甘油有效，心电图变化为一过性，暂时性 ST 段和 T 波变化，常无血清酶谱增高。急性心肌梗死疼痛时限长，常超过 15 分钟，含服硝酸甘油疗效差，心电图有特征性和动态性变化，血清酶增高。

（2）急性心包炎：疼痛与发热同时出现，可闻及心包摩擦音，心电图 ST 段呈弓背向下的抬高，无异常 Q 波出现。急性心肌梗死发热在疼痛后出现，心电图 ST 段呈弓背向上的抬高。

（3）急性肺栓塞：有右心负荷急剧增加的表现，常突然出现呼吸困难，伴咳嗽、咯血甚至休克。

（4）急腹症：急性胰腺炎、溃疡病穿孔、急性胆囊炎、胆结石等。

（5）主动脉夹层：疼痛开始即为撕裂样，外周脉搏消失或不对称，可突然出现主动脉瓣关闭不全表现。

（6）气胸。

【治疗】

1. 一般治疗

（1）吸氧：常规低流量鼻导管持续给氧 3～5 日，提高血氧含量，改善缺血心肌的氧供，从而限制梗死范围的扩大。

（2）休息。

（3）止痛：根据病情选用以下药物。

①硝酸甘油片 0.5mg 舌下含服，30 分钟可重复应用 1 次。

②严重疼痛的，肌内注射哌替啶 50～100mg。

③肌内注射吗啡 3～5mg 或 3mg 加葡萄糖液 20ml 稀释后

缓慢静脉注射，疼痛缓解即停用。

④硝酸甘油5～10mg加入葡萄糖液250～500ml静脉滴注。下壁心肌梗死应用可发生致命性的低血压和心动过缓故慎用，合并右心室心肌梗死禁用。但在心源性休克的情况下，疼痛未得到控制，在升压药物及扩容液体应用的情况下，可将硝酸甘油5mg加入低分子右旋糖酐缓慢静脉滴注。

⑤复方丹参注射液10ml加入葡萄糖液250ml，静脉滴注。

⑥地西泮10mg肌内注射，巩固止痛疗效。

⑦应用能量合剂：维生素C 3～4g、辅酶A 50～100U、ATP 20～40mg、肌苷200mg加入5%葡萄糖液500ml静脉滴注。

（4）极化液疗法：普通胰岛素10U、10%氯化钾10ml加入10%葡萄糖液500ml静脉滴注。

（5）改善微循环：可用500ml低分子右旋糖酐＋山莨菪碱注射液10～20mg静脉滴注。

（6）溶栓治疗：急性发病后，6小时以内应用。

①尿激酶150万U用10ml生理盐水稀释后再加入5%葡萄糖液100ml中，在30分钟内静脉滴注。

②链激酶150万U用10ml生理盐水稀释后再加入5%葡萄糖液100ml中，在60分钟内静脉滴注。

（7）抗凝治疗：溶栓后应用肝素2.0万～4.0万U加入生理盐水1000ml持续静脉滴注，1个疗程7～10日。

（8）溶栓及抗凝治疗的适应证及禁忌证：

①适应证：胸痛在30分钟以上，ST段明显抬高，硝酸甘油含服无效，发病在6小时以内，年龄在70岁以下。

②禁忌证：活动性出血、严重高血压、活动性消化道溃疡、出血性脑血管疾病、肝肾功能损害等。

2. 急性心肌梗死并发心律失常的处理

（1）窦性心动过缓：如心率不低于50次/分，血压无下降，一般不需特殊处理。如心率低于 5 次/分，伴血压下降、出冷汗、胸痛，一般肌内注射阿托品 0.5mg 或山莨菪碱注射液 10mg 加入葡萄糖液 250ml 静脉滴注。

（2）房性期前收缩：房性期前收缩常与心力衰竭、缺氧及电解质紊乱有关，随着病情好转，房性期前收缩自行消失，不需做特殊处理。如频繁多源房性期前收缩，可口服维拉帕米 40mg/次，3 次/日或普罗帕酮 100~150mg，3 次/日。

（3）室上性心动过速：常为一过性，可自行停止。

（4）房扑、房颤：如心室率 <140 次/分用药物治疗，毛花苷 C 0.4mg 加葡萄糖液 20ml 稀释后缓慢静脉注射；如心室率 >140 次/分，血压下降，胸痛明显应立即电复律，房扑用 50J，房颤用 100~150J，奎尼丁或维拉帕米口服维持治疗。

（5）室性心动过速：利多卡因 50~100mg 加葡萄糖液 10ml 稀释后 1~3 分钟，静脉注射完毕，3~5 分钟，可重复应用。

（6）扭转性室速：利多卡因 50~100mg 加葡萄糖液 500ml 缓慢静脉注射。

（7）室颤：除颤前用溴苄铵 0.25g 加葡萄糖液 10ml 静脉注射，或肾上腺素 1mg 直接静脉注射，有利于除颤成功。

（8）房室传导阻滞，束支传导阻滞。

【参考医嘱】

（1）内科护理常规。

（2）一级护理。

（3）绝对卧床休息。

（4）低盐低脂半流质。

（5）病重。

（6）吸氧。

（7）心电、血压、呼吸监护。

（8）记 24 小时出入量。

（9）抽血查血常规、Mb、AST、CPK-MB、LDH、cTnT、cTnL、血沉、肝肾功能、血钾、钠、氯、出凝血时间、血小板计数、凝血酶原时间。

（10）心电图、胸部 X 线摄片（床边）。

（11）硝酸甘油 0.3~0.6g，3 次/日。

（12）哌替啶 50~100mg，肌内注射，立即。

（13）葡萄糖氯化钠注射液 500ml + 硝酸甘油 5mg，静脉滴注（维持）。

（14）生理盐水 10ml + 尿激酶 150 万 U + 5% 葡萄糖液 100ml，静脉滴注（30 分钟内）。

（15）25% 葡萄糖液 50ml + 阿托品 1mg，静脉注射，立即（伴心动过缓性心律失常）。5% 葡萄糖液 500ml + 多巴胺（20~80mg）+ 间羟胺（20~80mg），静脉滴注（低血压或休克）。10%% 葡萄糖液（250~500ml）+ 氢化可的松（200~300mg），静脉滴注，1 次/日（伴心动过缓型心律失常）。

（16）10% 葡萄糖液（250~500ml）+ 氢化可的松（200~300mg），静脉滴注。1 次/日（伴心动过缓型心律失常）。

【病情观察】

（1）急诊科对疑诊急性心肌梗死的患者应争取在 10 分钟内完成临床检查，描记 18 导联心电图并进行分析，对有适应证的患者在就诊后 30 分钟内开始溶栓治疗或 90 分钟内开始直接急诊经皮冠脉腔内成形术（PTCA）。常规治疗时应注意监测和防治急性心肌梗死的不良事件或并发症。

（2）对非 S-T 段抬高，但心电图高度怀疑缺血（S-T 段下移、T 波倒置）或有左束支传导阻滞、临床病史高度提示心肌缺血的患者，患者应入院行抗缺血治疗，并做心肌标志物及常规血液检查；对心电图正常或呈非特征性心电图改变的患者，应在急诊科继续对病情进行评价和治疗，并进行床旁监测，包括心电监护、迅速测定血清心肌标记物浓度及二维超声心动图检查等；二维超声心动图可在缺血损伤数分钟内发现节段性室壁运动障碍，有助于急性心肌梗死的早期诊断，对疑诊主动脉夹层、心包炎和肺动脉栓塞的鉴别诊断具有特殊价值，床旁监测应一直持续到获得一系列血清标记物浓度结果，最后评估有无缺血或梗死证据，再决定继续观察或入院治疗。

（3）如果心电图表现无决定性诊断意义，早期血液化验结果为阴性，但临床表现高度可疑，则应以血清心肌标志物监测急性心肌梗死，推荐患者入院后即刻、2~4小时、6~9小时、12~24小时采血，采用快速床旁测定，以迅速得到结果；如临床疑有再发心肌梗死，则应连续测定存在时间短的血清心肌标志物，例如肌红蛋白、CK-MB及其他心肌标志物，以确定再梗死的诊断和发生时间。

【病历记录】

1. 门急诊病历 记录患者就诊时间，详细记录患者就诊的主要症状，如心前区疼痛的性质、部位、范围、持续时间、诱发因素、含服硝酸甘油能否缓解等；有无呼吸困难、出汗、恶心、呕吐或眩晕等；有无晕厥、昏迷等；以往有无类似发作史，如有，应记录其诊疗经过、用药情况、效果如何；是否维持治疗，如有，则应记录用何药物、剂量。询问既往有无高血压、糖尿病病史，有无烟酒嗜好。体格检查注意有无心率增快或减慢，听诊有无第四心音（房性或收缩期前奔马律）、第三心音（室性）奔马律，有无第一、第二心音减轻，有无心包摩擦音。有无收缩期杂音。注意心前区有无压痛点。辅助检查记录心电图、心肌酶谱等检查结果。

2. 住院病历 入院病历应记录患者主诉、发病过程、门急诊或外院诊疗经过、所用药物及效果如何。首次病程记录应提出本病的相应诊断、与其他疾病的鉴别要点、详尽的诊疗计划。病程记录患者入院治疗后的病情变化、治疗效果。记录有关心电图、运动平板试验、放射性核素及心肌酶谱等检查的结果。需行介入治疗的，以及患者病情恶化的，记录与患者或其亲属的谈话经过，无论同意与否，应请患者或其亲属签名。

【注意事项】

1. 医患沟通 急性缺血性胸痛及疑诊急性心肌梗死的急诊患者，临床上常用初始的 18 导联心电图来评估诊断其危险性，患者病死率随 ST 段抬高的心电图导联数的增加而增高。如患者伴有下列任何 1 项，即属于高危患者：女性、高龄（>70 岁）、既往有急性心肌梗死史、房颤、前壁心肌梗死、肺部啰音、低血压、窦性心动过速、糖尿病。肌钙蛋白水平越高，预测的危险越大、病情越危重、死亡率越高，应及时向家属交代清楚。在上级医师的指导下，确定个体化的治疗方案；有关治疗的效果、治疗中出现的并发症、需调整治疗方案或需做特殊检查、需行介入治疗时，应及时告知患者及其家属，以求得患者同意并签字为据。

2. 经验指导

（1）急性心肌梗死疼痛通常位于胸骨后或左胸部，可向左上臂、颌部、背部或肩部放射，有时疼痛部位不典型，可见于上腹部、颈部、下颌等部位。疼痛常持续 20 分钟以上，通常呈剧烈的压榨性疼痛或紧迫、烧灼感，常伴有呼吸困难、出汗、恶心、呕吐或眩晕等。诊断中应注意非典型疼痛部位、无痛性心肌梗死和其他不典型表现的急性心肌梗死，女性常表现为不典型胸痛，而老年人更多地表现为呼吸困难，临床上要注意与急性肺动脉栓塞、急性主动脉夹层、急性心包炎及急性胸膜炎等引起的胸痛相鉴别。

（2）部分心肌梗死患者心电图不表现 S-T 段抬高，而表现为其他非诊断性的心电图改变，常见于老年人及有心肌梗死病史的患者，因此血清心肌标志物浓度的测定对诊断心肌梗死有重要价值。应用心电图诊断急性心肌梗死时应注意到超急性期 T 波改变、后壁心肌梗死、右室梗死及非典型心肌梗死的心电图表现，伴有束支传导阻滞时，心电图诊断心肌梗死困难，需进一步检查确立诊断。

（3）急性心肌梗死患者被送达医院急诊室后，临床医师应迅速做出诊断并尽早给予再灌注治疗。对 S-T 段抬高的急性心肌梗死患者，应在 30 分钟内收住冠心病监护病房（CCU）开始溶栓，或在 90 分钟内开始行急诊经皮冠脉腔内成形术（PTCA）治疗；典型的临床表现和心电图 ST 段抬高已能确诊为急性心肌梗死时，绝不能因等待血清心肌标志物检查结果而延误再灌注治疗的时间。

（4）急性心肌梗死患者行溶栓治疗时要注意溶栓的适应证和禁忌证；溶栓时间越早，病死率越低。同时要注意溶栓药物的不良反应。

（5）急性心肌梗死急性期不应对非梗死相关动脉行选择性经皮冠脉腔内成形术（PTCA），发病 12 小时以上或已接受溶栓治疗且已无心肌缺血证据者，不应进行直接（急诊）PTCA；直接 PTCA 必须避免时间延误，必须由有经验的医生进行，否则不能达到理想效果，治疗的重点仍应放在早期溶栓上。

（6）心律失常处理上首先应加强针对急性心肌梗死、心肌缺血的治疗，溶栓、血运重建术（急诊 PTCA、冠状动脉架桥术）、β 受体拮抗药、主动脉内球囊反搏（IABP）、纠正电解质紊乱等均可预防或减少心律失常的发生。药物治疗时要注意各种药物的适应证和禁忌证以及不良反应。

第六节 心绞痛

心绞痛是由于冠状动脉供血不足而发生心肌急剧的暂时的缺血与缺氧的临床综合征，指心肌需氧和供氧之间暂时失去平衡而引起的心肌缺血的临床表现。主要表现为胸骨后压榨性疼痛，可向左肩部、左上肢或其他部位放射，持续数分钟，可自行缓解或舌下含硝酸甘油后缓解。

【诊断依据】

缺血缺氧情况下，心肌内积聚过多的代谢物而引起的一系列疾病。

1. 病因 主要是冠状动脉粥样硬化、冠状动脉供血不足，其次为冠状动脉炎症、痉挛、畸形、栓塞，导致一过性心肌缺血所致的临床综合征。

2. 诊断要点

（1）稳定型心绞痛：①疼痛多在胸骨后可波及心前区呈钝痛、堵塞感、紧缩感或烧灼样感，可放射到左肩、左臂内侧、左手尺侧。疼痛持续数分钟到 10 分钟，休息或含服硝酸甘油迅速缓解；②常因劳累、情绪激动、受寒、饱餐而诱发；③心电图呈缺血性 ST 段下降，T 波倒置或低平等改变，但约半数以上心电图在正常范围。

（2）不稳定型心绞痛：①疼痛发作频繁，时间延长，症状加重，不易被硝酸甘油缓解，若治疗不及时，病情进一步发展为急性心肌梗死和猝死；②疼痛发作与体力活动无明显关系；③心电图正常或 ST 段轻度下移或 T 波低平、倒置。

（3）变异型心绞痛：疼痛较明显，有定时发作倾向，多在夜间或凌晨发作，心电图常见 ST 段抬高。

（4）临床类型：①劳力型心绞痛；②自发性心绞痛；③混合型心绞痛；④梗死后心绞痛。

（5）辅助检查

①心电图：心绞痛发作时，以 R 波为主的导联多数有 ST 段下移，可出现 T 波低平或倒置。变异型心绞痛可出现相关导联 ST 段抬高，对应导联 ST 段压低，出现倒置的 u 波。

②心电图负荷试验：平板运动试验的阳性标准：运动中

出现心绞痛或 ST 段水平型或下斜型压低 ≥ 0.1mV，持续 ≥ 0.08 秒。不稳定型心绞痛及心肌梗死为运动试验的禁忌证。

③核素心肌显像：^{201}铊能为心肌细胞所摄取，其摄取量和速率与冠状动脉血流量有关，故可早期显示缺血区。

④冠状动脉造影：冠状动脉管腔直径狭窄 ≥ 75% 时可引起心绞痛，如无有意义的狭窄，麦角新碱激发试验阳性可证实变异型心绞痛的诊断。

3. 鉴别诊断

（1）急性心肌梗死：疼痛更剧烈，持续时间多超过 30 分钟，硝酸甘油不缓解，可伴有休克、心律失常、心衰等临床表现。心电图出现 ST 段抬高、病理性 Q 波等，心肌酶谱升高并出现动态变化。

（2）心脏神经官能症：胸痛可为刺痛或隐痛，常不在劳累的当时，而在劳累之后，常伴有其他自主神经功能紊乱症状。冠状动脉造影等客观检查阴性。

（3）非冠心病心绞痛：主动脉瓣狭窄或关闭不全、风湿性或病毒性冠状动脉炎、梅毒性主动脉炎等引起的心绞痛，可根据原发病来鉴别。

（4）肋间神经痛：刺痛或灼痛，持续存在，累及 1～2 个肋间，沿神经走行，有压痛，手臂上抬时有牵扯痛。

【治疗】

1. 一般治疗　发作时立即停止活动、氧气吸入，酌情给镇静、镇痛治疗，如地西泮注射液 10mg 肌内注射。

2. 药物治疗

（1）舌下含服硝酸甘油片 0.5mg，含服 2～5 分钟起效、作用持续 3 分钟，必要时可重复给药 1 次。

（2）冠心苏合丸 1 粒内服或速效救心丸 10 粒，含服。

（3）复方丹参注射液 10ml 加入葡萄糖液 250～500ml，静脉滴注。

（4）有劳力性因素，心率加快而无心衰者，可用阿替洛尔 12.5mg，2 次/日。

（5）严重疼痛可给哌替啶 50mg，肌内注射或用硝酸甘油 5~10mg 加入葡萄糖液 250ml，缓慢静脉滴注。

（6）抗血小板聚集药物的应用，阿司匹林 0.1~0.3g，1 次/日，口服，或与肝素联用。

（7）低分子肝素（法安明）0.5ml（5000U）腹壁皮下注射，2 次/日，7 日为 1 个疗程，用药期间注意观察出血倾向及药物过敏反应。

【参考医嘱】

（1）内科护理常规。

（2）二级护理。

（3）普通饮食。

（4）病重。

（5）心电监护。

（6）抽血查血常规，AST、CPK、LDH、血脂、血糖、肝肾功能、血钾、氯。

（7）硝酸甘油片 0.5mg（舌下含服），立即。

（8）低分子肝素 0.5ml，皮下注射，2 次/日。

（9）阿司匹林 0.1~0.3g，1 次/日。

（10）美托洛尔 50~100mg，2 次/日。

（11）10% 葡萄糖液 250ml + 硝酸甘油 5mg，静脉滴注（缓慢维持）。

【病情观察】

（1）诊断明确者，应观察药物的治疗效果，注意心绞痛发作时心电图有无变化，心绞痛发作次数、时间、性质有无变化。

（2）诊断不明确者，应告知患者或亲属有关冠心病、心绞痛常用的诊断方法，建议患者行心电图负荷试验或 24 小时动态心电图检测，必要时可建议患者住院行冠状动脉造影以明确诊断。

（3）对于中、高危险度的不稳定型心绞痛患者应收入住院行抗缺血治疗，并做心肌标志物及常规血液检查；对心电图正常或呈非特征性心电图改变的患者，应继续评估病情及治疗疗效，并行包括心电监护、迅速测定血清心肌标记物浓度、二维超声心动图检查等床旁监测，床旁监测应一直持续到获得一系列血清标记物浓度结果，评估患者有无缺血或梗死证据，再决定继续观察治疗。

【病历记录】

1. 门急诊病历　记录患者就诊时间，详细记录患者就诊的主要症状，如心前区疼痛的性质、部位、范围、持续时间、诱发因素、含服硝酸甘油能否缓解等。有无呼吸困难、出汗、恶心、呕吐或眩晕等，有无晕厥、昏迷，有无冠心病史，以往有无类似发作史，如有，应记录其诊疗经过、用药情况、效果如何；是否维持治疗，如有，则应记录用何药物、剂量。询问既往有无高血压、糖尿病病史，有无烟酒嗜好。体格检查记录有无心率增快或减慢，听诊有无闻及第四心音（房性或收缩期前奔马律）、第三心音（室性）奔马律，有无第一、第二心音减轻、心包摩擦音。有无收缩期杂音。辅助检查记录心电图、心肌酶谱等检查结果。

2. 住院病历　详尽记录患者主诉，发病过程，门、急诊或外院诊疗经过，所用药物及效果如何。记录应提出本病的相应诊断、与其他疾病的鉴别要点、详尽的诊疗计划。病程记录写清患者入院治疗后的病情变化，治疗效果、上级医师的查房记录，记录有关心电图、运动平板试验、放射性核素及心肌酶谱等检查结果。需特殊检查或治疗者以及患者病情恶化的，应记录与患者或其亲属的谈话经过，无论同意与否，应请患者或亲属签名。

【注意事项】

1. 医患沟通　如患者心绞痛诊断明确，应告知患者或其亲属有关冠心病、心绞痛的特点、治疗药物及方法，告知患者调整饮食、戒烟酒，控制血压、血糖。心绞痛患者经治疗后应进行长期随访，了解患者药物治疗的依从情况及疗效、不良反应、心绞痛发作情况、生活质量等。如病程中心绞痛发作频繁，疼痛性质、时间发生变化时应立即来院诊治；诊断不明确者，应告知患者或其直系亲属，有关运动平板试验、放射性检查以及冠状动脉造影的目的、过程、有无风险等，以得到患者的同意。对于中、高危险度的不稳定型心绞痛患者，多有发生急性心肌梗死危险尤其肌钙蛋白 T 或 I 增高的患者，此类患者病情极不稳定，死亡率高，应及时向家属交代清楚。一般应在上级医师的指导下，确定个体化的治疗方案，有关治疗的疗效、治疗中出现并发症、需调整治疗方案、需做特殊检查、需使用贵重药物以及行介入治疗的，应及时告知患者及其家属，以求得患者同意并签字为据。不稳定型心绞痛患者出院后需定期门诊随访，低危险组的患者 1~2 个月随访 1 次，中、高危险组的患者无论是否行介入性治疗都应每月随访 1 次，如果病情无变化，随访半年即可。须嘱咐患者或家属，患者出院后仍需继续服用阿司匹林、β 受体拮抗药和一些扩张冠状动脉的药物，不能突然减药或停药。

2. 经验指导

（1）仔细询问病史，了解患者的过去史对确定患者是否属于冠心病的范畴十分重要。多数本病患者均有不同程度的胸痛不适症状，典型的缺血性胸痛多为心前区或胸骨后压榨性疼痛或有窒息感，部分患者可能表现为胸闷、心前区烧灼感，常在劳累或情绪激动后发作，但应特别注意的是，少数患者的胸痛症状并不典型，这种情况多见于老年人、糖尿病或女性患者，其首发症状可能仅仅是胸闷、针刺样疼痛，无明显的放射痛；还有部分患者可能表现为上消化道症状或胸膜刺激症状，这些不典型的主诉症状是导致误诊或漏诊的主要原因。

（2）患者合并有心功能不全或血流动力学不稳定状态时，查体可有相应的肺部啰音、心率增快或血压下降等阳性发现。体格检查应注意排除非心源性疾病、非心肌缺血性疾病等。

（3）本病诊断一般依据患者的临床表现以及心电图检查结果，心电图可以明确患者有无缺血性 ST-T 改变，尤其是胸痛发作时的心电图。若心电图有 ST-T 动态变化，则提示患者处于高危状态；静息心电图无变化时，可以行运动平板试验或负荷超声心动图等检查。

（4）硝酸酯类和钙拮抗药是对各类心绞痛都有效的药物，但以血管痉挛为发病机制的自发性心绞痛或变异性心绞痛，钙拮抗药更为有效，β 受体拮抗药为治疗稳定劳力型心绞痛的主要有效药物但不宜单独使用，临床用药时应注意各种药物的不良反应、禁忌证。

第七节　感染性心内膜炎

感染性心内膜炎（infective endocarditis，IE）是指由于细菌、真菌、立克次体、病毒等，经血流直接侵犯心内膜、瓣膜或大血管内膜引起的感染性炎症。临床上多以发热、心力衰竭、栓塞等内科急症，根据其发病情况的病程将其分为急性和亚急性，前者若不治疗，多于 6～8 周死亡，后者病程往往超过 3 个月。

感染性心内膜炎发生早期，表现为无菌血栓性心内膜炎（non-bacterial thrombotic endocarditis，NBTE），其特点是血小板聚集和纤维素沉着，伴有少量炎症细胞。由于形成 NBTE 须具备三个条件；①出现血液反流；②血液反流经过一个狭窄瓣孔；③两个心腔（或管腔）存在较大压力阶差。

【诊断依据】

（一）病因

1. 感染的病原体 以往以草绿色链球菌感染致病占多数，目前认为葡萄球菌已成为本病最常见的病体。

2. 易患的心脏病种类 感染性心内膜炎常发生于风湿性心肺瓣膜病、先天性心血管畸形以及心脏手术和插管操作后的患者。

3. 诱发因素 常见的诱因有口腔感染、皮肤感染，特别是拔牙或扁桃体切除术后及皮肤伤口感染，使细菌侵入血流，诱发本病。上呼吸道感染、泌尿或妇科器械检查后、人工流产、胃肠道感染及人工心脏瓣膜置换术等亦为常见的诱因。

（二）临床表现

1. 发热 发热为最常见的症状之一。发热前多有畏寒，热型以不规则型多见，亦可为弛张热型或间歇热型。体温高低不一，常以中等发热多见。老年或体弱者，可以不发热。

2. 贫血、脾大、杵状指 通常不伴有发绀为本病的表现之一。

3. 心脏杂音改变 原有心脏病的杂音性质发生显著改变，其性质多变为粗糙而响亮，亦可呈海鸥鸣样音质，如果一个发热的患者，突然出现新的器质性杂音，特别是主动脉瓣区的舒张期杂音，则具有重要的诊断意义。

4. 皮肤黏膜瘀点 常为感染毒素影响毛细血管的脆性由感染性栓塞所致。多见于眼睑结膜、口腔黏膜、前胸或四肢的皮肤，呈紫红色，压之褪色。

5. 栓塞及血管炎症状 栓塞是感染性心内膜炎患者常见且重要的表现，可引起各种各样的临床症状。脾栓塞可引起左上腹剧痛，有时听到脾区摩擦音。肾栓塞可出现肾区疼痛、血尿和蛋白尿。脑栓塞可引起偏瘫、弥漫性脑膜炎、脑脓肿、蛛网膜下隙出血、中毒性脑病。临床上，年轻人出现偏瘫或者有蛛网膜下隙出血、细菌性脑膜炎或脑脓肿且伴有器质性心脏杂音者，应疑有感染性心内膜炎的可能。此外，IE尚有一些特殊类型。

（1）真菌性心内膜炎：常见于体弱免疫功能低下，长期应用广谱抗生素、激素的患者；多有心脏手术、长期置管病史；抗生素治疗无效或反复发作，血培养阴性；由于赘生物大多有反复栓塞症状，且栓子内可有真菌及菌丝等真菌感染证据。

（2）右心性心内膜炎：多有心脏介入手术、静脉注射毒品成瘾史；病原体以金黄色葡萄球菌多见；常表现为突发性三尖瓣及肺动脉瓣反流性杂音，伴肺部感染和肺栓塞症状。

（三）实验室检查

1. 血常规　白细胞常轻度增多，中性粒细胞增高。血沉多数增快。尿液变化常见镜下血尿和轻度蛋白尿。

2. 血培养　血培养阳性是感染性心内膜炎极为重要的诊断依据。在24小时中至少要采集3次，采血时间应在体温上升前或上升时。血样标本须达10～20ml，血培养的时间需1～3周。

3. 血清学试验　25%的患者有高丙球蛋白血症，约50%的感染性心内膜炎患类风湿因子阳性，免疫复合物在98%患者中显示阳性，其值常在75～100μg/ml，可作为与非心内膜炎的败血症者的鉴别点之一。

（四）诊断标准

1. 感染性心内膜炎基本确诊标准

（1）持续性血培养阳性（至少应有两次血培养，若仅送二、三次。所有标本需均为阳性；如送培养四或四次以上则至少三次为阳性），伴以下两项：①新出现的反流性杂音；②心脏易患因素伴血管现象（微血管炎所致周围征、肾小球肾炎或动脉栓塞表现等)。

(2) 阴性或间歇性血培养阳性(特指血培养阳性率未达上述标准者),需伴以下三项:①发热;②血管现象;③新出现的反流性杂音。

2. 可能为感染性心内膜炎

(1) 持续性血培养阳性,伴以下两项:①心脏易患因素;②血管现象。

(2) 阴性或间歇性血培养阳性(特指血培养阳性率未达上述标准者),需伴以下三项:①发热;②心脏易患因素;③血管现象。

(3) 非心脏外原因所致的草绿色链球菌阳性血培养至少两次阳性,伴发热者。

(五) 鉴别诊断

1. 风湿热 主要表现为发热、游走性关节酸痛、皮下结节、全心炎(即心肌炎、心内膜炎、心包炎),血沉增快、抗链球菌溶血素"O"滴度升高等,在临床上易与感染性心内膜炎混淆。但前者多无栓塞表现、瘀点、Osler 结节,Janeway 损害及杵状指可资两者鉴别。血培养阳性是重要鉴别依据。

2. 系统性红斑狼疮 以发热、心脏杂音、贫血、脾大、血尿、关节酸痛等症状表现者,容易与感染性心内膜炎混淆。然而系统性红斑狼疮患者面部有蝶形红斑或查获狼疮特征,如雷诺现象,血液中可找到狼疮细胞,荧光抗体阳性,皮肤活检有狼疮带,血培养阴性,应该用抗生素治疗无效,而肾上腺皮质激素的应用能明显缓解等,有助于两者的鉴别。

3. 心房黏液瘤 有不规则发热,心脏杂音的改变,轻度贫血,血沉增快,黏蛋白增多及栓塞症状,而易与感染性心内膜炎混淆。但是血培养阴性,超声心动图显示有随心动周期而移动的棉絮样光团的特征,可资鉴别。

4. 其他原因引起的栓塞症状 感染性心内膜炎并发栓塞

时，可表现在身体的某一局部，使该处的症状特别明显。当并发脑栓塞时，需与脑血栓形成或脑梗死鉴别；并发肾栓塞时引起肾区绞痛和血尿，需与肾结石、急性肾小球肾炎鉴别；并发动脉栓塞时引起的肢体疼痛和缺血者，常与脉管炎混淆；并发冠状动脉栓塞引起心绞痛、心肌梗死发作，常与冠心病、冠状动脉炎等混淆，均应仔细加以鉴别。

5. 心力衰竭　感染性心内膜炎有以心力衰竭表现为主要症状，而无明显发热或低热，或偶有不规则发热的不典型患者，极易漏诊。故对顽固性心力衰竭不易控制，又无其他的诱因可找时，应考虑有无合并感染性心内膜炎可能。

【治疗】

1. 一般治疗　注意休息，加强营养及支持治疗，可少量多次输血及血浆蛋白和多种氨基酸以改善全身情况，增加机体的抵抗力；应用心肌营养药，改善心肌代谢；治疗中亦应注意内环境紊乱的及时纠正。

2. 抗生素　治疗革兰阳性球菌时，可选用青霉素 1000 万 ~ 2000 万 U/d，加用链霉素 1g/d，如果未见效则改用苯甲异噁唑青霉素 6 ~ 12g/d，万古霉素 2g/d，头孢唑啉或头孢拉定 4g/d，静脉滴注。考虑为革兰阴性细菌感染时，可用琥珀酸氯霉素 1.5 ~ 2g/d，庆大霉素 32 万 U/d 或氨苄西林 12 ~ 16g/d，疗程一般不短于 4 ~ 6 周为宜。

（1）链球菌性心内膜炎：首选青霉素，敏感者用 400 万 ~ 600 万 U/d，不敏感者需 1000 万 ~4000 万 U/d，加用链霉素 1g/d，疗程 4 ~ 6 周。

（2）肠球菌性心内膜炎：肠球菌对青霉素常有耐药性，用量宜大，剂量为 2000 万 ~ 4000 万 U/d，加用庆大霉素静脉滴注或肌内注射。对上述药物无效者改用氨苄西林，8 ~ 12g/d，疗程 4 ~ 6 周。

（3）金黄色葡萄球菌性心内膜炎可选用萘夫西林，6 ~

12g/d，苯唑西林（新青霉素Ⅱ）6～12g/d静脉分次滴注。病情严重而迁延者，加用庆大霉素，也可用头孢唑林1.0g/d，肌内注射、静脉注射或静脉滴注，或头孢拉定2～4g/d，分2次肌内注射，重症可用2～4g/d，静脉注射，3～4次/d。联合用头孢哌酮（先锋必），1～2g/d，分2次肌脉注射，重症可用2～3g，3次/日肌内注射或静脉注射，每天最高量不超过9g。或用菌必治（头孢三嗪），1～2g，1～2次/日可增至4g/d，肌内注射、静脉注射或静脉滴注。

（4）革兰阴性菌心内膜炎见于铜绿假单胞菌、布鲁菌属、沙门菌等，根据药敏试验选用庆大霉素、卡那霉素。氨苄西林静脉滴注20～40g/d，对铜绿假单胞菌心内膜炎有效。

（5）人工瓣膜术后心内膜炎，占感染性心内膜炎的发病率的1%～4%，早期感染的病菌主要是表皮葡萄球菌、金黄色葡萄球菌，真菌晚期感染主要是链球菌、革兰阴性菌等。真菌性人工瓣膜心内膜炎的致病菌为白色念珠菌和其他念珠菌属，可选用两性霉素B静脉给药，第1日1mg，第2日3mg逐日加量至1mg/（kg·d）的剂量，氟胞嘧啶，每日静脉剂量为150mg/kg。同时口服克霉唑1～3g/d，分3次口服。

3. 外科治疗　感染性心内膜炎手术治疗的目的是消灭病灶，恢复瓣膜功能。出现以下情况者，可考虑手术治疗。

（1）血培养持续阳性或反复复发。

（2）内科治疗后全身中毒症状无明显改善，并出现进行性心功能不全，传导阻滞，瓣膜功能的失常。

（3）继发瓣膜关闭不全，特别是主动脉瓣穿孔者的难治性心力衰竭。

（4）人工瓣膜感染有瓣周缝线松脱或瓣膜功能障碍者。

（5）真菌性心内膜炎，内科治疗效果较差，应早期采取手术换瓣。

（6）反复的栓塞，特别的动脉栓塞，可切除赘生物，预防栓塞。手术与抗生素治疗的结合，可使大多数患者有治愈的希望。

【病情观察】

用药后观察体温、心脏杂音改变、栓塞体征、血白细胞、血沉、血培养、超声心动图等。治疗有效者体温先逐渐降至正常，心脏杂音减弱甚至消失，瘀斑等栓塞体征减轻或消失，尿中红细胞在 1 个月或更久消失，血沉常在治疗后 1~2 个月或疗程结束时恢复正常。疗程结束停药后，观察 3~5 日，无任何症状，再抽取血培养 3 次均无菌生长，临床上即达到治愈标准，可给予出院，此后应定期随访 2 年。治愈者由于心内膜瘢痕形成而造成严重的瓣膜变形和腱索增粗、缩短，可导致瓣膜狭窄和（或）关闭不全。

【病历记录】

在现病史、过去史及体格检查记录中记录能排除伤寒、结核、风湿热及心力衰竭等病的描述，记录有无基础心脏病史。对心力衰竭及肺、脑、肾等栓塞者，在病历上记录与家长谈话的内容与家长意见。在病程记录中记载确诊的心电图依据、治疗内容及疗效观察。在出院小结中记录出院后预防服用药物的剂量与如何观察不良反应，门诊随访的时间与复查内容。

【注意事项】

1. 医患沟通

（1）反复抽血常让患者难以接受，应向其交代感染性心内膜炎的知识，告知血培养的重要性，使其能配合反复抽血的操作。在使用大剂量抗生素治疗时应事先交代不良反应，尤其是氨基糖苷类抗生素，必要时患者或家属应在病历上签名以示同意，有异常反应时应及时处理。

（2）告知本病可能并发症及预后。当治疗中发生肺、脑、肾等栓塞时，在积极处理同时须向患者说明。对出院患者应嘱门诊随访 2 年，复查血培养、血常规、超声心动图等。

2. 经验指导

（1）近 20 年来，由于抗生素的广泛应用，尤其是广谱头孢菌素的广泛应用，使本病的临床表现发生很大变化。过去所能看得到的 Osier 结、Roth 斑、Janeway 斑已明显减少，而且典型的乐鸣性杂音或多变的心脏杂音也并不多见。如果现在仍按典型标准来诊断本病难免会漏诊、误诊。

（2）血培养是诊断的关键，应于治疗前采血，一般隔半小时至 1 小时采血 5～10ml，至少 3 次。如已用过抗生素，须停药 72 小时后再抽血；如已用过大剂量的敏感抗生素，须停药 1 周后再抽血，或在培养基中加入硫酸镁、β-内酰胺酶、青霉素酶、对氨基苯甲酸等以破坏抗生素。可同时进行常规的需氧菌培养、厌氧菌培养、L 型菌培养。如静脉血培养阴性，可抽动脉血培养，培养阴性者血标本须保留 3 周，提高阳性率。如多次血培养阴性，应注意真菌、支原体、病毒、立克次体感染的可能性。可进行真菌培养等检查。近来有报道肺炎支原体引起感染性心内膜炎。

（3）超声心动图可用于早期诊断，但不易发现太小的赘生物（<2mm），检查者经验不足也不能发现赘生物，赘生物的检出率为 57%～81%。因此，不能认为未发现赘生物就排除本病的诊断。超声心动图也可动态观察赘生物的大小、部位变化，观察瓣膜脱垂、穿孔、腱索断裂等变化，从而指导治疗。

（4）本病复发率高，如又出现发热、贫血、多汗等现象，尤其是第一次患病时即出现严重肺、脑或心内膜损害者，应再次抽取血培养，联合应用抗生素，并需加大剂量和延长疗程。

第四章

呼吸系统急症

第一节 急性气管－支气管炎

急性气管－支气管炎（acute tracheobronchitis）是由生物、物理、化学刺激或过敏等因素引起的气管－支气管黏膜的急性炎症。临床主要症状有咳嗽和咳痰。常见于寒冷季节或气候突变时。也可由急性上呼吸道感染蔓延而来。

【诊断依据】

（一）症状

起病一般先有急性上呼吸道感染的症状，如鼻塞、流涕、喷嚏、咽痛、声嘶等，伴畏寒、发热、头痛及全身酸痛。咳嗽多呈刺激性，有少量黏液痰，伴有胸骨后不适或钝痛。感染蔓延至支气管时，咳嗽加重，2～3日后痰量增多呈黏液性或黏液脓性。伴发支气管痉挛时，可有哮喘和气急。

（二）体征

体检双肺可闻散在干湿性啰音，咳嗽后可减少或消失。急性气管－支气管炎一般呈自限性，发热和全身不适可在3～5日内消失，但咳嗽、咳痰可延续2～3周才消失。迁延不愈者演变为慢性支气管炎。

(三) 检查

1. 实验室检查

(1) 血常规 病毒感染时外周血白细胞计数并不增加，仅淋巴细胞相对轻度增加，细菌感染时白细胞计数 $> 10 \times 10^9/L$，中性粒细胞计数也升高。

(2) 痰培养：可发现致病菌，如流感嗜血杆菌、肺炎球菌、葡萄球菌等。

2. 特殊检查 X线胸片检查，大多数表现正常或仅有肺纹理增粗。

(四) 诊断要点

(1) 常先有鼻塞、流涕、咽痛、畏寒、发热、声嘶和肌肉酸痛等。

(2) 咳嗽为主要症状。开始为干咳、胸骨下刺痒或闷痛感。1~2日后有白色黏膜，以后可变脓性，甚至伴血丝。

(3) 胸部听诊呼吸音粗糙，并有干、湿啰音。用力咳嗽后啰音性质、部位改变或消失。

(4) 外周血象正常或偏低，细菌感染时外周血白细胞升高。痰培养如检出病原菌，则可确诊病因。

(5) X线胸部检查正常或仅有肺纹理增粗。

(五) 鉴别诊断

1. 流行性感冒 起病急骤，发热较高，有全身酸痛、头痛、乏力的全身中毒症状，有流行病史。

2. 急性上呼吸道感染 一般鼻部症状明显，无咳嗽、咳痰，肺部无异常体征，胸部无异常体征。

3. 其他 如支气管肺炎、肺结核、肺癌、肺脓肿、麻疹、百日咳等多种肺部疾病可伴有急性支气管的症状，通过详细询问病史、体格检查，多能做出诊断。

【治疗】

以休息及对症治疗为主，不宜常规使用抗生素。如出现发热、脓性痰、重症咳嗽，可应用抗菌药物治疗。

（一）一般治疗

适当休息，注意保暖，多饮水，摄入足够的热量，防止冷空气、粉尘或刺激性气体的吸入等。

（二）用药常规

（1）可补充适量维生素 C，0.2g，每日 3 次。

（2）干咳者可用喷托维林（咳必清）25mg、右美沙芬10mg 或可待因 15～30mg，每日 3 次。

（3）咳嗽有痰而不易咳出者，可选用祛痰剂溴己新（必嗽平）8～16mg 或盐酸氨溴索 30mg，每日 3 次。也可选用中成药止咳祛痰药，如复方甘草合剂、鲜竹沥口服液等，每次10ml，每日 3 次。

（4）发生支气管痉挛时，可用平喘药茶碱类及 β_2 受体激动药等药物，如氨茶碱 0.1g，每日 3 次，茶碱缓释片 0.2g，多索茶碱 0.2g，每日 2 次，特布他林 2.5mg 或沙丁胺醇2.4mg，每日 3 次，沙丁胺醇气雾剂（酚氨咖敏片）每 4 小时2 喷。

（5）如有发热、全身酸痛者，可用阿司匹林 0.3～0.6g或酚氨咖敏片 1 片，每日 3 次。

（6）如出现发热、脓性痰和重症咳嗽，为应用抗生素的指证。可应用针对肺炎衣原体和肺炎支原体的抗生素，如红霉素，每日 1g，分 4 次口服，也可选用克拉霉素或阿奇霉素。多数患者口服抗生素即可，症状较重者可用肌内注射或静脉滴注。目前常用的为阿奇霉素。

①用药指征：适用于敏感致病菌株所引起的下列感染：由肺炎衣原体、流感嗜血杆菌、嗜肺军团菌、卡他摩拉菌、肺炎支原体、金黄色葡萄球菌或肺炎链球菌引起的，需要首先采取静脉滴注治疗的社区获得性肺炎。对耐红霉素的产 β-内酰胺酶的菌株使用阿奇霉素也有效。

②用药方法：将本品用适量注射用水充分溶解，配制成 0.1g/ml，再加入至 250ml 或 500ml 的氯化钠注射液或 5% 葡萄糖注射液中，最终阿奇霉素浓度为 1.0~2.0mg/ml，然后静脉滴注。浓度为 1.0mg/ml，滴注时间为 3 小时；浓度为 2.0mg/ml，滴注时间为 1 小时。成人每次 0.5g，每日 1 次，至少连续用药 2 日，继之换用阿奇霉素口服制剂 1 日 0.5g，7~10 日为 1 个疗程。转为口服治疗时间应由医师根据临床治疗反应确定。

a. 与茶碱合用时能提高后者在血浆中的浓度，应注意检测血浆茶碱水平。

b. 与华法林合用时应注意检查凝血酶原时间。

c. 与下列药物同时使用时，建议密切观察患者用药后反应。

地高辛：使地高辛水平升高。

麦角胺或二氢麦角胺：急性麦角毒性，症状是严重的末梢血管痉挛和感觉迟钝。

三唑仑：通过减少三唑仑的降解，而使三唑仑药理作用增强。

细胞色素 P450 系统代谢药：提高血清中卡马西平、特非那定、环孢素、环己巴比妥、苯妥英的水平。

d. 与利福布汀合用会增加后者的毒性。

③用药体会：阿奇霉素为大环内酯类抗生素中的代表，不良反应较少，临床疗效好。应用时建议每日 1 次给药，应用 2~3 日针剂后换用口服制剂，再应用 5~7 日。

【病情观察】

应注意观察治疗后患者病情的演变情况，发热者体温是否恢复正常，咳嗽者是否好转，咳痰者痰量是否减少，肺部体征是否好转等；并可根据患者的具体情况，相应治疗的疗效评估，调整治疗用药。

【病历记录】

1. 门急诊病历 记录患者就诊的主要症状特点，咳嗽、咳痰的时间，咳嗽、咳痰前是否有鼻塞、流涕、咽痛等前驱症状，咳嗽的时间和性质，咳嗽的音色，痰液的性状和量，是否伴痰血；记录有无发热、全身酸痛、胸闷等全身症状；体检记录肺部是否闻及干、湿性啰音。辅助检查记录 X 线胸片、外周血白细胞计数和痰培养等检查结果。

2. 住院病历 应如实记录患者入院治疗后的病情变化、存在的问题、应注意的事项、出院医嘱、门诊随访时间等。

【注意事项】

1. 医患沟通 经治医师应主动告诉患者本病的特点，以便患者及家属能理解、配合。门诊治疗的患者应尽量保证充分的休息，并接受相应的对症治疗，但须注意门诊随访，老年患者、体弱者或有基础疾病者可考虑住院治疗。对住院治疗的患者，要密切观察病情变化，尤其是生命体征的观察，一旦有变化，及时给予相应的处理。

2. 经验指导

（1）一般可根据患者发病前有受凉、劳累、刺激气体过敏等诱因，咳嗽、咳痰等急性呼吸道症状，体检两肺呼吸音正常，或闻及散在的干、湿性啰音，X 线胸片大多正常，血白细胞计数和分类正常或升高，多能做出及时、正确的诊断。

（2）临床上一般不做有关病因学的诊断，临床医师可根据患者的症状、对症治疗的效果、临床征象的变化，判断有无细菌感染；但治疗效果不佳，就应考虑行病因学检查，以指导临床用药。

（3）对本病而言，对症治疗是主要的治疗。一般可根据患者的症状予相应的治疗。从实践效果看，保证足够的水分和维生素摄入，及时休息以及对症处理，可以使多数患者症状得以缓解。

（4）临床征象、血常规、胸片等检查高度提示有细菌感染的，应根据经治医师的临床经验选用抗生素治疗，如能行痰、血培养，则可根据培养及药敏结果选择抗生素，治疗一般 3～5 日为宜。

（5）急性支气管炎的细菌感染多数是流感杆菌、肺炎链球菌等，抗生素一般可选用青霉素类、大环内酯类、喹诺酮类、头孢类抗生素。抗生素一般口服就可，但如患者的症状较重，如咳嗽、咳痰明显，体温超过 38.5℃，抗生素可予肌内注射或加入 5%葡萄糖注射液中静脉滴注。

第二节　重症肺炎

重症肺炎目前还无普遍认同的标准，界定范围从需要住院的肺炎到在 ICU 机械通气的患者，合理的考虑应包括重症肺炎患者，有重症肺炎高危因素的患者。包括肺炎患者需要：①通气支持，急性呼吸衰竭、无力咳痰、气体交换恶化伴高碳酸血症或持续低氧血症；②循环支持，血流动力学障碍、外周低灌注；③需要加强监护和治疗，肺炎引起的脓毒症或基础疾病所致的其他器官功能障碍。

【诊断标准】

（1）R≥30 次/分。

（2）$PaO_2/FIO_2 < 250mmHg$。

（3）需要机械通气。

（4）胸部 X 线有双肺病变或多叶病变；此外，阴影在 48 小时内增大 50%或以上。

（5）休克，SBP＜90 mmHg，DBP＜60 mmHg。

（6）需要血管收缩剂 ＞4 小时（脓毒休克）。

（7）尿量 ＜20ml/h，或 ＜80ml/4h，或急性肾衰需要透析。

（8）血肌酐＞2mg/dl 或原有肾疾病增加＞2mg/dl。

【治疗】

维护重要器官的功能，积极抗感染，纠正休克，对症治疗。

1. 氧气吸入 休克时组织普遍缺氧，故即使无明显发绀，给氧仍属必要。可经鼻导管输入。输入氧浓度以 40% 为宜，氧流量为 5~8L/min。

2. 抢救休克

（1）补充血容量：如患者无心功能不全，快速输入有效血容量是首要的措施。首批输入 1000ml，于 1 小时内输完最理想。开始补液时宜同时建立两条静脉通道，一条快速扩容，补充胶体液，另一条静脉滴注晶体液。输液的程序原则为"晶胶结合，先胶后晶，胶一晶三，胶不过千"，输液速度为"先快后慢，先多后少"，力争在数小时内逆转休克，尤其是最初 1~2 小时内措施是否有是成功的关键。抗休克扩容中没有一种液体是完善的，需要各种液体合理组合，才能保持细胞内、外环境的相对稳定。

①胶体液：常用药物为低分子右旋糖酐，其作用为提高血浆胶体渗透压，每克低分子右旋糖酐可吸入细胞外液 20~50ml，静脉注射后 2~3 小时作用达高峰，4 小时后消失，故需快速滴入。同时它还有降低血液黏稠度，疏通微循环的作用。用法及用量：500~1000ml/d，静脉滴注。

②晶体液：常用的平衡盐溶液有林格碳酸氢钠或 2:1 溶液，平衡盐溶液的组成成分与细胞外液近似，应用后可按比例地分布于血管内的细胞外液中，故具有提高功能性细胞外液容量的作用。代谢后又可供给部分碳酸氢钠，对纠正酸中毒有一定功效。

③各种浓度葡萄糖液：5%、10% 葡萄糖液主要供给水分和能量，减少消耗，不能维持血容量。25%~50% 葡萄糖则可提高血管内渗透压，具有短暂扩容及渗透性利尿作用，故临床上亦作为非首选的扩容药应用，

（2）纠正酸中毒：休克时都有酸中毒，组织的低灌流状态

是酸中毒的基本原因。及时纠正酸中毒，可提高心肌收缩力，降低毛细血管通透性，提高血管对血管活性药物的效应，改善微循环并防止 DIC 的发生。5% 碳酸氢钠最为安全有效，宜首选，它具有以下优点：解离度大，作用快，能迅速中和酸根；为高渗透性液体，兼有扩容作用，可使 2~3 倍的组织液进入血管内。补碱公式：所需补碱量（mmol）=（目标 CO_2CP – 实测 CO_2CP）×0.3×体重（kg）。目标 CO_2CP 一般定位 20mmol/L。估算法：欲提高血浆 CO_2 结合力 1mmol/L，可给 5% 碳酸氢钠约 0.5ml/kg。

（3）血管活性药物：血管活性药物必须在扩容、纠酸的基础上应用。

①血管收缩药物：此类药物可使灌注适当增高，从而改善休克。但是如果使用不当，则使血管强烈收缩，外周阻力增加，心排血量下降，反而减少组织灌注，使休克向不可逆方向发展，加重病情。血管收缩药适用于休克早期，在血容量未补足之前。尿量 >25ml/h，短暂使用可以增加静脉回流和心搏血量，保证重要器官的血液流量，有利于代偿功能的发挥。常用的缩血管药有去甲肾上腺素和阿拉明（间羟胺）。

去甲肾上腺素 2~6mg 加入 500ml 液体中以每分钟 30 滴的速度静脉滴注，使收缩压维持在 12~13.3kPa，随时调整滴速及药物浓度，血压稳定 30 分钟后逐渐减量，可与酚妥拉明合用，后者浓度为 2~4mg/ml，滴速为每分钟 20~40 滴。

阿拉明 10~20mg 加入 5%~10% 葡萄糖液中静脉滴注。该药不良反应小，血压上升比去甲肾上腺素平稳。

②血管扩张剂：近年来认识到休克的关键不在血压而在血流。由于微循环障碍的病理基础是小血管痉挛，故目前多认为应用血管扩张药物较应用缩血管药物更为合理和重要。但应在补充血容量的基础上给予。

多巴胺：小剂量对周围血管有轻度收缩作用，但对内脏血管则有扩张作用，用后可使心肌收缩力增强，心搏出量增加，肾血流量和尿量增加，动脉压轻度增高，并有抗心律失常作用。大剂量则主要起兴奋 α 受体作用，而产生不良后果。用法和用量：10～20mg 加入 5% 葡萄糖溶液中 500ml 中，以每分钟 20～40 滴速度静脉滴注。

异丙肾上腺素：能扩张血管，增强心肌收缩力和加快心率，降低外周总阻力和中心静脉压。1mg 中加入 5% 葡萄糖 500ml 中，每分钟 40～60 滴。

酚妥拉明：为 α 受体拮抗药，药理作用以扩张小动脉为主，也能轻度扩张小静脉。近年来研究认为此药对 β 受体也有轻度兴奋作用，可增加心肌收缩力，加强扩张血管作用，明显降低心脏不良反应，而不增加心肌氧耗，并具有一定的抗心律失常作用。但缺点是增加心率。

此药排泄迅速，给药后 2 分钟起效，维持时间短暂。停药 30 分钟后消失，由肾脏排出。

用法：抗感染性休克时酚妥拉明通常采用静脉滴注给药。以 10mg 酚妥拉明稀释于 5% 葡萄糖液 100ml 的比例，开始时用 0.1mg/min 的速度静脉滴注，逐渐增加剂量，最高可达 2mg/min，同时严密监测血压、心率，调整静脉滴注速度，务求取得满意疗效。其不良反应主要有鼻塞、眩晕、虚弱、恶心、呕吐、腹泻、血压下降、心动过速。肾功能减退者慎用。

山莨菪碱：山莨菪碱是胆碱能受体拮抗药，能直接松弛血管痉挛，兴奋呼吸中枢，抑制腺体分泌，且其散瞳作用较阿托品弱，无蓄积作用，半衰期为 40 分钟，毒性低，故为相当实用的血管扩张剂。山莨菪碱的一般用量，因休克程度不同、并发症不同、病程早晚、个体情况而有差异。早期休克用量小，中、晚期休克用量大。一般由 10～20mg 静脉注射开始，每隔 5～30 分钟逐渐加量，可达每次 40mg 左右，直至血压回升、面色潮红、四肢转暖，可减量维持。山莨菪碱治疗的禁忌证：过高热（39℃以上），但降温后仍可应用；烦躁不安或抽搐者，用镇静剂控制后仍可应用；血容量不足，须在补足有效血容量的基础上使用；青光眼、前列腺肥大。

4. 抗生素的应用 在获得痰、尿及其他体液培养结果以前，开始治疗时只能凭经验估计病原菌。选用强有力的广谱杀菌剂，待致病菌明确后再行调整。剂量宜大，最好选用2～3种联合应用。抗生素应用的原则是"足量、联合、静脉、集中"，最好选用对肾脏无毒或毒性较低的抗生素。

低肺炎链球菌耐药发生率时（<5%），首选头孢或青霉素或β-内酰胺酶抑制剂加红霉素，高肺炎链球菌耐药发生率时（>5%）或居住养老院的老年患者：首选三代头孢加大环内酯类。替代：四代头孢加大环内酯类，注射用亚胺培南西司他丁钠加大环内酯类，环丙沙星或新喹诺酮类。

如伴有 COPD 或支气管扩张而疑有铜绿假单胞菌感染时，首选头孢他啶加氨基糖苷类加大环内酯类或环丙沙星。考虑另外还有厌氧菌感染可能的卧床患者或伴有系统疾病者，首选氨基青霉素/β-内酰胺酶抑制剂加克林霉素或注射用亚胺培南西司他丁钠。

目前常用的抗生素有如下几类：

（1）青霉素类

①青霉素：青霉素对大多数革兰阳性球菌、杆菌、革兰阴性球菌均有强大的杀菌作用，但对革兰阴性杆菌作用弱。目前青霉素主要大剂量用于敏感的革兰阳性球菌感染，在感染性休克时超大剂量静脉滴注。金葡菌感染时应做药敏监测。大剂量青霉素静脉滴注由于它是钾盐或钠盐，疗程中监测血清钾、钠。感染性休克时用量至少用至 800 万～960 万 U/d，分次静脉滴注。

②半合成青霉素

a. 苯唑西林（苯唑青霉素，新青霉素Ⅱ）：本品对耐药金葡菌疗效好。4~6g/d，分次静脉滴注。

b. 氨苄西林：主要用于伤寒、副伤寒、革兰阴性杆菌败血症等。成人用量为3~6g/d，分次静脉滴注或肌内注射。

c. 羧苄西林：治疗铜绿假单胞菌败血症，成人10~20g/d，分次静脉滴注或肌内注射。

③青霉素与β-内酰胺类抑制剂的复合制剂

a. 阿莫西林-克拉维酸钾：用于耐药菌引起的上呼吸道、下呼吸道感染、皮肤软组织感染、术后感染和尿道感染等。成人每次1片（0.375mg），每日3次，口服；严重感染时每次2片，每日3次。

b. 氨苄西林-舒巴坦钠：对大部分革兰阳性菌、革兰阴性菌及厌氧菌有抗菌作用。成人每日1.5~12g，分3次静脉注射，或每日2~4次，口服。

（2）头孢菌素类：本类抗生素具有抗菌谱广、杀菌力强、对胃酸及β-内酰胺酶稳定，过敏反应少等优点。现已应用到第四代产品，各有优点。

①第一代头孢菌素：本组抗生素特点为对革兰阳性菌的抗菌力较第二、三代强，故主要用于耐药金葡菌感染，对革兰阴性菌作用差；对肾脏有一定毒性，且较第二、三代严重。

头孢唑啉：成人2~4g/d，肌内注射或静脉滴注。

头孢拉啶：成人2~4g/d，静脉滴注，每日用量不超过8g。

②第二代头孢菌素：本组抗生素的特点有：对革兰阳性菌作用与第一代相仿或略差，对多数革兰阴性菌作用较强，常用于大肠埃希菌属感染，部分对厌氧菌高效；肾脏毒性小。

头孢孟多：治疗重症感染，成人用至8~12g/d，静脉注射或静脉滴注。

头孢呋辛：治疗重症感染，成人用至4.5~8g/d，分次静脉内注射或肌内注射。

③第三代头孢菌素：本组抗生素的特点有：对革兰阳性菌有相当的抗菌作用，但不及第一、二代；对革兰阴性菌包括大肠埃希菌、铜绿假单胞菌及厌氧菌如脆弱类杆菌有较强的作用；其血浆半衰期长，有一定量渗入脑脊液；对肾脏基本无毒性。

头孢他啶：临床上用于单种的敏感细菌感染，及两种或两种以上混合细菌感染。成人用量 1.5~6g/d，分次肌内注射或静脉滴注。

头孢曲松（罗氏芬）：成人 1g/d，分次肌内注射或静脉滴注。

头孢哌酮：成人 6~8g/d，分次肌肉注射或静脉滴注。

(3) 氨基糖苷类抗生素：本类抗生素对革兰阴性菌有强大的抗菌作用，且在碱性环境中增强。其中卡那霉素、庆大霉素、妥布霉素、阿米卡星等对各种需氧革兰阴性杆菌具有高度的抗菌作用。厌氧菌对本类抗生素不敏感。本类抗生素应用时应注意老年人应慎用；休克时肾血流减少，剂量不要过大，还要注意复查肾功能；尿路感染时应碱化尿液；与呋塞米、依他尼酸、甘露醇等药联用时增强其耳毒性。

庆大霉素：成人 16 万~24 万 U/d，分次肌内注射或静脉滴注。忌与青霉素混合静脉滴注。

硫酸卡那霉素：成人 1.0~1.5g/d，分 2~3 次肌内注射或静脉滴注，疗程不超过 10~14 日。

硫酸妥布霉素：成人每日 1.5mg/kg，每 8 小时一次，分 3 次肌内注射或静脉滴注。

(4) 大环内酯类抗生素：大环内酯类抗生素作用于细菌细胞核糖体 50S 亚单位，阻碍细菌蛋白质的合成，属于生长期抑菌药。本品主要用于治疗耐青霉素的金葡菌感染和青霉素过敏的金葡菌感染。近年来常用阿奇霉素。

阿奇霉素：成人 500mg，日一次口服，或 0.25~0.5g 加入糖或盐水中静脉滴注。

（5）喹诺酮类抗生素：喹诺酮类抗生素以细菌的脱氧核糖核酸为靶，阻碍 DNA 回旋酶合成，使细菌细胞不再分裂。喹诺酮按发明的先后及抗菌性能不同，分为一、二、三代。

第一代喹诺酮只对大肠埃希菌、痢疾杆菌、克雷白杆菌、少部分变形杆菌有抗菌作用。具体品种有萘啶酸和吡咯酸，因疗效不佳现已少用。

第二代喹诺酮在抗菌谱方面有所扩大，对肠埃希菌属、枸橼酸杆菌属、铜绿假单胞菌、克雷白杆菌也有一定抗菌作用。主要有吡哌酸。

第三代喹诺酮的抗菌谱进一步扩大，对葡萄球菌等革兰阳性菌也有抗菌作用。目前临床主要应用第三代喹诺酮。其主要不良反应有胃肠道反应，中枢反应如头痛、头晕、睡眠不良等；可致癫痫发作；可影响软骨发育，孕妇及儿童慎用。

（6）万古霉素：仅用于严重革兰阳性菌感染。成人每日 1~2g，分 2~3 次静脉滴注。

5. 非抗微生物治疗　非抗微生物治疗领域有三种方法，急性呼吸衰竭时的无创通气、低氧血症的治疗和免疫调节。

（1）无创通气：持续气道正压（CPAP）被用于卡氏肺孢子虫肺炎的辅助治疗。在重症 CAP，用无创通气后似乎吸收及康复更快。将来的研究应弄清无创通气能在多大程度上避免气管插管，对疾病结果到底有无影响。

（2）治疗低氧血症：需机械通气治疗的重症肺炎患者低氧血症的病理生理机制是肺内分流和低通气区肺组织的通气–血流比例失调。

（3）免疫调节治疗

①G-CSF：延长中性粒细胞体外存活时间，扩大中性粒细胞的吞噬活力。促进 PMN 的成熟和肺内流。

②IFN-γ：促进巨噬效应细胞的功能，包括刺激呼吸爆发，

抗原提呈，启动巨噬细胞起源的 TNF 释放，增强巨噬细胞体外吞噬和抗微生物活力。对 PMN 有类似作用。在体内，IFN-γ 缺乏可造成肺对细胞内病原体的清除障碍。

③CD40L：促进 T 细胞和 B 细胞、DCs 细胞的有效作用，直接刺激 B 细胞。在清除细胞内细菌的细胞免疫反应和清除细胞外细菌的体液免疫反应中起作用。

④CpG 二核苷酸：选择性增强 NK 细胞活力，激活抗原提呈细胞，上调 CD40，启动 I 型细胞因子反应，对外来抗原产生 CTL。

6. 激素的使用 皮质激素有广泛的抗炎作用：预防补体活化、减少 NO 的合成、抑制白细胞的黏附和聚集、减少血小板活化因子、TNF-α、IL-1 和前列腺素对不同刺激时的产生。大样本的、随机的研究和荟萃分析显示大剂量、短疗程的激素治疗不能降低 SEPTIC 患者的病死率。一项 300 个患者的随机对照、双盲研究，使用氢化可的松（50mg，iv，6 小时一次）或氟氢可的松（50μg，每日 1 次，口服）7 日。肾上腺功能不全者，28 日存活率要显著高于安慰剂对照组。在肾上腺功能无法测试或出结果前，对升压药依赖、有败血性休克的机械通气和有其他器官功能障碍者，使用激素可能合理。

【病情观察】

年龄较大或原有基础疾病，应考虑住院治疗。无论门诊或住院治疗，均应密切观察患者治疗后症状、体征的变化，复查 X 线胸片，了解肺部病变的吸收情况。如有血压下降，高度怀疑或诊断有中毒休克性肺炎的，须密切观察患者治疗后的病情演变，必要时调整治疗用药。

【病历记录】

1. 门急诊病历 记录患者发热的程度及时间；有无胸痛，如有，记录胸痛的时间和程度；有无本次发病的诱发因素，如淋雨、受凉、疲劳及上呼吸道感染史；是否伴有呼吸困难等；咳嗽及咳痰的性状，有无铁锈色痰。既往史中记录有无慢性胸、肺疾病史等；如有，记录过去诊断和治疗情况。体检记录患者血压，有无肺实变的体征，有无大汗、发绀、不能平卧等重症肺炎的表现。辅助检查记录血常规、痰培养、X线胸片等检查结果。

2. 住院病历　除记录患者门急诊的诊治经过、疗效外，重点记录本次入院的诊治经过、症状体征的变化；如为中毒休克性肺炎，须密切观察记录患者血压、心率、血氧饱和度的变化以及相应积极治疗后的症状变化，是否改善、好转。

【注意事项】

1. 医患沟通　诊断本病后，经治医师应如实告知患者及家属本病的临床特点、诊断方法、治疗原则等，以便能理解、配合治疗。对老年、抵抗力差的患者，应充分考虑到疾病的严重性及并发症出现的可能，对预后的评估十分重要；应注意随时与患者及家属沟通。诊断为中毒休克性肺炎的，因病情危重，当告知患者家属可能的后果。

2. 经验指导

（1）根据患者临床症状、实验室检查、X线胸片痰涂片及痰培养以确立诊断。

（2）临床上须注意的是，即使痰培养阴性，根据患者的病史、体征、外周血常规和X线胸片改变，也可做出本病的临床诊断。

第三节　支气管哮喘

哮喘是指由于器官对各种刺激反应性增高导致支气管平滑肌痉挛、黏膜水肿、腺体分泌亢进而导致支气管阻塞的疾病。重症哮喘是指哮喘急性发作，经常规治疗症状不能改善或继续恶化或暴发性发作，短时间进入危重状态、发展为呼吸衰竭，并出现一系列并发症，危及生命的哮喘。

【诊断依据】

1. 病因

（1）某些吸入性过敏原或其他刺激性因子持续存在。

（2）呼吸道感染，尤其是病毒及支原体的感染。

（3）激素应用不当，长期应用糖皮质激素突然减量或停用。

（4）失水、痰液黏稠不易引流，小气道痰栓阻塞并发肺不张，或伴有气胸、纵隔气肿等。

（5）酸中毒、严重缺氧、CO_2潴留导致呼酸伴代碱加重支气管痉挛，并且酸性条件下对支气管扩张剂的反应降低，使哮喘不能缓解。

（6）精神过度紧张、不安、恐惧等因素，可能影响某些神经激肽的分泌，导致哮喘的恶化。

2. 病史 大多数患者有反复发作的哮喘史，并可找出发作的诱因，具有遗传倾向的家族史。

3. 症状 多有呼吸困难、喘息、咳嗽、咳白色泡沫痰，呼吸频率>30次/分，可见辅助呼吸肌活动，胸部呈过度充气改变，可闻及广泛的吸气呼气哮鸣音，严重时呼吸微弱，呼吸节律异常，呼吸音明显降低甚至消失（沉默胸）；发绀不常见，出现时则提示极重度发作，气胸是极其危险的并发症，50%的重症哮喘需仔细体检发现。

4. 体征 大多数患者有心动过速，HR>120次/分，并出现奇脉，极重度的患者可能出现心律失常、低血压，并且由于不能产生较大的胸腔内压改变，奇脉消失。

5. 血 嗜酸粒细胞可增多。

6. 痰 可见大量嗜酸粒细胞，尖棱结晶液粒和透明的哮喘珠。

7. 肺功能 呼气流速指标显著下降。FEV_1、MMEF、PEF

均减少。

8. 血气分析　发作时 PaO_2 下降，$PaCO_2$ 下降，呈呼吸性碱中毒，重症哮喘 $PaCO_2$ 升高呈呼吸性酶中毒并常伴有代谢性酸中毒。

9. 胸片　主要表现为过度充气，应警惕有无气胸、纵隔气肿的发生，偶可发现肺实变和肺不张。

【治疗】

1. 氧疗　可用鼻导管或面罩给予充分饱和湿化的氧气吸入，吸氧浓度为 40% ~ 60%，对于伴有 CO_2 潴留患者，则给予 24% ~ 28% 的吸氧浓度为宜，监测血气或血氧饱和度，使 $PaO_2 > 60mmHg$，$SaO_2 \geq 90\%$。

2. 支气管扩张剂　β 受体激动药吸入，可用定量气雾剂（MDI）或雾气器吸入沙丁胺醇（舒喘宁）5mg、妥布他林（叔丁喘宁）10mg，可加入溴异托品 0.25 ~ 0.5mg，通常吸入后 10 ~ 15min 支管扩张作用达到高峰。若患者吸入有困难，可考虑静脉给药，沙丁胺醇 0.25 ~ 0.5mg，2 ~ 4mg/min 静脉滴注，氨茶碱具有较强的支气管舒张作用，有助于改善呼吸功能和延长激动剂的作用时间，但须监测血药浓度及影响氨茶碱代谢的因素，严密观察其毒副作用，一般首剂给予 5mg/kg（>5 分钟），以后用 0.8 ~ 1.0mg/（kg·d）维持血清茶碱浓度（10 ~ 20μg/ml），原则上每日用量小于 1g。

3. 糖皮质激素　及时定量的糖皮质激素应用是抢救成功的关键，通常静脉滴注氢化可的松 100 ~ 200mg/（4 ~ 6）h，用量一般 400 ~ 600mg/d，必要时可达 1g 以上，亦可应用琥珀酸氢化可的松和甲泼尼龙 40 ~ 80mg/4h，病情缓解后激素改用口服，用药 5 日内可立即停用，否则应逐渐减量。

4. 补液　重症哮喘时，患者用力呼吸，大量出汗易导致脱水，痰液不易咳出，加重气道阻塞，应及时补液并纠正酸碱及电解质紊乱。

5. 机械通气 指征：①经氧疗后 PaO_2 仍 < 50mmHg，$PaCO_2$ > 50mmHg，pH < 7.2；②意识障碍；③呼吸肌疲劳，呼吸音及哮鸣音消失，呼吸极度衰竭；④心搏、呼吸骤停。

【病情观察】

（1）明确诊断后，重点观察经上述治疗后患者哮喘的症状及其伴随症状有无缓解，评估治疗效应。

（2）注意有无并发症或原有症状是否出现或加重，注意观察水、电解质是否平衡，亦应注意有无治疗药物本身的不良反应，以便及时调整治疗用药。

（3）重症哮喘治疗过程中，应严密观察病情变化，尤其是有无症状恶化的证据，以便及时处理（如进行机械辅助通气）。

【病历记录】

1. 门急诊病历 记录患者的症状特点、发作过程，记录有无过敏原接触史、家族遗传史和幼年发病史。既往反复发作性的时间及好发季节。体检记录患者的呼吸频率、呼吸困难的类型、两肺哮鸣音和心率的情况。辅助检查记录血嗜酸粒细胞、肺功能检查、动脉血气分析、X线胸片等的检查结果。

2. 住院病历 重点记录患者入院后的诊治经过，相关症状、体征变化和辅助检查的结果分析、上级医师的查房意见等，如需特殊治疗（如机械通气），应记录与患者家属的谈话过程，并请家属签字为据。

【注意事项】

1. 医患沟通 哮喘是一种对患者、家庭和社会都有明显影响的慢性疾病，虽然目前尚无根治办法，但采取抑制气道炎症为主的综合治疗，通常可以使哮喘病情得到控制。经治医师应积极教育患者避免接触过敏原，防止诱发因素。如病情急性加重，应及时就诊，并在上级医师的指导下，进行治疗。诊断、治疗过程中，应随时与患者及家属联系、沟通，以便患者及家属能了解、配合、支持治疗。对重症哮喘等病情危重者，应及时向家属交代病情的危险性；如需特殊治疗（如需行机械辅助通气的），应向家属讲明其风险、利弊，并请家属签字为据。

2. 经验指导

（1）一般认为，典型的哮喘具有"三性"：即喘息症状的反复发作性，发作时肺部哮鸣音的弥漫性，气道阻塞的可逆性，临床根据患者的这一发作特点，诊断应该不难。经积极的抗炎和镇咳治疗无效，给予平喘和抗过敏治疗后症状明显缓解，也有助于本病诊断。

（2）表现顽固性咳嗽或阵发性胸闷，只咳不喘者，称为不典型哮喘；以咳嗽为唯一临床症状的哮喘称为咳嗽变异性哮喘，其咳嗽、胸闷呈季节性，肺功能测定有助于本病的诊断。

（3）目前主张哮喘采取以平喘和抗炎为主的综合治疗，并主张长期吸入糖皮质激素，以期达到最佳控制哮喘的目的。近年来推荐联合吸入糖皮质激素和长效 β_2 受体激动药治疗哮喘，两者具有协同的抗炎和平喘作用，可获得相当于（或优于）应用加倍剂量吸入型糖皮质激素时的疗效，并可增加患者的依从性、减少较大剂量糖皮质激素引起的不良反应，尤其适合于中到重度持续哮喘患者的长期治疗。

（4）目前沙美特罗替卡松粉吸入剂已进入临床，患者使用较方便。急性发作住院者，吸入剂量较大的 β_2 受体激动药和糖皮质激素可较快控制病情，但应注意少数患者可出现不良反应。有研究资料显示，低浓度茶碱具有抗炎和免疫调节作用。茶碱与糖皮质激素和抗胆碱药物联合应用具有协同作用。但低浓度茶碱与 β_2 受体激动药联合应用时，易出现心率增快和心律失常，应慎用。

（5）临床上，一般认为哮喘治疗的目标是：①有效控制急性发作症状并维持最轻的症状，甚至无任何症状；②防止哮喘的加重；③尽可能使肺功能维持在接近正常水平；④保持正常活动（包括运动）的能力；⑤避免哮喘药物的不良反应；⑥防止发生不可逆的气流受限；⑦防止哮喘患者死亡，降低哮喘死亡率。

（6）患者具有以下特征时，可认为已达到哮喘控制的标准：①最少（最好没有）慢性症状，包括夜间症状；②哮喘发作次数减至最少；③无须因哮喘而急诊；④最少（或最好不需要）按需使用 β_2 激动剂；⑤没有活动（包括运动）限制；⑥PEF 昼夜变异率＜20%；⑦PEF 正常或接近正常；⑧最少或未遗留不良反应。

第四节 急性呼吸窘迫综合征

急性呼吸窘迫综合征是由于各原因引起肺内血管与组织间液体交换功能紊乱，导致肺含水量增加，肺泡萎陷，通气/血流比例失调为特征的急性呼吸衰竭，临床上以呼吸窘迫、顽固性低氧血症和非心源性肺水肿为特征。多继发于严重创伤、休克、感染、大手术后所致急性弥漫性肺损伤，导致肺泡毛细血管透性增加。其特点为进行性呼吸困难、低氧血症、肺顺应性下降，胸片表现为两肺弥漫性浸润阴影。

【诊断依据】

1. 病因　包括严重创伤、大面积烧伤、各种休克、严重感染、输血输液过量、DIC、吸入刺激性气体、氧中毒、有机磷农药中毒、肺栓塞、癌转移、重症胰腺炎。

2. 诊断要点

（1）败血症、严重创伤、休克、误吸、补液过量等原发病发展过程中，起病急剧而隐袭，易被原发病症状所掩盖，或发病早期易与肺部感染或左心衰竭相混淆。表现为呼吸 >28 次/分、呼吸窘迫、发绀、烦躁、表情焦虑、出汗等。

（2）通常吸氧不能改善患者的呼吸困难的缺氧状态。

（3）临床早期的"三无"，即无发绀、无肺部湿啰音、无 X 线肺实质病变；晚期则表现为"三有"，即必有发绀、肺部湿啰音、X 线肺实质改变有助于诊断。

（4）辅助检查：动脉血气分析异常，$PaO_2 < 60mmHg$（8kPa），或氧合指数（PaO_2/FiO_2）< 300，肺毛细血管楔压（PCWP）≤2.4kPa。胸部 X 线检查早期无异常，晚期两肺阴影密度普遍增高，形成"白肺"。

3. 鉴别诊断

（1）慢性肺疾患：有呼吸困难，发绀，低氧血症，但病史漫长，病情进展较缓慢，低氧血症可被常规吸氧纠正，且常伴有 $PaCO_2$ 增高，一般鉴别不难。

（2）左心衰竭：左心衰竭所致心源性肺水肿，与本综合征的非心源性肺水肿有类似之处：如呼吸困难、发绀等。但左心衰竭起病急，不能平卧，咳血性泡沫痰，肺部湿啰音多在两肺下方，与体位有关，既往有心脏病史、体征或心电图等异常。胸片可见典型的心源性肺水肿的改变。

【治疗】

1. 控制感染　及时给予抗生素控制感染。

2. 通气治疗　在单纯吸氧不能纠正缺氧，即 $FiO_2 > 0.5$，$PaO_2 < 60mmHg$，$SaO_2 < 90\%$ 时，应尽早予机械通气，原则：小潮气量，最佳 PEEP 的应用。

3. 改善微循环　①早期山莨菪碱注射液 10mg 加入 10% 葡萄糖液 250ml，静脉滴注；②肾上腺皮质激素应用，应早期、大量、早撤，地塞米松 20～30mg 加入葡萄糖液 250～500ml，静脉滴注，1～2 次/日，氢化可的松 300～400mg 加入葡萄糖液 250～500ml 静脉滴注，1～2 次/日，48～72 小时停药；

③酚妥拉明 20mg 加入 10% 葡萄糖液 250ml，静脉滴注，可改善呼吸困难及肺水肿，但应注意血压；500ml 右旋糖酐-40，静脉滴注。

4. 脱水　呋塞米 20mg 加入 10% 葡萄糖液 20ml 静脉注射；静脉滴注人血蛋白可提高血浆胶体渗透压，缓解肺水肿。

5. 积极控制并发症　使用有效抗生素控制感染，及时纠正水、电解质和酸碱平衡，积极防治 DIC 等。

【参考医嘱】

（1）内科护理常规。

（2）特别护理。

（3）病危。

（4）监测生命体征。

（5）面罩吸氧。

（6）记 24 小时出入量。

（7）胸部 X 线摄片。

（8）抽血查血常规、电解质、血气分析、肝肾功能、血糖。

（9）积极治疗原发病。

（10）中心静脉压、肺毛细血管楔压测定。

（11）机械通气：潮气量 6~8ml/kg，PEEP，10~18cmH$_2$O。

（12）营养支持：成人每月供应热量 20~40ml/kg。

（13）合理应用抗生素。

【病情观察】

主要应观察患者呼吸困难的程度、发绀的轻重，以及重要脏器如肾脏、心脏、大脑等的功能变化，评估治疗疗效，经过治疗后，缺氧是否改善是观察本病治疗疗效的一个重要指标。

【病历记录】

1. 门急诊病历　记录患者出现呼吸困难的时间、性质，有无节律、频率改变，记录发病的诱发因素。体检记录患者的血压、体位、呼吸频率、呼吸困难的类型、两肺呼吸音和心脏大小、心脏有无杂音和心率的变化；发绀是否存在，氧疗后缺氧有无改善。辅助检查记录血常规、尿常规、X线胸片、心电图和动脉血气分析等检查结果，有条件行床旁心脏超声时，应记录检查结果，以排除左心功能不全。

2. 住院病历 应详尽列出 ARDS 的诱因、诊断依据、鉴别诊断要点和诊疗计划。病程记录能反映治疗后相关症状、体征变化和辅助检查的结果分析、上级医师的查房意见等，如需行机械辅助通气，必须告知患者家属治疗的利弊、风险，并请家属签字为据。

【注意事项】

1. 医患沟通 ARDS 的预后不容乐观，总体死亡率仍在50% 以上，其预后与感染、年老和患者基础状态有关，患者大多死于多器官功能衰竭和顽固性低氧血症。诊断为本病者，经治医师应如实告诉患者家属本病的特点，如起病急、病情重、死亡率高，即便采取积极的救治措施，尤其是内科疾病合并 ARDS 者死亡率仍很高。因此，各项治疗措施的采取要争取患者及其家属的积极配合，需行机械辅助通气的，应告知治疗的利弊、风险，并请患者家属签字为据。

2. 经验指导

（1）临床上，急性起病、呼吸频率进行性增加、有呼吸困难或窘迫时需考虑本病的可能；女性、小儿和年老体弱者，可能症状不典型，需要高度警惕。

（2）X线胸片早期可正常，以后出现双肺斑片状阴影。因此，临床上动态 X 线胸片检查非常重要。

（3）由于 ARDS 与急性肺损伤（ALI）是密不可分的两个阶段，因此在 ALI 期，即应给予高度重视，并给予积极处理。

（4）ARDS 是一种急性危重病，宜在严密监护下治疗，由于 ARDS 的病因各异，发病机制未阐明，故而至今尚无特效的治疗方法。

（5）目前治疗 ARDS 的主要内容为根据其病理生理改变和临床表现，采取针对性或支持性措施：积极治疗原发病，特别是控制感染；尽早机械通气［应用呼气末气管内正压，(PEEP) 或持续气管内正压 (CPAP)］，改善通气和组织氧供；做好液体出入量管理，减轻肺水肿；保护重要脏器功能，防止进一步肺损伤及多脏器功能不全或衰竭等。

第五节 急性呼吸衰竭

急性呼吸衰竭是指由于各种突发原因引起肺的通气和（或）换气功能严重障碍以致不能进行有效的气体交换，导致缺氧或伴有二氧化碳潴留，从而引起一系列生理功能和代谢功能紊乱的临床综合征。

【病因】

1. 中枢神经系统疾患 急性脑炎、颅脑外伤、脑血管意外（脑出血、脑梗死）、脑肿瘤以及安眠药中毒等，可以直接或间接抑制呼吸中枢，导致呼吸衰竭。

2. 周围神经传导系统及呼吸肌疾患 脊髓灰质炎、多发性神经炎、重症肌无力、颈椎外伤、有机磷农药中毒以及吸入有毒气体等，均可损伤传导系统功能，引起通气障碍或导致呼吸运动障碍。

3. 胸廓疾患 胸部外伤、手术损伤、自发性气胸、急剧增加的胸腔积液，可影响胸廓运动及肺的扩张，损害通气和（或）换气功能。

4. 呼吸道疾患 支气管炎症痉挛、上呼吸道肿瘤、异物等阻塞气道，引起气道阻力增加，导致呼吸衰竭。

5. 肺组织疾患 肺炎、重度肺结核、肺气肿、弥漫性肺间质纤维化、肺水肿、急性呼吸窘迫综合征（ARDS）、硅沉着病等，可引起肺容量、通气量、有效弥散面积减少，通气/血流比例失调导致肺动静脉分流，引起缺氧和（或）二氧化碳潴留。

6. 肺血管疾患 肺栓塞、肺血管炎或部分静脉血未经氧合直接流入肺静脉，导致缺氧。

【诊断依据】

1. 呼吸衰竭的血气诊断标准 在海平面、静息状态、呼吸空气，无异常分流的情况下，成人的 PaO_2 低于 60mmHg，或伴有 $PaCO_2$ 高于 50mmHg。

2. 根据病理生理改变和血气特点，可将呼吸衰竭分为两种类型

Ⅰ型呼吸衰竭：又称低氧血症性呼吸衰竭，或非通气性呼吸衰竭，其血气特点为 PaO_2 低于 60mmHg，$PaCO_2$ 降低或正常。

Ⅱ型呼吸衰竭：又称通气衰竭，其血气特点为：$PaCO_2$ 高于 50mmHg 和（或）PaO_2 低于 60mmHg。

【治疗】

1. 建立和保证气道通畅 迅速准确地气管内插管；及时有效地清除气道内分泌物；充分湿化气道，增加排痰能力；解除气道痉挛，降低气道阻力。

2. 氧疗应用 鼻导管或面罩吸氧，吸入氧浓度（FiO_2）与吸入氧流量大致呈如下关系：$FiO_2 = 21 + 4 \times$ 吸入氧流量（L/min）。以生理和临床的需要调节吸入氧的浓度，使动脉氧分压达 60mmHg 以上，或 SaO_2 为 90% 以上。

3. 机械通气 选择合适的通气模式通气参数，并根据血气结果及时调整，改善患者的通气换气功能。

4. 纠正酸碱失衡和电解质紊乱 急性呼吸衰竭发生的酸碱失衡主要是呼吸性酸中毒，主要处理的改善通气；缺氧或肾功能不全造成代谢性酸中毒，主要处理是给氧和改善肾功能。当严重代酸 pH < 7.2 时，可以考虑使用 $NaHCO_3$。

5. 控制感染　可根据经验选用合适的抗生素，并及时做痰培养以进一步明确致病菌和药物敏感程度，合理应用抗生素。还应注意必须充分引流痰液。

6. 营养支持　保证足够的热卡，提倡全胃肠营养。必要时可进行静脉营养支持。

7. 避免及治疗合并症　防治上消化道出血，慎用对肝、肾功能有损害的药物，减少机械通气的并发症等。

【病情观察】

主要应观察患者呼吸困难的程度，发绀的轻重以及重要脏器如肾脏、心脏、大脑等的功能变化。重点观察治疗后患者的病情变化、治疗效果，以便及时调整治疗用药。患者氧疗过程中，应密切注意患者的神志变化，防止发生二氧化碳麻醉出现。

【病历记录】

1. 门急诊病历　记录患者症状的特点、发作过程，有无精神、神志、心血管系统、消化系统、肾功能受损等症状，有无心、脑、肺等疾病史，记录起病诱因。体检记录患者的呼吸频率、呼吸困难的类型，着重描写呼吸困难的性质，有无节律、频率改变，记录患者两肺呼吸音和心率的情况，发绀是否存在。辅助检查记录血常规、尿常规、X 线胸片和心电图结果，有条件时应记录急诊生化检测、动脉血气分析、X 线胸片等检查结果。

2. 住院病历　入院记录除记录门急诊病历的相应内容外，应重点记录患者入院后的诊治经过，以及治疗后相关症状、体征的变化和辅助检查的结果分析、上级医师的查房意见等，如需行无创通气或有创通气治疗的，应记录与患者家属的谈话过程，并请家属签字同意为据。

【注意事项】

1. 医患沟通　急性呼吸衰竭病情危重，随时有死亡可能，应随时将病情告知患者亲属，使之预先有心理准备。诊断本病者，临床医师必须与患者和家属沟通，讲明呼吸衰竭的预后，尤其是出现多个脏器损害，治疗较困难，预后不良，使家属对本病有一个正确的认识，以便能理解、配合和支持采取可能的治疗方法。在实施治疗的过程中，应与家属保持随时的联系，需行机械辅助通气的，应告知治疗的利弊、风险，并请患者家属签字同意为据。缓解期的患者，应注意避免呼吸道感染，并根据患者的具体情况，予规律用药，门诊随访。

2. 经验指导

（1）患者多有导致慢性呼吸衰竭的基础疾病以及呼吸衰竭反复发作的病史，加上血气分析，大多能很快明确诊断。

（2）临床诊断时，部分患者须行 X 线胸部检查，以排除气胸等并发症的存在；尤其是患者有精神症状时，应注意是否合并有代谢性碱中毒，并注意排除中枢神经系统疾病。

（3）患者氧疗时要区分是 I 型呼吸衰竭或是 II 型呼吸衰竭，慢性呼吸衰竭患者缺氧并伴二氧化碳潴留（II 型），常为低浓度持续吸氧；缺氧不伴或仅有轻度二氧化碳潴留（I 型），因弥散功能障碍或吸入氧浓度过低时，提高吸氧浓度可满意纠正缺氧，而通气/血流比例失调时产生的生理性动静脉分流，氧疗可增加通气不足的肺泡氧分压，使动脉血氧分压增加。

（4）呼吸衰竭患者一定要保持呼吸道的痰液引流通畅，临床上不乏呼吸衰竭患者通过加强呼吸道护理如有效湿化、分泌物充分引流后症状即迅速缓解的实例。对痰多而黏稠者，要鼓励患者咳痰并予翻身拍背，给予祛痰药稀释痰液，以利排出；对分泌物过多、无力咳嗽或分泌物阻塞支气管发生肺不张者可考虑在吸氧条件下用纤维支气管镜吸痰，并可同时作痰培养以分离病原菌。

（5）应用呼吸兴奋剂（如尼可刹米）后，如出现皮肤瘙痒、烦躁等不良反应，需减慢滴速；经过 4～12 小时治疗而疗效不明显，或出现肌肉抽搐等严重不良反应时，应停用，必要时予机械通气支持。

（6）对昏迷、意识不清和由于咽及舌部肌肉松弛造成喉以上气道阻塞的患者，应建立口咽气道；也可气管插管，采用经口或经鼻气管插管，后者患者更易耐受，插管停留时间可长于 2 周；如果病情危重，无法耐受插管，又需长时间建立人工气道，则采用气管切开。

第六节　慢性肺源性心脏病

肺源性心脏病（cor pulmonale，简称肺心病）是指由支气管、肺组织、胸廓疾病、肺血管病变等疾病导致肺组织结构和功能异常，引起右心损害的一种心脏病。根据病情缓急和病程长短可分为急性和慢性肺心病，临床上以后者多见。慢性肺心病的主要病理表现为右心室肥厚，急性肺心病的主要病理表现为右心室扩张，常见于急性大面积肺栓塞。

【诊断依据】

（一）病因

慢性肺心病的发病原因归纳为以下几种：

1. 支气管、肺组织疾病　影响气道为主的病变和以影响肺间质或肺泡为主的病变。前者以慢性阻塞性肺疾病（COPD）最常见，占 80%～90%，其次为支气管哮喘、支气管扩张等引起气道阻塞时；后者肺泡弹性减退或扩张受限，常见疾病有肺结核、肺尘埃沉着病（尘肺）、放射性、特发性弥漫性肺间质纤维化、弥漫性泛细支气管炎、结节病、肺泡微石病等。

2. 胸廓疾病　广泛胸膜粘连、类风湿性脊柱炎、胸廓和脊柱畸形等使胸廓活动受限，肺脏受压，支气管扭曲变形，肺泡通气不足，动脉血氧分压降低，肺血管收缩，终导致肺循环高压和慢性肺心病。

3. 神经、肌肉疾病　如重症肌无力、急性炎症性脱髓鞘性多发性神经病、脊髓灰质炎等。由于呼吸中枢兴奋性降低或神经、肌肉传递功能障碍或呼吸肌麻痹，呼吸活动减弱，肺泡通气不足致低氧血症。

4. 肺血管疾病　广泛或反复发生的结节性肺动脉炎及多发性肺小动脉栓塞、肺动脉炎、原发性肺动脉高压等，致肺动脉高压，右心负荷加重，发展为慢性肺心病。

5. 通气驱动力失常性疾病　包括肥胖 – 低通气综合征、原发性肺泡低通气、睡眠呼吸暂停综合征等。

（二）临床表现

本病进展缓慢，病程中可反复出现呼吸道感染，由慢性支气管炎进展为肺心病多在 10 年以上，其临床表现随时间推移渐趋加重，早期心肺功能代偿良好，晚期可出现呼吸衰竭和（或）右心功能衰竭。

1. 症状

（1）原发呼吸道疾病和急性发作症状：主要表现为长期慢性咳嗽、咳痰和气喘，晨起时痰量较多，为白色黏液痰，受凉或呼吸道感染后上述症状加重，称急性发作期，可出现畏寒、周身不适、痰色变黄、痰量增多等症状。本病多为老年人，病程长，机体反应能力低下，所以感染后多数患者不感发热，病情严重者，因咳嗽、呼吸困难，摄入明显减少，加之能量消耗多，体力消耗大，频频出汗，可致严重脱水，痰液黏稠，不易咳出或无力排痰，痰量反减少或无痰，导致气道狭窄或阻塞，缺氧和二氧化碳潴留更易加重，可出现呼吸衰竭和右心功能衰竭症状。

（2）呼吸衰竭症状：多发生在慢性支气管炎急性发作或肺部感染之后，由气道阻塞所致的缺氧和二氧化碳潴留引起。均有不同程度的呼吸困难和呼吸节律改变，表现为呼吸急促、浅速或挣扎样呼吸，严重者出现双吸气、张口呼吸、呼吸浅慢甚至呼吸停止。重症呼吸衰竭出现神经－精神症状者称为肺性脑病，表现为头痛、夜间兴奋、烦躁、说胡话、白天嗜睡、神志恍惚或出现幻觉，病情继续进展可出现谵妄、躁动、小群肌肉抽动等症状，严重者可出现抽搐或癫痫样发作，甚至出现昏迷。

（3）右心衰竭症状：也多发生在慢性支气管炎急性发作或肺部感染之后，表现为胸闷、发憋、心悸、气短、尿少、上腹胀痛、食欲不振、恶心等症状，部分患者可出现心律失常，常与缺氧、电解质紊乱和洋地黄应用有关，以窦性心动过速、房性期前收缩和阵发性室上性心动过速最为多见，室性期前收缩、房室传导阻滞、心房纤颤时有发生，严重者甚至出现室性心动过速、室颤致死。心律失常多在缺氧纠正后迅速消失。

（4）其他系统受累症状

①消化道出血：常见于重症肺心病或肺性脑病患者，发生原因主要为严重缺氧、酸中毒和应激性溃疡所致，轻者少量出血表现为便血，重者常因上消化道大出血致死。

②功能性肾功能衰竭：发生原因系右心衰竭、Ⅱ型呼吸衰竭，肾淤血及缺血、缺氧，肾小球滤过率减少所致，部分老年患者常在肾动脉硬化基础上应用肾毒性抗生素（如氨基糖苷类或头孢类）所致。均可表现为水肿、尿少，严重者可出现无尿症状，前者经补充血容量、增加肾小球滤过后可很快恢复排尿，肾功能得以恢复；后者纠正相对缓慢，经利尿保肾治疗后才能恢复排尿，少数患者可出现不可逆的肾功能损害。

③弥散性血管内凝血（DIC）：发生原因主要是缺氧、酸中毒、细菌毒素、中毒性休克等多种因素，表现为皮肤黏膜出血、鼻出血、牙龈出血、咯血、呕血、便血、尿血及阴道出血等症状。

④感染中毒性休克：发生原因主要为细菌毒素所致，表现为脉搏细数、皮肤湿冷、血压下降、少尿或无尿等症状，因常伴有严重脱水，故须与低血容量性休克鉴别。

2. 体征

（1）一般体征：急性发作期，半数以上患者体温正常，发热者不足半数，体温多在 $37 \sim 38℃$，超过 $38.5℃$ 以上者少见，病情重者体温反不升。因缺氧多数患者（贫血者例外）可出现发绀，以舌质、口唇和甲床最为明显，严重者可出现颜面及全身皮肤青紫，少数患者因长期缺氧可出现杵状指（趾）。二氧化碳潴留可使毛细血管扩张，表现为皮肤潮红、温暖多汗，严重者可出现球结膜充血和水肿。

（2）呼吸系统体征：多有原发疾病所致的肺气肿征，少数患者有胸廓畸形。急性呼吸道感染时，呼吸次数增加，呼吸肌运动幅度加大，出现吸气三凹征，肺部啰音增多，除干鸣音及痰鸣音外，可闻及局限性或散在湿性啰音，病情严重者，因痰量减少或消失，肺部啰音也相应减弱或消失（所谓安静肺），提示病情加重，系感染严重未能控制，导致严重缺氧、呼吸困难，呼吸肌无力及体液消耗过多，痰液黏稠，无力咳出，阻塞气道或使气道高度痉挛及狭窄所致。

（3）循环系统体征：肺心病急性发作期可出现右心衰竭的症状，表现为血压轻度增高，颈静脉怒张，肝颈反流征阳性，剑突下可见心脏收缩期搏动，叩诊心界缩小，心率增加，心尖部心音遥远，肺动脉瓣区第二音亢进，三尖瓣区（多在胸骨左下缘或剑突下听取）心音较心尖部明显增强或出现收缩期杂音，肝脏肿大压痛（特别是左叶），下肢水肿，严重者可出现全身高度水肿及腹腔积液。

（4）神经系统体征：急性发作期，出现重症呼吸衰竭并发肺性脑病时可有以下体征：球结膜充血水肿、手足徐动、两手抓空、寻衣摸床、扑翼样震颤或癫痫样发作。腱反射可减弱或亢进，并可出现双侧病理反射，瞳孔缩小或忽大忽小，出现双侧瞳孔散大或两侧大小不等时为脑水肿或脑疝的指征。

（三）辅助检查

1. 血液检查　在缺氧的慢性肺心病患者，外周血红细胞计数和血红蛋白可增高，血细胞比容、血液黏滞度增高，合并感染时，可见白细胞和中性粒细胞增加。部分患者出现肝肾功能异常及电解质、酸碱失衡。

2. X线检查　除肺部原发疾病的表现，还有肺动脉高压和右心增大等表现。

（1）肺部原发疾病的X线表现：可见肺纹理增多、扭曲和变形，病情较重可伴有纤维化；肺野透亮度增强、膈下降、胸廓增大、肋骨上抬。侧位呈前后径增大，还可见肺结核、支气管扩张、肺纤维化、广泛胸膜增厚等X线征象。

（2）心血管征象

①肺血管X线征象：右下肺动脉扩张，横径≥15mm，其横径与气管比值≥1.07，肺动脉段突出≥3mm，中央肺动脉扩张，外周肺血管纤细。

②心脏X线征象：心尖上翘或圆突，右侧位见心前缘向前隆凸，心前间隙变小，有时可见扩大的右心室将左心室后推与脊柱阴影重叠。右心衰竭时心脏面积多呈明显扩大，肺淤血加重，心力衰竭控制后心脏扩大、肺动脉高压和肺淤血情况可有所缩小或控制。

3. 心电图检查　主要为右心房、心室增大的表现，可见肺型P波、电轴右偏、右束支传导阻滞及低电压等，有时需与心肌梗死相鉴别。

4. 超声心动图检查　表现为右心室内径增大，左右心室内径比值变小，右心室流出道内径增宽，右心室流出道/左心房内径比值增大。室间隔运动减低，出现矛盾运动，右心室射血前期/右心室射血期比值增高，可见肺总动脉和右肺动脉内径增宽。

5. 血气分析　慢性阻塞性肺病出现呼吸衰竭表现为低氧血症和高碳酸血症，原发性肺血管疾病或肺间质病变可仅表现为低氧血症。

6. 其他　右心导管检查有助于慢性肺心病的早期诊断，核素心血管造影有助于了解右心室功能的变化。

(四) 诊断要点

患者有慢性肺、胸疾病或肺血管病史，如出现脉动脉高压、右心室肥大、右心功能不全，并有心电图、X线改变，再参考心电向量图、超声心动图、肺阻抗图、肺功能等即可诊断。

1. 慢性肺、胸疾病或肺血管病变的诊断　主要根据病史、体征、心电图、X线，并可参考放射性核素、超声心动图、心电向量图、肺功能或其他检查判定。

2. 右心功能不全　主要表现为颈静脉怒张、肝大压痛、肝颈反流征阳性、下肢水肿及静脉压增高等。

3. 肺动脉高压、右心室增大的诊断依据

(1) 体征：剑突下出现收缩期搏动，肺动脉瓣区第二心音亢进，$P_2 > A_2$，二尖瓣区心音较心尖部明显增强或出现收缩期杂音。

(2) X线征象和诊断标准：①右肺下动脉干扩张，横径≥15mm。右肺下动脉横径与气管横径比值≥1.7或经动态观察较原右肺下动脉干增宽2mm以上；②肺动脉段中度凸出或其高度≥3mm；③中心肺动脉扩张和外周分支纤细两者形成鲜明对比；④圆锥部显著凸出（右前斜位45°）或"锥高"≥7mm；⑤右心室增大（结合不同体位判断）。

（3）心电图诊断标准

①主要条件：①额面平均电轴≥＋90°；②V_1 R/S≥1；③重度顺钟向转位（V_5 R/S≤1）；④R＋S＞1.05；⑤aVR R/S 或 R/Q≥1；⑥$V_{1～3}$呈 QS、Qr、qr（需除外心肌梗死）；⑦肺型 P 波 P 电压≥0.22mV 或电压≥0.2mV 呈尖峰型，结合 P 电轴＞＋80°或当低电压时，P 电压＞1/2 R，呈尖峰型，结合电轴＞＋80°。

②次要条件：a. 肢体导联低电压；b. 右束支传导阻滞（不完全性或完全性）。具有一条主要的即可诊断，两条次要的为可疑慢性肺心病的心电图表现。

（4）超声心动图诊断标准

①主要条件：①右心室流出道内径≥30mm；②右心室内径≥20mm；③右心室前壁的厚度≥5.0mm 或有前壁搏动幅度增强者；④左/右心室内径比值＜2；⑤右肺动脉内径≥18mm 或肺动脉干≥20mm；⑥右心室流出道/左心房内径比值＞1.4；⑦肺动脉瓣曲线出现肺动脉高压征象者（α 波低平或＜2mm，有收缩中期关闭征等）。

②参考条件：①室间隔厚度≥12mm，振幅＜5mm 或呈矛盾运动者；②右心房增大，≥25mm（剑突下区）；③三尖瓣前叶曲线 DF、EF 速度增快。F 峰呈高尖型或有 A－C 间期延长者；④二尖瓣前叶曲线幅度低，CE＜18mm，CD 段上升缓慢、延长，呈水平位或有 EF 下降速度减慢，＜90mm/s。

③说明：凡有肺胸疾病的患者，具有上述两项条件者（其中必具一项主要条件）均可诊断为慢性肺心病。上述标准仅适于心前区探测部位。

（5）心电向量图诊断标准：在肺胸疾病基础上，心电向量图具有右心室及（或）右心房增大指征者均符合诊断。

①右心室肥厚

a. 轻度右心室肥厚：横面 QRS 环呈狭长形，逆钟向运行，自左前转向右后方，其 S/R > 1.2；X 轴（额面或横面）右/左向量比值 > 0.58；S 向量角 > – 110° 伴 S 向量电压 > 0.6mV；横面 QRS 环呈逆钟向运行，其右后面积占总面积 20% 以上，伴额面 QRS 环呈顺钟向运行，最大向量方位 > + 60°；右下面积占总面积 20% 以上；右上面积占总面积 20% 以上。上述六项中具有一项即可诊断。

b. 中度右心室肥厚：横面 QRS 环呈逆钟向运行，其向前加右后面积 > 总面积 70% 以上且右后向量 > 0.6mV；横面 QRS 环呈 "8" 字形，其主体及终末部均向右后方位。以上两条具有一条即可诊断。

c. 重度右心室肥厚：横面环 QRS 呈顺钟向运行，向右向前，T 环向左后。

②右心房增大：a. 额面或侧面最大 P 向量电压 > 0.18mV；b. 横面 P 环呈顺钟向运行；c. 横面向前 P 向量 > 0.06mV。以上三条符合一条即可诊断，额面最大 P 向量 > + 75° 作为参考条件。

可疑慢性肺心病的诊断依据：横面 QRS 环呈肺气肿图形（其环体向后，最大 QRS 环向量沿 + 270° 轴后伸，环体幅度减低和变窄），其额面最大 QRS 向量方位 > + 60° 或肺气肿图形其右后面积占总面积的 15% 以上。合并右束支传导阻滞或终末传导延缓作为参考条件。

（6）放射性核素：肺灌注扫描肺上部血流增加，下部减少，即表示可能有肺动脉高压。

（五）鉴别诊断

1. 冠状动脉粥样硬化性心脏病（简称冠心病）　慢性肺心病和冠心病均多见于老年人，可以同时并存。冠心病有典型心绞痛、心肌梗死的病史或心电图表现、体征及辅助检查，可见左心室肥大为主的征象，可有冠心病的高危因素如原发性高血压、高脂血症、糖尿病等。对慢性肺心病合并冠心病者需仔细询问病史，并行有关心、肺功能检查以鉴别。

2. 风湿性心脏瓣膜病 风湿性心脏病应与慢性肺心病相鉴别，尤其三尖瓣病变。前者多有风湿性关节炎和心肌炎病史，可同时多瓣膜受累，X线、心电图和超声心动图有助于鉴别。

3. 其他 尚需与先天性心脏病、原发性心肌病及慢性缩窄性心包炎等相鉴别。

【治疗】

1. 积极有效的控制感染

（1）用药原则：注意了解既往用药情况，分清社区获得性感染和院内感染，以便更好选用有效药物；早期、足量、广谱、联合用药及静脉内给药；尽量避免使用对肾脏、骨髓和胃肠道有毒性药物。

（2）具体用药：在未获得病原诊断时，可根据临床经验选用药物，病情较轻者可口服或肌内注射给药，重症患者或口服用药疗效不好及不能耐受者选用静脉给药。对已确定的病原体感染，应在药敏试验指导下，选用最佳药物治疗。有时治疗有效的抗生素和药敏试验所指示的抗生素不符时，可继续应用临床有效的抗生素治疗。应用抗生素治疗时一定要重视支持治疗，以求取得最佳治疗效果。

2. 改善通气功能，纠正缺氧和二氧化碳潴留 除积极有效地控制呼吸道感染，消除炎性分泌物所致的气道阻塞，从根本上纠正缺氧和二氧化碳潴留外，尚应给予祛痰、解痉治疗。

3. 给氧 采用鼻塞及鼻导管法，多数患者可以奏效，使PaO_2升至60mmHg以上，SaO_2达到90%，少数病情严重者，可采用经鼻气管插管法机械通气供氧，该法简单易行，导管保留时间长，供氧效果也较前两者确实，缺点是管腔细，不利于排痰。如仍不能解决缺氧和二氧化碳潴留且出现意识障碍者，有条件单位可行纤维支气管镜吸痰，以解除气道痰液阻塞，如仍无效，可行气管插管或气管切开，既便于清除痰液和局部用药，又可与各种类型呼吸机连接以维持患者呼吸，达到改善通气以解除缺氧和二氧化碳潴留的目的。

4. 肾上腺皮质激素 肺心病急性发作期出现右心衰竭或呼吸衰竭患者，在有效控制感染的情况下，短期大剂量应用肾上腺皮质激素常可明显改善病情，并为其他治疗更好发挥疗效赢得时间，该药用于肺心病急性发作期有以下治疗作用：①解除支气管痉挛，抑制支气管分泌，促进支气管和肺部炎症吸收，改善肺功能；②改善应激情况，有抗炎、抗毒和抗休克作用；③对抗醛固酮和血管加压素的作用，有利于消除顽固性水肿；④该药可降低细胞膜的通透性，用于肺性脑病可减少渗出、减轻脑水肿、降低颅内压。根据上述治疗作用，遇有以下情况可选用该药治疗：有脑水肿、颅内压增高；有感染中毒性休克；顽固性支气管痉挛；顽固性右心衰竭；久病衰竭，疑有肾上腺皮质功能不全指征者。

（1）氢化可的松：根据病情轻重，每日可用至 200 ~ 600mg，静脉滴注。

（2）地塞米松：5 ~ 10mg，每日 2 ~ 4 次，静脉滴注。

上述药物可用至 3 ~ 5 日，症状明显改善后可减半量使用 2 ~ 3 日停药；或改为泼尼松口服治疗以巩固疗效，并逐渐减量；如无效 3 ~ 5 日内可停药。5 ~ 7 日内症状控制后也可骤停。

呼吸兴奋剂的应用：在于兴奋呼吸中枢，增加通气量，从而达到纠正缺氧和二氧化碳潴留的目的，以弥补氧疗的不足。

5. 呼吸兴奋剂 某些呼吸兴奋剂有中枢神经苏醒作用，可保持咳嗽反射，有利于排痰。呼吸兴奋剂在轻度意识障碍患者，多可收到良好的效果，但在病情重笃，有明显意识障碍患者，支气管痉挛不易解除，痰液阻塞的患者难以取得疗效，如加大药物剂量及延长用药时间，不仅增加药物的毒副反应，尚可提高呼吸功率，增加氧耗，加重呼吸衰竭，使原病情加重，此类患者可先应用支气管解痉剂，待支气管阻塞得到一定程度的缓解后，再应用呼吸兴奋剂方可奏效。

（1）尼可刹米（可拉明）：兴奋延髓呼吸中枢，对大脑皮质和循环中枢也有一定的兴奋作用，对昏迷患者有复苏作用，过量使用可引起惊厥，常用量一次 0.375~0.75g，肌内或静脉注射，2~4 小时一次，临床常与山梗菜碱交替使用。

（2）山梗菜碱（洛贝林）：刺激颈动脉体化学感受器，反射性兴奋呼吸中枢。常用剂量一次 3~10mg，皮下或静脉注射，每日剂量 30~40mg 或 30~60mg 加入 500ml 葡萄糖液中静脉滴注。

（3）吗啉吡咯酮：可直接和通过颈动脉体化学感受器反射性的兴奋呼吸中枢，增加通气量，效果确切，兴奋呼吸中枢的作用弱，安全范围大，常用量为 0.5~1.5mg/kg 体重静脉注射或 1.5mg/min 静脉滴注。

（4）香草酸二乙胺：亦刺激颈动脉体化学感受器，反射性兴奋呼吸中枢，常用剂量 0.5~1.5mg/kg 体重，静脉注射，或以 0.05~0.15mg/min 速度静脉滴注。

6. 治疗心力衰竭 症轻者仅在控制感染及纠正缺氧后症状很快得以缓解。症重者以利尿为主，强心为辅，应用口服利尿剂缓释制剂多可取得满意治疗效果，如疗效不佳，也不主张静脉使用强利尿剂，以免造成血液浓缩、痰液黏稠、阻塞气道和严重电解质紊乱，使病情加重，此时加用强心剂及血管扩张剂治疗，常可取得满意的强心利尿效果。

（1）利尿剂：氢氯噻嗪 50~100mg，每日 1 次口服，因可致低钾血症，故常与保钾利尿药氨苯蝶啶或螺内酯联合应用。氨苯蝶啶 50mg，每日 2 次服。螺内酯 40mg，每日 2 或 3 次口服，对继发性醛固酮增高者疗效非常显著，上述药物多用至水肿消退，心功能衰竭得到纠正。

（2）强心剂：在使用利尿剂疗效不佳时，可考虑应用强心剂治疗。因肺心病急性发作期，患者严重缺氧，摄入不足以及使用利尿剂及激素所致的低钾血症，加之洋地黄类药物的治疗量与中毒量非常接近，所以应用洋地黄类强心剂极易中毒，应从小剂量开始，用量为常规用量的1/2左右，应密切观察心脏节律及毒性反应以调整药物剂量，同时应注意控制感染，纠正缺氧及充分补钾，以便更好发挥洋地黄的治疗作用。

米力农（milrinone）是一种新的非儿茶酚胺类强心药，兼有血管扩张和正性肌力作用，用于肺动脉高压和肺心病患者，可使平均肺动脉压、肺血管阻力、右房压、肺毛细血管楔嵌压显著下降，心排血量显著增加，而对体循环血压影响较轻微，对肺血管有选择性扩张作用，其同系物氨吡酮（Amrinone）效果亦较好。使用方法：$50\mu g/kg$体重用5%葡萄糖液稀释至10ml，缓慢静脉注射，持续10分钟，然后以$0.5\mu g/(kg\cdot min)$进行静脉滴注，持续4小时，每日1次，持续7~10日。

（3）血管扩张剂：临床常用酚妥拉明，疗效确实，其他如多巴胺、硝普钠、硝酸异山梨酯等效果也较好。

①酚妥拉明：属于α受体拮抗药，有缓解支气管平滑肌痉挛、降低气道阻力、改善通气功能，对纠正缺氧和二氧化碳潴留有良好的作用，同时有明显降低肺动脉高压的作用，对支气管和肺血管有双重作用；尚可减轻右心负荷，降低氧耗量，增加心肌收缩力，改善心脏功能。使用方法：20mg加入5%葡萄糖液250ml中缓慢静脉滴注，每日1或2次，持续7~10日，多可收到良好的临床效果。

②硝酸甘油：有扩张冠状动脉和肺动脉双重作用。硝酸

甘油 5 ~ 10mg 加入 5% 葡萄糖液 250 ~ 500ml 中缓慢静脉滴注，每日 1 次，持续 7 ~ 10 日，也有较好疗效。

③硝普钠：也有明显降低肺动脉高压作用。

应用上述三药最初半小时内注意观察血压，根据血压变化调整滴注速度。

④硝酸异山梨酯：10mg，每日 4 ~ 6 次含服，也可收到良好的效果，服后头痛者可减量使用。

⑤多巴胺：有强心、利尿和升压作用，疗效肯定。如血压偏低者，可应用酚妥拉明加多巴胺治疗。常用剂量 20 ~ 40mg 加入 5% 葡萄糖液 250ml 中缓慢静脉滴注，每日 1 或 2 次，持续 7 ~ 10 日，疗效较好。

（4）心律失常的治疗：肺心病心律失常绝大多数为窦性心动过速，其他较常见的心律失常为房性期前收缩、阵发性室上性心动过速、心房扑动或颤动等，室性心律失常相对少见。多因感染、气道阻塞、缺氧、酸碱平衡失调、电解质紊乱或洋地黄中毒所致，在积极控制感染，上述病因解除后，心律失常可迅速消失，多不会造成严重不良后果，如疗效不佳，可常规应用抗心律失常药物治疗。房性心律失常多应用维拉帕米 5mg，用葡萄糖液稀释后静脉推注或滴注，或 40 ~ 80mg，每日 3 次服；普罗帕酮 100 ~ 150mg，每日 3 次服，或 70mg 用葡萄糖液稀释后静脉推注，室性者可应用盐酸美西律（慢心律）或利多卡因治疗。有主张应用洋地黄纠正室上性心律失常，但因此类心律失常多因肺心病长期缺氧所致，故应慎用。

【病情观察】

肺心病患者主要观察患者呼吸、循环功能状况以及其他脏器的功能状况，重点观察治疗后患者的病情变化，评估治疗疗效，并根据患者的具体情况，予以相应的治疗调整。本病常需综合治疗，并根据病情变化准确判断，以决定下一步治疗，如有肺部感染的，可根据药敏试验和经验等，选择抗生素联合治疗；有右心衰竭的，则予以强心、利尿等治疗。本病容易出现各种并发症，如肺性脑病，亦需密切观察、及时处理。

【病历记录】

1. 门急诊病历　记录患者咳嗽、咳痰反复发作的时间，本次症状加重的时间；本次发作的诱发因素；痰量及痰的性质，是否有胸闷、气促和呼吸困难，有无下肢水肿等。过去史记录有无吸烟史及慢性胸、肺疾病史等，记录患者过去的诊断和治疗情况。体检记录患者有无发绀、球结膜是否有水肿、有无肺气肿症、两肺是否有啰音、心尖搏动位置、肺动脉瓣及三尖瓣区听诊情况以及右心功能不全体征等。辅助检查记录血常规、X线胸片、动脉血气分析、心电图和心脏超声等检查结果。

2. 住院病历　重点记录患者的诊治经过、治疗后相关症状、体征和辅助检查结果的变化和分析。神志有改变的患者须密切观察、记录动脉血气的变化，如病情危重或需机械通气治疗的，应记录与患者家属的谈话过程，并请家属签字同意为据。

【注意事项】

1. 医患沟通　鼓励患者多饮水或予静脉补液，以提高祛痰剂的药效，促进痰液排除；鼓励经常变换体位和用力呼吸，对软弱无力咳痰者，可予捶背、拍胸、体位引流、超声雾化等。对出现神志改变者，应及时行血气分析，如果二氧化碳潴留明显，须告知家属，切勿擅自调节吸氧流量，以免造成二氧化碳麻醉。若出现肺性脑病、消化道出血、肾功能衰竭和休克，往往是疾病终末期，须告知家属，并应对患者的疾病程度进行评估，同时将预后与家属交代。如为疾病缓解期，则可嘱患者加强锻炼，避免上感等诱发因素。

2. 经验指导

（1）肺心病患者一旦出现心、肺功能衰竭，肿大一般不难，但对早期患者，肿大有时尚难肯定。因此，必须结合患者的具体病史、症状、体征、各项实验室检查等进行全面分析和综合判断。下列各项可作为诊断肺心病的参考：①具有慢性支气管炎等肺、胸疾病的病史；②存在慢性阻塞性肺气肿或慢性肺间质纤维化等基础疾病的体征；③出现肺动脉高压的客观征象；④具有右心损害如右室肥大的各种表现；⑤肺、心功能失代偿期的患者则有呼吸衰竭和右心衰竭的临床征象和血气改变。

（2）抗生素的选用原则上以窄谱抗生素为主；反复多次住院患者、使用广谱抗生素和糖皮质激素者，住院期间应定期进行 X 线胸片检查和反复多次痰培养，以指导临床治疗。必须注意可能的真菌感染。

（3）利尿原则上选用作用轻、小剂量的氢氯噻嗪或氨苯蝶啶，间隙使用，尿量多时应注意补钾，症状重而急需利尿者，可用呋塞米。

（4）本病应用强心剂时应把握如下指征：①感染已控制，呼吸功能已改善，利尿剂不能取得良好疗效而反复水肿的心力衰竭者；②以右心衰竭为主要表现而无明显急性感染的患者；③出现急性左心衰竭。由于慢性缺氧和感染，患者对洋地黄药物耐受性很低，疗效差，易发生心律失常，宜选用作用快、排泄快的制剂，如毒毛花 K、毛花苷 C 等，一般用量为常规剂量的 1/2 或 2/3，用药前应注意纠正缺氧，防治低钾血症，以免发生药物毒性反应。低氧血症、感染等均可使心率增快，故不宜以心率作为衡量强心药应用和疗效考核的指标。

（5）呼吸衰竭伴有二氧化碳明显潴留时，一般禁用镇静剂；如果患者出现兴奋躁动、抽搐，可用 10% 的水合氯醛 10 ~ 15 ml 灌肠，较为安全。

（6）肺心病出现的心律失常以房性心律失常为主，经控制感染、纠正低氧血症、高碳酸血症及电解质紊乱后常能使心律失常消失，若持续存在，可根据心律失常的类型选用相应治疗药物。

第七节 肺栓塞

肺动脉栓塞（pulmonary embolism，PE）是内源性或外源性栓子堵塞肺动脉引起肺循环障碍的临床和病理生理综合征，其中肺血栓栓塞症（pulmonary thromboembolism，PTE）是最常见的一种类型。

【诊断依据】

PTE 发病率、误诊率、致死率和致残率高，主要原因是医师对该病的认识不足和（或）诊断技术应用不当。及时正确的诊断和治疗，可使其死亡率由 30% 降至 8%。肺栓塞的诊断应该是综合性的，包括疑似诊断、确定诊断和寻找成因和危险因素等方面。

（一）PTE 的疑似诊断

包括①常见易患因素；②临床特征性表现；③常规辅助性检查；④D-dimer；⑤超声检查等方面。D-dimer 是可靠的 PTE 除外诊断标准。

（1）常见易患因素：包括遗传性和获得性因素，主要包括：DVT、骨折、颅脑脊柱外科手术、心脏搭桥手术、脑血管意外和经静脉操作等。

（2）临床特征性表现：PE 临床表现多种多样，且缺乏特异性。在高危病例出现不明原因的呼吸困难、胸痛、晕厥和休克，突然出现的右心功能恶化或伴单侧或双侧不对称性下肢肿胀、疼痛等对诊断具有重要的提示意义。

（3）常规辅助检查：主要包括血气分析、ECG 和 X 线胸片。这些检查指标多存在异常，但是其特异性差，不足以此做出确定诊断。

①血气分析：常表现为低氧低碳酸血症，肺泡-动脉血氧分压差增大，后二者正常可能是诊断肺栓塞的反指征。血气分析也可完全正常。

②心电图：对肺栓塞的心电图改变要做动态观察。最常见的改变是 V_1 ~ V_4 的 T 波改变和 ST 段异常；部分病例可出现 S I Q III T III；完全或不完全右束支传导阻滞；肺型 P 波、电轴右偏和顺时针转位等。

③胸部 X 线平片：常见的 X 线征象有 a. 区域性肺血管纹理稀疏、纤细，肺野透亮度增强；b. 肺野局部浸润性阴影；c. 尖端指向肺门的楔形阴影；d. 肺不张或膨胀不全；e. 右下肺动脉干增宽或伴截断征；f. 肺动脉段膨隆以及右心室扩大征；g. 患侧横膈抬高；h. 少至中量胸腔积液征等。

上述检查单独不用于诊断或排除 PTE，但是有助于除外其他心肺疾病。同时可提供疑似诊断线索，与临床表现和其他检查联合判断，可提高疑似诊断的指向性。

(4) 血浆 D-二聚体：血浆 D-二聚体是交联纤维蛋白特异的降解产物，免疫聚合链反应测定 D-二聚体是最有希望的肺栓塞筛选方法。血浆 D-二聚体含量异常增高对诊断肺栓塞的敏感性在 90% 以上，但在一些其他疾病，如外伤、手术和心脑血管病时也增多，故诊断价值有限。但小于 500ng/ml 强烈提示无急性肺栓塞，有排除诊断的价值。

(5) 超声检查：包括心脏超声和下肢静脉超声。

①心脏超声：对于疑诊 PTE 有较强的提示作用。其特征性表现为肺动脉高压、肺动脉扩张、右心室急性扩张等间接征象。一般不作为 PTE 的确诊指标。偶尔可在经胸或经食管超声下发现肺动脉近端或右心腔内的血栓，可作为诊断 PTE 的直接证据。近期研究发现，肺动脉血流频谱对于肺动脉主

要分支栓塞有极好的提示作用。还有报道用血管内超声诊断外周肺动脉栓塞和做疗效评价。

②下肢静脉超声：由于 DVT 与 PTE 的密切关系，一旦确诊 DVT，将对 PTE 的诊断产生导向性作用，因此双下肢静脉超声对 PTE 的疑似诊断有重要意义。

(二) PTE 的确定诊断

对于临床疑诊的患者，应尽快合理安排进一步的检查以明确诊断。如果无影像学的客观证据，就不能确诊 PTE。PTE 的确定诊断主要包括：①CT 肺血管造影 (CTPA)；②核素肺通气/灌注显像；③磁共振肺血管造影 (MRPA)；④肺动脉造影。

1. CTPA　通过螺旋 CT 和电子束 CT 造影能够发现段以上肺动脉内的栓子，是 PTE 的确诊手段之一。PTE 的直接征象为肺动脉内的低密度充盈缺损，部分或完全包围在不透光的血流之间 (轨道征) 或者呈完全充盈缺损，远端血管不显影；间接征象包括楔形密度增高影、条带状密度增高影、盘状肺不张、中心肺动脉扩张及远端血管分支减少或消失等。其中直接征象是 PTE 确诊的依据，间接征象的敏感性和特异性差，不能作为 PTE 的诊断或排除依据。CTPA 对于亚段 PTE、中叶和舌叶 FIE 的诊断价值有限。CT 扫描还可同时发现或排除肺及肺外的其他胸部疾患。

2. 核素肺通气/灌注扫描　长期以来核素肺通气/灌注扫描一直作为 PTE 的首选确诊方法。几乎所有的 PTE 诊断策略均将核素肺通气/灌注扫描作为其一线检查手段。

典型征象是呈肺段分布的肺灌注缺损，与通气显像不匹配。但是由于许多疾病可以同时影响患者的肺通气和血流状况，致使通气/灌注扫描在结果判定上较为复杂，需密切结合临床进行判读。一般可将扫描结果分为三类。

①高度可能：其征象为至少或更多叶段的局部灌注缺损

而该部位通气良好或 X 线胸片无异常。

②正常或接近正常。

③非诊断性异常：其征象介于高度可能与正常之间。高度可能的结果对 PTE 诊断的特异性为 96%，除非临床可能性极低，否则其结果可以作为诊断 PTE 的依据之一；结果正常或接近正常可基本排除 PTE；如结果为非诊断性异常，则需做进一步检查。

3. MRPA MRPA 对段以上肺动脉内栓子诊断的敏感性和特异性均较高，避免了注射碘造影剂的缺点，与肺血管造影相比患者更易于接受。适用于碘造影剂过敏的患者。其主要征象为血管内造影剂充盈缺损或肺血管截断征，间接征象为造影剂流空延迟等。MRPA 具有潜在的识别新旧血栓的能力，有可能为将来确定溶栓方案提供依据。

4. 肺动脉造影 肺动脉造影目前仍是 PTE 诊断的"金指标"与参比方法。其敏感性约为 98%，特异性为 95% ~ 98%。但是肺动脉造影是一种有创性手段，发生致命性或严重并发症的可能性分别为 0.1% 和 1.5%，应严格掌握其适应证。肺动脉造影的直接征象有肺血管内造影剂充盈缺损，伴或不伴轨道征的血流阻断；间接征象有肺动脉的"剪枝征"、肺血流减少和静脉回流延迟等。如缺乏血栓的直接征象，则不能诊断 PTE。

(三) 寻找 PTE 的成因和危险因素

(1) 对某一病例只要疑诊 PTE，即应同时应用超声检查、核素或 X 线静脉造影、磁共振等手段积极明确是否并存 DVT。如并存，需对两者的发病联系做出评价。

(2) 无论患者单独或同时存在 PTE 与 DVT，应针对该例情况进行临床评估并安排相应检查以尽可能地发现其危险因素，并据以采取相应的预防或治疗措施。

实施 PTE 诊断方案中的几个相关问题为便于临床上对不

同程度的 PTE 采取相应的治疗，中华医学会呼吸分会将 PTE 做以下临床分型：①大面积 PTE，临床上以休克和低血压为主要表现，即体循环动脉收缩压 <90mmHg 或较基础值下降幅度 ≥40mmHg，持续 15 分钟以上。须除外新发生的心律失常、低血容量和感染中毒症等疾病所致的低血压。②非大面积 PTE，是不符合上述大面积 PTE 诊断标准的 PTE。③次大面积 PTE 是非大面积 PTE 的亚型，患者超声心动图表现有右心室运动功能减弱或临床上出现有心功能不全表现。由于急性或慢性血流动力学改变是造成 PTE 患者死亡的最主要原因，据此可以较好地评价患者疾病的严重程度，并对预后做出判定。

关于慢性栓塞性肺动脉高压：对于证实存在 PTE 的患者，尚不能即确认其属于急性 PTE，因其中部分病例可能为慢性栓塞性肺动脉高压或慢性栓塞性肺动脉高压的急性加重。此时需追溯是否存在慢性、进行性的肺动脉高压表现，如进行性加重的呼吸困难、双下肢水肿、反复晕厥、胸痛和发绀、低氧血症等，同时需排除慢性阻塞性肺疾病、间质性肺病、结缔组织病、心功能不全等疾病。既往 DVT 反复发作史或相应临床表现，对于慢性栓塞性肺动脉高压的诊断有一定的提示作用。部分辅助性检查如影像学、超声、右心导管等检查对于明确患者是否存在慢性病程有重要意义。

在诊断威胁生命的 PTE 上，过去、现在没有标准的检测方法，估计在不久的将来也不会有单一的标准用于解决急性大块肺栓塞的检测方法。在现实的医疗条件下对 PTE 的确诊步骤建议如下：结合高危因素、症状、体征（特别是有 DVT 所见）、X 线胸片、ECG、动脉血气、血浆 D-二聚体及超声心电图等检查，结果部分患者被确诊，而绝大部分患者仍可能是疑诊 PTE。为确立积极的 PTE 诊断，应因地制宜，优势互补，根据具备的条件选择肺核素显像或增强 CT 或 MRPA 和下肢 DVT 检查。肺核素灌注/通气显像结果高度可能时，可按急性 PTE 治疗。如为中、低度可能，需进一步做增强 CT 或 MR-PA，以明确诊断。如无肺核素灌注显像条件，也可直接做增强 CT 或 MRPA。如经上述检查，包括 DVT 检查，仍不能确诊时，对心肺贮备功能较差者，可进一步做肺动脉造影。

【治疗】

溶栓、抗凝、一般处理、呼吸循环支持。

（一）一般处理及呼吸循环支持

对高度疑诊或确诊 PTE 的患者，应进行严密监护，检测呼吸、血压、心率、静脉压、心电图及血气的变化；绝对卧床，保持大便的通畅，避免用力；可适当使用镇静、止痛、镇咳等相应的对症治疗。采用经鼻导管或面罩吸氧，以纠正低氧血症。对于出现右心功能不全但血压正常者，可使用多巴酚丁胺或多巴胺；若出现血压下降，可增大剂量或使用其他血管加压药物，如去甲肾上腺素等。对于液体负荷疗法需持审慎态度，一般所予负荷量限于 500ml。

（二）溶栓治疗

主要适用于大面积 PTE 病例。对于次大面积 PTE，若无禁忌证可考虑溶栓，但存在争议；对于血压和右室功能均正常的病例，不推荐溶栓。溶栓宜高度个体化。溶栓的时间窗一般定在 14 天内。溶栓应尽可能在 PTE 确诊的前提下慎重进行。对有溶栓指征的病例宜尽早进行溶栓。

溶栓治疗的主要并发症为出血，最严重的是颅内出血，发生率 1% ~2%，近半数死亡。用药前应充分评估出血的危险性，必要时应配血，做好输血准备，溶栓前宜留置外周静脉套管针，以方便溶栓中取血监测，避免反复穿刺血管。

溶栓治疗的绝对禁忌证是活动性出血、近期自发性颅内出血。相对禁忌证有：2 周内的大手术、分娩、器官活检或不能压迫止血部位的穿刺；2 个月内的缺血性脑卒中；10 天内的胃肠道出血；15 日内的严重创伤；1 个月内的神经外科或眼科手术；难以控制的重度高血压（收缩压 > 180mmHg，舒张压 > 110mmHg）；近期行心肺复苏术；血小板计数 < 100×10^9/L；妊娠；细菌性心内膜炎；严重肝、肾功能不全；糖尿病出血性视网膜病变等。对于致命性大面积 PTE，上述绝对禁忌证亦应视为相对禁忌证。

常用的溶栓药物有尿激酶（UK）、链激酶（SK）和重组组织型纤溶酶原激活剂（rt-PA）。溶栓方案与剂量：①尿激酶，负荷量 4400U/kg，静脉注射 10 分钟，随后以 2200U/（kg·h），持续静脉滴注 12 小时；另可以考虑 2 小时溶栓方案，20000U/kg 剂量，持续静脉滴注 2 小时。②链激酶，负荷量 250000U，静脉注射 30 分钟，随后以 100000U/h 持续静脉滴注 24 小时。链激酶具有抗原性，故用药前需肌内注射苯海拉明或地塞米松，以防止过敏反应。链激酶 6 小时内不宜再次使用。③rt-PA，50～100mg 持续静脉滴注 2 小时。当使用尿激酶、链激酶溶栓时不强调同时使用肝素治疗，但以 rt-PA 溶栓时则必须同时使用肝素治疗。

溶栓治疗结束后，应每 2～4 小时测定凝血酶原时间（PT）或部分凝血活酶时间（APTT），当其水平降至正常值 2 倍时，即应开始规范化肝素治疗。

溶栓后应注意对临床及相关辅助检查情况进行动态观察，评估溶栓疗效。

（三）抗凝治疗

抗凝药物主要有肝素、低分子肝素和华法林（Warfarin）。一般认为抗血小板药物的抗凝作用尚不能满足 PTE 或 DVT 的抗凝要求。

临床疑诊 PTE 时，即可使用肝素或低分子肝素进行有效的抗凝治疗。应用肝素或低分子肝素前应测定基础 APTT、PT 及血常规（含血小板计数、血红蛋白）；注意是否存在抗凝禁忌证，如活动性出血、抗凝功能障碍、难于控制的严重高血压等。对于确诊 PTE 病例，大部分禁忌证亦应视为相对禁忌证。

1. 普通肝素的推荐用法 予 3000 ~ 5000U 或按 80U/kg 静脉注射，继之以 18U/（kg·h）持续静脉滴注。在开始治疗后的最初 24 小时内每 4 ~ 6 小时测定 APTT，根据 APTT 调整剂量，尽快使 APTT 达到并维持于正常值的 1.5 ~ 2.5 倍。达到稳定治疗水平后，改每天测定 APTT 一次。肝素亦可用皮下注射方式给药，一般先予静脉注射负荷量 3000 ~ 5000U，然后按 250U/kg 剂量每 12 小时皮下注射一次。注意调节剂量，使注射后 6 ~ 8 小时的 APTT 达到治疗水平。因可能会引起肝素诱导的血小板减少症（HIT），在使用肝素的第 3 ~ 5 日必须复查血小板计数。若较长时间使用肝素，尚应在第 7 ~ 10 日和第 14 日复查，若出现血小板迅速或持续降达 30% 以上，或血小板计数 $< 100 \times 10^9$/L，应停用肝素。

2. 低分子肝素（LMWH）的用法 每日皮下注射 2 次，每次 4250 ~ 6400U，不需监测 APTT 和调整剂量。肝素和低分子肝素需至少应用 5 日，直到临床情况平稳。对大面积 PTE 或髂股静脉血栓，肝素至少用至 10 日或更长。

3. 华法林 在肝素开始应用后的 1 ~ 3 日加用口服抗凝剂华法林，初始剂量为 3.0 ~ 5.0mg。由于华法林需要数天才能全部发挥作用，因此与肝素至少要重叠 4 ~ 5 日，当连续 2 日测定的国际标准化率（INR）达到 2.5 时，或 PT 延长至正常值的 1.5 ~ 2.5 倍时，方可停止使用肝素，单独口服华法林治疗。

抗凝治疗的时间因人而异。一般口服华法林的疗程至少为 3 ~ 6 个月。部分病例的危险因素短期可以消除，例如口服雌激素或临时制动，疗程可能 3 个月即可；对于栓子来源不明的首发病例，需至少给予 6 个月的抗凝治疗；对复发性 VTE、并发肺心病或危险因素长期存在者，抗凝治疗时间更为延长，达 12 个月或以上，甚至终生抗凝。

妊娠的前 3 个月和最后 6 周禁用华法林，可用低分子肝素治疗。产后和哺乳期的妇女可以服用华法林，育龄妇女服用华法林者需注意避孕。

华法林的主要并发症是出血。华法林所致出血可用维生素 K 拮抗。华法林有可能引起血管性紫癜，导致皮肤坏死，多发生与治疗的前几周。

（四）肺动脉血栓摘除术

风险大，死亡率高，需要较高的技术支持，仅适用于经积极的内科治疗无效的紧急情况。

（五）肺动脉导管碎解和抽吸血栓

用导管碎解和抽吸肺动脉内巨大的血栓同时还可进行局部少量溶栓。适应证为肺动脉主干或分支的大面积 PTE，并存在以下情况者：溶栓和抗凝治疗禁忌；经溶栓和积极的内科治疗无效；缺乏手术条件。

（六）放置腔静脉滤器

为防止下肢深静脉大块血栓再次脱落阻塞肺动脉，可考虑放置下腔静脉滤器。对于上肢 DVT 病例，还可应用上腔静脉滤器。置入滤器后若无禁忌证，宜长期口服华法林，定期复查有无滤器上血栓形成。

（七）慢性血栓性肺动脉高压的治疗

若阻塞部位处于手术可及的肺动脉近端，可考虑行肺动脉血栓内膜剥脱术，口服华法林 3.0 ~ 5.0mg/d，根据 INR 调整剂量，保持 INR 为 2 ~ 3；反复下肢深静脉血栓脱落者，可放置下肢静脉滤器。

用相应的预防措施。主要方法为：①机械预防措施，包括加压弹力袜、下肢间歇序贯加压充气泵和腔静脉滤器；②药物预防措施，包括皮下注射小剂量肝素、低分子肝素和口服华法林。

【病情观察】

根据患者的病史、体征，结合相关的辅助检查明确诊断者，患者应收住重症监护病房，予以心电监护，密切观察其心率、血压、脉氧、尿量变化，亦须密切观察患者的胸痛程度以及咯血、发热等症状的变化，重点是观察治疗疗效；如采取抗凝治疗或溶栓治疗，应注意观察有无出血等并发症，治疗效果如何。临床治疗中，同时还要注意原发病有无变化。

【病历记录】

1. 门急诊病历 记录患者胸痛、呼吸困难等的发病方式和时间，胸痛的性质和位置，是否随呼吸加重、咳嗽的性质，有无咯血、发热等。如为急诊，可先予紧急处置后，再仔细询问病史；对反复发作者，需记录以往发作及诊治经过。记录有无静脉炎史、心房纤颤史、近期有无外伤、手术及分娩史。体检记录血压、发绀、呼吸频率、肺部啰音、胸膜摩擦音等。辅助检查记录 X 线胸片、心电图、肺通气/灌注扫描等检查结果。

2. 住院病历 重点记录本病的诊断依据、鉴别诊断要点、诊疗计划，并请上级医师把关、认可。病程记录应能全面反映治疗后相关症状、体征的变化和辅助检查的结果分析、上级医师的查房意见等。

【注意事项】

1. 医患沟通 由于本病的死亡率高，尤其是大面积栓塞时死亡率更高，因此，如诊断本病，经治医师应如实告诉患者及家属本病的特点、发生过程、诊断方法、治疗手段等，向其介绍监测血凝常规的重要性，使其对本病有一个正确的认识；讲明肺栓塞的预后，以便患者及家属能理解、配合、支持采取可能的治疗方法。实施治疗的过程中，应与患者及家属保持随时沟通，告知治疗的利弊、风险，并请患者家属签字同意为据。

2. 经验指导

（1）肺栓塞最常见的栓子来自下肢静脉及盆腔静脉，是内科急症，预后凶险；常见于长期卧床者、老年人及患局部血栓静脉炎的患者。我国肺栓塞最常见的原因是心脏疾病，如来自右心房、右心室的附壁血栓的脱落，恶性肿瘤则是第2位的肺栓塞原因，其他原因有长骨骨折、意外事故和减压病引起的空气栓塞、妊娠产后的羊水栓塞等。经治医师熟悉这些容易产生本病的原因，可为及早正确诊断提供依据。

（2）患者的症状往往具有突发性，表现为呼吸困难、有窒息感、剧烈胸痛等，伴有大汗淋漓，甚至晕厥、休克，因此，临床上遇到如此表现的患者，应高度警惕本病的可能。

（3）本病的诊断过程实际上亦是鉴别诊断的过程，对于本病的诊断，首先要排除鉴别诊断中提到的疾病。目前认为，肺通气/灌注扫描显像可提示肺栓塞的存在，仍不能诊断者，可行肺动脉造影检查，以明确诊断。

（4）溶栓治疗和（或）抗凝治疗为本病的主要治疗措施。凡年龄>60岁、凝血异常、尿毒症、酒精性肝炎、舒张压>110 mmHg（14.6 kPa）或严重肺动脉高压症者，因易发生出血，使用肝素时应非常慎重。一般认为，有以下情况者，应列为肝素使用的禁忌证：①2个月内有脑出血；②肝肾功能不全；③患有出血性疾病；④活动性消化性溃疡；⑤10日内刚做过大手术及患亚急性细菌性心内膜炎的患者。

（5）实施溶栓治疗时，应掌握其适应证，密切监测血小板、凝血酶原时间、凝血时间、部分凝血活酶时间。治疗中应尽力避免创伤性检查，动、静脉穿刺必须用小号穿刺针，穿刺后必须局部压迫。

第八节 自发性气胸

气胸指肺组织及脏层胸膜破裂，或胸壁、胸膜被穿透，空气进入胸膜腔，形成胸腔积气和肺脏萎缩。无创伤或人为因素的情况下，肺组织及脏层胸膜自发性破裂，空气进入胸膜腔，称为自发性气胸。自发生气胸常继发于各种慢性胸肺疾病，可分为特发性与继发性气胸两种。无明显肺部病变的自发性气胸称特发性气胸。根据胸膜破裂口及胸腔压力变化分类，破口已闭合不再漏气，胸腔为正压，抽气后胸腔压力下降为闭合性气胸；破口始终开放，随呼吸空气自由出入胸腔，抽后胸腔压力不变为开放性气胸。破裂口呈单向活瓣或活塞作用，致胸膜腔内空气越抽越多，压力持续升高，抽气后压力可下降，但又迅速复升为张力性气胸。

【诊断依据】

1. 病因

（1）胸部疾患：慢性支气管炎、支气管哮喘等合并肺气肿、支气管扩张、肺结核、肺大疱、肺脓肿和纵隔、食管肿瘤等。

（2）特发性气胸：多见于瘦高体型的男性青壮年，可多次发生。病因不明。

（3）继发性气胸：慢性阻塞性肺部疾病（COPD）为最常见的病因，其他病因包括肺结核、肺脓肿、结节病、肺癌、哮喘、硅沉着病、肺间质纤维化、月经期气胸、妊娠合并气胸、与呼吸机应用有关的气胸等。

2. 诊断要点

（1）病史：在剧咳、屏气或用力后发生。

（2）症状：突发胸痛，伴刺激性咳嗽、严重气胸出现呼吸困难。张力性气胸，血气胸及心、肺功能不全可出现休克。

（3）体征：气管向健侧移位，患侧有呼吸者、语颤减弱或消失，胸部叩诊呈鼓音或过清音。

（4）胸部 X 线检查

①气胸部位透亮度增加，无肺纹理。

②患侧肺门收缩，密度增加，与胸腔气体之间有气胸线。

③少量气胸容易漏诊，可在呼气位拍照片。

④气胸侧可有少量液体，肋膈角钝。

⑤心电图：左侧气胸可出现电轴右偏，心前导联 R 波减低，QRS 波幅缩小及 T 波倒置。偶可表现为 ST 段上抬并出现"病理性 Q 波"，易误诊为急性心肌梗死。

3. 鉴别诊断

（1）急性心肌梗死：突然胸痛，多位于心前区或胸骨后，与呼吸无关。可有心脏病的病史及体征，有心肌梗死的心电图与心肌酶谱改变，无气胸的体征与胸部 X 线表现。

（2）肺栓塞：可突然胸痛，呼吸困难，但常有咯血，有肺动脉栓塞，右室负荷增重的体征、心电图及胸片表现，而无气胸的体征与 X 线表现。

（3）气胸的分型

①闭合性：胸膜破口较小，能自行闭合，患者仅感胸闷，无明显呼吸困难。

②开放性：肺及胸膜破口较大，破口不能闭合，呼吸困难比较严重，虽经抽气但又出现呼吸困难。

③张力性：破裂的肺组织和脏层胸膜形成单向活瓣，使空气只能进不能出，胸腔内气体愈积愈多，压力逐渐增高，导致严重呼吸困难，进行性气急、发绀、烦躁、大汗淋漓、四肢厥冷，甚至休克、昏迷。

【治疗】

1. 一般治疗　少量气胸、无明显症状、肺压缩＜20% 的闭合性气胸可无需处理，但需密切观察。

2. 对症治疗　取坐位或半卧位，缺氧者应吸氧，胸痛、咳嗽明显可给镇咳药口服，酌情应用镇静剂与抗生素。

3. 胸腔排气

(1) 闭合性：经休息、对症处理后，气体自行吸收，病情好转，不需胸腔排气。肺压缩 >20%，一般情况好，可选用胸腔穿刺排气。

(2) 开放性：水封瓶闭合引流排气法适用于开放性气胸。在局麻下，在肋间切开小的切口插管部位一般多取锁骨中线外侧等 2 肋间或腋前线第 4～5 肋间，用套管针或选用胸腔导管插入胸腔，接水封瓶做闭式引流排气。

(3) 张力性：选用持续负压吸引排气法适用于张力型气胸。在病情紧急无设备情况下，可用 50ml 注射器连接大针头、胶管，在患侧锁骨中线第 2 肋间上缘穿刺排气。

4. 手术治疗 适合于胸膜裂口巨大、经内科排气不能复张、支气管胸膜瘘、多发性肺大疱或血气胸等情况。

【参考医嘱】

(1) 内科护理常规。

(2) 二级护理。

(3) 半流食或普通饮食。

(4) 绝对卧床休息（斜坡卧位）。

(5) 血常规。

(6) 胸部 CT、胸部 X 线摄片（必要时床边摄片）。

(7) 胸腔穿刺抽气、胸腔闭式引流。

(8) 吸氧（必要时）。

(9) 酌情给予镇静、镇痛药物。

(10) 肺部基础疾病治疗。

【病情观察】

诊断不明确者，应建议行 X 线胸片检查，以明确诊断；诊断明确者，应密切注意观察患者胸痛、胸闷和呼吸困难的程度、持续时间，决定暂不抽气的，应注意患者临床征象的变化；如行抽气治疗，应密切注意治疗的效果，患者的症状是否缓解；如剧烈胸痛持续存在，患者有心动过速、气急不缓解，提示有血气胸可能，必须立即行胸腔闭式引流，进行生命体征监护，以便及时调整治疗用药。

【病历记录】

1. 门急诊病历 记录患者胸闷、气急、胸痛的时间和程度；本次发作的诱发因素；是否伴有呼吸困难等。既往史中记录有无慢性胸、肺疾病史等；有无气胸病史，如有，记录过去诊断和治疗情况。体检记录患者血压，是否有患侧胸廓饱满、肋间隙增宽、运动减弱、叩诊鼓音、呼吸音及语颤减弱或消失等体征。有无大汗、发绀、不能平卧等张力性气胸的表现。辅助检查记录 X 线胸片或胸透结果，必要时记录血红蛋白的检测结果。

2. 住院病历 记录患者对吸氧、抽气等治疗的反应，临床症状是否缓解；需行胸腔闭式引流的，应记录与患者及家属的谈话过程，并请家属签署知情同意书。如有血气胸可能，须密切观察记录患者的血压、心率、血红蛋白的变化以及采用相应治疗措施后的治疗效果。

【注意事项】

1. 医患沟通 本病大多急性起病，若平素体健、年轻，患者可无症状；若年龄大且肺部有基础疾病时则病情较重，且有焦虑不安甚至濒死感，应耐心向患者解释清楚，消除其顾虑，并积极、有效处理。张力性气胸有时可出现皮下气肿，应予积极治疗，有时可产生持续漏气，此时若病情无恶化，则可继续观察，并做好家属及患者思想工作。部分张力性气胸的处理较为困难，尤其是合并肺部感染时，大多预后不良，须及时与患者家属沟通。

2. 经验指导

（1）本病可有不同程度的胸闷、呼吸困难表现，其程度与患者原有的肺脏功能状况、气胸类型、肺被压缩的面积以及气胸发生的速度快慢有关。基础肺功能较差的患者，即使肺被压缩面积在 10% ~ 20%，亦可见明显呼吸困难，甚至发生呼吸衰竭死亡；而慢性气胸患者，由于通气/血流比值调整和代偿，患者逐渐适应，胸痛和呼吸困难可不明显。

（2）根据患者的临床症状、体征与 X 线表现，气胸的诊断一般并不难；需注意的是 X 线胸片显示"气胸线"是确诊本病的依据。部分患者病情重，无床边摄片，则须在有经验的医生指导下行诊断性穿刺，亦可帮助明确诊断。

（3）临床上需注意隐匿性气胸的处理，因有时肺部存在粘连带，X 线胸片不能发现气胸的存在，CT 可以明确诊断。

（4）确定治疗方案时，应考虑患者的气胸类型、程度、发生速度、症状、体征、X 线胸片的变化、胸膜腔内压力、有无胸腔积液及原有肺功能状态、首次发病亦或复发以及患者年龄、一般状况、有无呼吸循环功能不全等并发症确定治疗方案。

（5）一般自发性气胸经抽气等保守治疗，1 ~ 2 周即可好转，若时间超过 1 周，且肺压缩明显，可行胸腔闭式引流，必要时负压吸引，但必须注意负压吸引装置的正确连接。若患者存在持续漏气，则有转外科手术治疗；当考虑有张力性气胸时，应紧急处理，予以胸腔抽气且置管引流，必要时请外科置大号管引流。

（6）一部分患者经过排气后，出现胸闷、气急加重，咳嗽明显，提示有复张后肺水肿，应积极处理，可给予高流量吸氧、糖皮质激素、利尿剂等治疗，临床上予患者排气治疗时一般宜缓慢排气，每次排气量一般不宜超过 1000ml，以避免此种情况发生。

第九节　大咯血

临床上所指的大咯血为 24 小时内咯血 500ml 以上，有生命危险。大量鲜血从口鼻流出，量在 2000ml 以上者，为急性致死性大咯血。患者常因窒息而死亡，国外报道死亡率可高达 50%~100%，及时治疗对抢救患者生命有重要意义。

【诊断要点】

1. 临床表现

（1）若患者既往有结核病史、午后低热、消瘦、乏力、盗汗等，首先要考虑肺结核病变所致咯血。

（2）患者平时呈慢性咳嗽、大量浓痰、痰味恶臭、反复咯血则应想到支气管扩张或肺脓肿。

（3）患者突发大量咯血，既往有结石咳出史，应考虑支气管结石症。

（4）大咯血患者有心功能不全的表现，应考虑到心瓣膜病或先天性心脏病引起的肺梗死或肺动脉高压症。

（5）咯血患者突然躁动、神情紧张、挣扎坐起、胸闷气急、发绀等，应想到血块阻塞大气道引起窒息。

（6）患者面色苍白、出冷汗、四肢厥冷、表情淡漠、脉细速，可能为失血性休克。

（7）胸部体征：锁骨上下、肩胛间区咳嗽后可闻及湿啰音，对诊断肺结核有参考意义。两肺下部局限性湿啰音可考虑支气管扩张的诊断。原发性支气管肺癌，由于支气管不完全阻塞，约有 20% 患者可出现局限性哮鸣音。二尖瓣听诊区可闻及舒张期隆隆样杂音，提示风心病二尖瓣狭窄所致咯血。

2. 物理检查及其他

（1）胸部 X 线检查：占位性病变由于肺含有大量空气，X 线片上可以形成鲜明对比，尽管病变小至 1~2mm，只要不被遮盖，即可在胸片上显影，影像清晰、对比优良的胸片对胸部疾病的诊断正确率可达 80%。

（2）胸部疾病的 CT 检查：当传统的 X 线检查对肺内某些疾病有疑问时，CT 可作为补充手段：①判断肺部或胸膜病变；

②找出被肺门或大血管掩盖的病变；③对肺部浸润性病变CT可帮助寻找空洞，从而确定其为脓肿或炎症。传统的X线检查不能区分块的良、恶性，CT可帮助寻找中心钙化灶，为鉴别诊断提供依据，并可确定肿块的性质（实性、囊性、炎性、血管性、脂肪性）。

（3）纤维支气管镜检查：可以直接观察上气道和支气管以及叶、段、亚段，甚至亚亚段支气管的结构，并可通过细胞刷、活检钳进行支气管－肺组织的病理学检查。选择性支气管造影可通过纤维支气管镜所在的叶、段部位注入造影剂，能较好地显示支气管畸形、扩张的范围和程度。通过纤维支气管镜检查还可以明确原因不明的血痰、咯血的原因及出血部位。

（4）支气管造影及选择性支气管造影：将造影剂通过导管注入气管、支气管，显示支气管形态，进行肺部病变及支气管病变的诊断，可了解支气管病变有无扩张、狭窄、阻塞、聚拢等，可确定范围，可对肺内肺外疾病及肺癌、肺结核、肺化脓症等进行鉴别诊断。选择性支气管造影也是治疗顽固性血痰或大咯血的有效方法之一。

（5）实验室检查：痰细菌培养、查找脱落细胞及抗酸杆菌有助于炎症、结核、肿瘤的诊断。

【治疗原则】

止血、镇静及对症治疗。

1. 一般治疗

（1）卧床休息：大咯血的患者应绝对卧床，且患侧卧位，条件允许应就地抢救，以防因不必要的搬动，或转院途中颠簸而出血加重引起窒息。

（2）镇静：患者往往因咯血量大而精神紧张、恐惧，故医护人员必须设法消除患者的紧张情绪，同时可应用小量镇静剂。

（3）镇咳：单纯的咯血一般不用镇咳剂，若因频繁的剧烈咳嗽而引起大量咯血，可口服可待因，吗啡禁用，以免抑制咳嗽反射和呼吸中枢，使血块不能咳出而窒息。

（4）加强护理：定期监测患者的血压、脉搏、呼吸、体温。患侧胸部加用冰袋。观察患者的表情及心理变化。避免因大便秘结、排便用力导致咯血。

2. 止血药物的应用

（1）垂体后叶素：垂体后叶素为大咯血的首选药物，该药有收缩肺小动脉和毛细血管的作用，减少肺血流量，从而减少咯血。用法用量：10U + 20～30ml 生理盐水缓慢静脉注入，再以 10～20U + 5% 葡萄糖 500ml 中静脉滴注维持。一次剂量 20U。禁忌证：高血压、冠心病、妊娠。用药期间要密切注意患者有无头痛、面色苍白、心悸、恶心、出汗、胸闷、腹部不适、排便感觉、血压升高等不良反应，如有上述不良反应，应减慢注射速度。

（2）普鲁卡因：该药具有扩张血管，降低肺循环压力及中枢安定作用。一般剂量为 0.25% 20ml 静脉缓慢注射。再以 0.25% 100ml 加入 5% 葡萄糖液 500ml 静脉滴注维持。

（3）鱼精蛋白注射液：为肝素拮抗剂，使肝素迅速失活，从而使组织中的凝血过程加速，每次 50～100mg + 25% 葡萄糖液 40ml，每日 1～2 次，缓慢注射，连续使用不超过 72 小时。

（4）6 - 氨基己酸、止血环酸：抑制纤维蛋白溶酶原的激活因子，使纤维蛋白溶酶原不能激活为纤维蛋白溶酶，从而抑制纤维蛋白的溶解，达到止血作用。用法用量：6-氨基己酸（4～6g）+ 5%～10% 葡萄糖液（250～500ml），静脉滴注。止血环酸（100～250mg）+ 20ml 生理盐水或 25% 葡萄糖液 20ml 内静脉注射，每日 1～2 次或将 800mg 溶于葡萄糖液静脉滴注。

（5）安特诺新（安络血）：对毛细血管通透性有强大的抑制作用，并有增加毛细血管抵抗力和加速管壁回缩作用。用法用量：10~20ml，肌内注射，每日 2~3 次。癫痫及精神病史者慎用。

（6）立止血（巴特罗酶、蛇毒凝血酶）：对纤维蛋白原的降解有选择性作用，它只能将纤维蛋白原水解释放出纤维蛋白肽 A 而生成可溶性纤维蛋白 I 单体；在出血部位生理性凝血过程形成的凝血酶作用下，纤维蛋白 I 单体迅速的继续降解出纤维蛋白肽 B 而生成纤维蛋白 II 单体，进而聚合成纤维蛋白 II 多聚体迅速形成稳定的纤维蛋白，在出血部位发挥凝血作用。用法用量：1000U/次，每日 1~3 次。肌内注射、静脉注射、出血病灶局部喷洒。静脉注射 5~10 分钟起效，持续 12~24 小时；肌内注射 20~30 分钟起效，持续 48~72 小时。

（7）654-2：能扩张周围血管，减少肺脏血量，达到控制咯血的目的。用法用量：10~20mg，加入葡萄糖或生理盐水 250~500ml 中静脉滴注。

3. 其他治疗

（1）肾上腺皮质激素的应用：当垂体后叶素等药物治疗无效时，可以考虑使用。除具有抗炎抗过敏和降低毛细血管通透性作用外，尚可使血中含有大量组胺和肝素的肥大细胞失去颗粒，从而使血中肝素水平下降，凝血时间缩短，达到止血目的。用法用量；泼尼松每日 30mg 口服，1~2 周为一疗程。对浸润性肺结核所致的咯血疗效好，但必须与抗结核药物并用。

（2）输血：少量输入同型新鲜血可以补充凝血因子，特别对有严重贫血的咯血患者更为重要。

（3）人工气腹：反复大咯血难以控制时，可用人工气腹治疗。首次注入量 1000ml 左右，必要时隔 1~2 天重复注气。

（4）外科手术：反复大咯血危及生命，内科治疗无效时，在明确出血部位后，可考虑外科手术治疗。适应证：咯血量 >500ml/24h；12 小时短期内大量咯血在 600ml 以上；一次咯血量达 200ml，并在 24 小时内反复发生；曾有咯血窒息史。禁忌证：晚期肺癌出血，二尖瓣狭窄出血，全身有出血倾向者，体质极差伴有肺功能不全，出血部位难以确定者。

（5）支气管动脉栓塞术：对咯血患者，可借助支气管动脉造影发现出血部位，并用明胶海绵阻塞出血部位，以达到治疗咯血的目的。

适应证：一切内科无法控制或不能持久控制的大咯血及反复咯血者，不管发病原因；反复咯血，量不大但时间很长，影响正常生活质量而且患者有此要求；病变有手术条件，先止血，改急诊手术为择期手术；原因不明的出血或出血来源不清，先止血，以便进一步检查确诊；支气管动脉瘤或蔓状动脉瘤，如出血除手术外，栓塞是唯一特效治疗；肺切除术后的咯血，处理困难，支气管动脉栓塞术为唯一可反复应用的对症治疗。

禁忌证：有碘过敏史；严重的肝、肾功能损害；支气管动脉造影可见到脊髓前动脉，广泛性出血性疾病如白塞病、凝血机制异常所致出血者。

【病情观察】

注意观察用药后的反应、止血效果、生命体征如血压等，及时发现窒息先兆，如胸闷、气急、发绀、烦躁、精神紧张、面色苍白、出冷汗等，观察止血后有无再次咯血。

【病历记录】

（1）准确记录出血量。

（2）对于可能发生肺栓塞、猝死、大咯血等情况的高龄患者，及时书写医患沟通记录及病情评分表，并请家属签字。

【注意事项】

1. 医患沟通　对于住院患者，应注意和家属多交流沟通，详尽告知家属情况，以了解病情的复杂性及反复性，做好患者及家属预防工作。

2. 经验指导 大咯血并不可怕，可怕的是因呼吸道阻塞而窒息。窒息一旦发生，应立即抢救，争分夺秒，消除呼吸道的血凝块，恢复呼吸道的通畅和正常呼吸。

（1）体位引流：倒置患者，使躯干与床面呈 45°～90°，迅速清除口腔及呼吸道积血。

（2）高流量吸氧及应用呼吸兴奋剂。

（3）有心衰者给予强心剂。

（4）静脉注射垂体后叶素。

（5）必要时气管插管，将有侧孔的较粗的鼻导管迅速插入气管，边插边吸，深度要达到隆突以上。

（6）硬质支气管镜插入气管，吸出气道内的血液及凝血块，畅通呼吸道。

第十节　急性肺水肿

急性肺水肿是由于各种原因引起的过多液体聚积在肺血管外间质组织、肺泡壁、血管周围或肺泡内的一种临床综合征。人类可发生下列两类性质根本不同的肺水肿：心源性肺水肿（亦称流体静力学或血流动力学肺水肿）和非心源性肺水肿（亦称通透性增高肺水肿、急性肺损伤或急性呼吸窘迫综合征）。本节主要讨论非心源性肺水肿。非心源性肺水肿按其发生机制不同可分为 6 类。

（1）肺毛细血管压增高：①各种原因引起的左侧心力衰竭；②输液过量；③肺静脉闭塞性疾病。

（2）肺毛细血管通透性增高：①病毒性肺炎；②吸入有害气体如光气、臭氧、氮氧化合物；③循环毒素如四氧嘧啶、蛇毒；④免疫反应如药物特异反应、过敏性肺泡炎；⑤放射性肺炎；⑥尿毒症；⑦淹溺；⑧吸入性肺炎；⑨氧中毒；⑩急性呼吸窘迫综合征；⑪弥散性血管内凝血、严重烧伤等。

（3）血浆胶体渗透压降低：肝肾疾病、蛋白丢失性肠病、营养不良性的蛋白血症。

（4）淋巴循环障碍。

（5）组织间隙负压增高。

（6）其他：高原性肺水肿、神经性肺水肿、麻醉药物过量、子痫、电击复律等。

【诊断依据】

1. 症状 突发严重呼吸困难，呼吸频率达 30~40 次/分，发绀、大汗、烦躁，同时频繁咳嗽，咳粉红色泡沫痰。极重者可因脑缺氧而致神志模糊。

2. 查体 呈端坐位，双肺满布湿性啰音，心尖部第一心音减弱，频率快，肺动脉瓣第二心音亢进。

3. 影像学改变 肺血管纹里模糊、增多、肺门阴影不清，肺透光度降低，肺小叶间隔增宽。两下肺肋膈角区可见 Kerley B 线，偶可见 Kerley A 线。

【治疗】

肺水肿的治疗包括病因治疗和症状治疗两方面。根据肺水肿的发病机制，其治疗原则为：降低肺毛细血管静水压，提高血浆胶体渗透压，增加肺泡内压，降低肺泡表面张力，降低肺毛细血管通透性。

1. 氧疗 肺水肿患者通常需要吸入较高浓度氧气才能改善低氧血症，最高用面罩给氧。湿化器内置 75%~95% 乙醇或 10% 硅酮有助于消除泡体。低浓度乙醇适用于昏迷患者，高浓度乙醇适用于清醒患者，10% 硅酮适用于各种原因的肺水肿，疗效颇佳，此药较乙醇好，有助于降低急性肺水肿的死亡率。

2. 利尿 静脉注射呋塞米（速尿）40~100mg 或布美他尼 1mg，可迅速利尿，减少循环血量乃至升高血浆胶体渗透压，减少微血管滤过液体量。此外静脉注射呋塞米还可扩张静脉，减少静脉回流，在利尿作用发挥前即可产生减轻肺水肿的作用。但不宜用于血容量不足者。

3. 吗啡 每剂 5～10mg 皮下或静脉注射可减轻焦虑，并通过中枢性交感抑制作用降低周围血管阻力，使血液从肺循环转移到体循环。还可舒张呼吸道平滑肌，改善通气。对心源性肺水肿效果好。但禁用于休克、呼吸抑制和慢阻肺合并肺水肿者。

4. 扩张血管药 以硝普钠、硝酸甘油、酚妥拉明静脉滴注。此类药物在救治急性肺水肿时起相当重要的作用，它起作用时间快于利尿剂。作用为：①解除体循环静脉和肺微小静脉痉挛，增加了体循环血容量，从而减少了回心血量；②解除体循环动脉和肺微小动脉的痉挛，减低了心排血阻力，使肺毛细血管静水压降低；③减轻心脏前后负荷，降低中心静脉压；④解除肺小血管痉挛，使开放的动 - 静脉短路关闭，动 - 静脉分流减少，使血氧饱和度增加；⑤增加冠脉血流，使心收缩力增强。

（1）硝普钠：为动静脉血管扩张剂，静脉注射后 2～5 分钟起效，一般剂量为 12.5～25μg/min 滴入，根据血压调整用量，维持收缩压在 100mmHg 左右；对原有高血压的患者血压降低幅度（绝对值）以不超过 80mmHg 为度，维持量为 50～100μg/min。硝普钠含有氰化物用药时间不宜连续超过 24 小时。

（2）硝酸甘油：扩张小静脉，降低回心血量，使 LVEDP 及肺血管压降低，患者对本品的耐受量差异很大，可先以 10μg/min 开始，然后每 10 分钟调整一次，每次增加 5～10μg，以血压达到上述水平为度。

（3）酚妥拉明：为 α 受体拮抗药，以扩张小动脉为主。静脉用药以 0.1mg/min 开始，每 5～10 分钟调整一次，最大可增至 1.5～2.0mg/min，监测血压同前。

5. 正性肌力药物

（1）洋地黄类药物：主要作用于快速心房纤颤或扑动诱发的肺水肿。2周内未用过洋地黄类药物者，毛花苷C（西地兰），首剂0.4～0.8mg溶于葡萄糖内缓慢静脉注射，注射后10分钟起效，1～2小时达高峰，2小时后可酌情再给0.2～0.4mg，一日总剂量不超过1.2mg。对急性心肌梗死24小时内不宜用洋地黄类药物，二尖瓣狭窄所致肺水肿洋地黄类药物也无效。后两种情况如有心房颤动快速室率则可应用洋地黄类药物减慢心室率，有利于缓解肺水肿。

（2）非洋地黄类正性肌力药物

①多巴胺：小剂量 $<2\mu g/$（kg·min）的多巴胺仅作用于外周多巴胺受体，直接或间接降低外周阻力。在此剂量下，对于肾脏低灌注和肾功能衰竭的患者，它能增加肾血流量、肾小球率过滤、利尿和增加钠的排泄，并增强对利尿剂的反应；大剂量 $>2\mu g/$（kg·min）的多巴胺直接或间接刺激β受体，增加心肌收缩力和心排血量。当剂量 $>5\mu g/$（kg·min）时，它作用于α受体，增加外周血管的阻力，此时，它虽然对低血压有效，但增加左室后负荷，增加肺动脉压和肺阻力，对急性肺水肿患者可能有害。

多巴胺可作为正性肌力药物 $>2\mu g/$（kg·min）用于急性左心衰竭伴有低血压的患者。当静脉滴注剂量 $<2\mu g/$（kg·min）时，它可以使失代偿性心衰伴有低血压和尿量减少的患者增加肾血流量，增加尿量。但如果无反应，则应停止使用。

②多巴酚丁胺：多巴酚丁胺的主要作用在于刺激 β_1 受体和 β_2 受体产生剂量依赖性的正性变时、正性变力作用，并反射性的降低交感张力和血管阻力，其最终结果依个体而不同。多巴酚丁胺用于外周低灌注伴或不伴淤血或肺水肿、使用最佳剂量的利尿剂和血管扩张剂无效时，多巴酚丁胺常用来增加心排血量。它的起始静脉滴注速度为2～3μg/（kg·min），

可逐渐增加到 $20\mu g/$ （kg·min），无需负荷量。它的血流动力学和剂量呈正比。在接受 β 受体拮抗药美托洛尔治疗的患者，需增加多巴酚丁胺的剂量，才能恢复它的正性肌力作用。多巴酚丁胺与磷酸二酯酶抑制剂联合使用能产生比单一用药更强的正性肌力作用。长时间的持续静脉滴注多巴酚丁胺（24～48小时以上）会出现耐药，部分血流动力学效应消失，长时间应用应逐渐减量。静脉滴注多巴酚丁胺常伴有心律失常发生率的增加，可来源于心房和心室。心动过速时使用多巴酚丁胺要慎重，多巴酚丁胺静脉滴注可以促发冠心病患者的胸痛。

③磷酸二酯酶抑制剂：其作用机制是抑制磷酸二酯酶的活性使细胞内的 cAMP 的降解受阻，cAMP 浓度升高进一步使细胞膜上的蛋白激酶活性增高，促进细胞内 Ca^{2+} 通道膜蛋白的磷酸化，Ca^{2+} 通道激活使 Ca^{2+} 内流增加，心肌收缩力增强。临床应用的制剂有氨力农和米力农，后者增加心肌收缩力的作用比前者大 10～20 倍，作用时间短，不良反应也较少，米力农用量为 $50\mu g/kg$ 稀释后静脉注射，继以 $0.375～0.75\mu g/$ （kg·min）静脉滴注维持。

6. 氨茶碱 静脉注射氨茶碱 0.25g 可有效的扩张支气管，改善心肌收缩力，增加肾血流量和钠排除。但应注意速度，静脉注射速度不得低于 15 分钟。

7. $β_2$ 受体激动药 已有研究表明长期吸入长短效 $β_2$ 受体激动剂，如特布他林或沙美特罗可能有助于预防肺水肿或加速肺水肿的消散和吸收，但其疗效还有待于进一步验证。

8. 肾上腺皮质激素 一些研究表明，它能减轻炎症反应和微血管通透性，促进表面活性物质合成，增强心肌收缩力，降低外周血管阻力和稳定溶酶体膜。通常用地塞米松 20～40mg/d 或氢化可的松 400～800mg/d 静脉注射连续 2～3 天。但也有不同意见。

9. 抗胆碱药 主要有阿托品、山莨菪碱、东莨菪碱。

10. 其他 患者坐位，双腿下垂或四肢轮流结扎静脉止血带，每20分钟轮番放松5分钟，可减少回心血量。严重者可予机械通气支持。

11. 各种原因肺水肿的病因治疗

（1）高原性肺水肿：给予卧床，尽可能降低高度，高浓度持续吸氧，可用利尿剂、氨茶碱、激素、血管扩张剂等治疗，待肺动脉压恢复正常，肺水肿消失后，可用乙酰唑胺或碳酸酐酶抑制剂预防高原性肺水肿。淹溺性肺水肿：海水淹溺引起肺水肿和室颤心脏骤停，淡水淹溺造成高压性肺水肿，应强调机械呼吸治疗和激素治疗。

（3）神经源性肺水肿：可按高压性肺水肿治疗，加用脱水剂，避免用 PEEP 通气，反而使颅内压增高和减低脑血流。

（3）肺复张性肺水肿：立即中止病因，卧床，无特殊治疗。

（4）中毒性肺水肿：常见于吸入刺激性气体而出现呼吸道刺激症状，短暂缓解后出现肺水肿。治疗上保持呼吸道通畅，应用大剂量激素及抗生素。

【病情观察】

严密观察患者生命体征变化，意识状态，皮肤颜色及温度，呼吸状况、咳嗽、咳痰情况、肺部啰音的变化并监测血气分析结果。

【病历记录】

抢救时，给予患者强心、利尿、扩血管及激素类药物治疗，记录用药前后体征变化，观察症状是否缓解。

【注意事项】

1. 医患沟通 由于急性肺水肿发病急，患者无心理准备，均表现极度烦躁、紧张和恐惧，对自己病情的担忧和家庭的担忧，是造成患者情绪不稳定的一个重要心理因素。因此，应给予精神安慰，耐心解释病情，稳定情绪，解除思想负担，以增强战胜疾病的信心，积极配合医护人员的治疗，避免因患者紧张、烦躁而加重病情。

2. 经验指导

（1）症状缓解后，嘱患者绝对卧床休息，待病情稳定恢复期时，制定了康复计划，逐步增加活动量，以不出现心悸、气短为原则，避免过度劳累。

（2）适当控制钠盐摄入，避免呼吸道感染，继续按时服药。

第五章

消化系统急症 ◆⬦•

第一节 上消化道出血

上消化道出血一般指屈氏韧带以上的食管、胃、十二指肠上段空肠以及胰管和胆管的出血。

【病因】

1. 炎症因素 ①食管：食管炎症和食管溃疡；②胃：慢性胃溃疡、急性胃黏膜糜烂。急性出血性胃炎的常见病因有"应激"、药物（如阿司匹林）和酗酒等；③十二指肠：十二指肠溃疡、十二指肠壶腹炎等；④上胃肠道的慢性炎症、胃黏膜脱垂症、息肉、结核等病变均可导致出血。

2. 肿瘤因素 ①癌瘤；②肉瘤。

3. 血管因素 ①食管静脉曲张破裂出血以及肝硬化、充血性心力衰竭、慢性缩窄性心包炎、Budd-Chiari 综合征等引起；②血管瘤、血管发育不良、血管扩张症。

4. 机械因素 ①憩室；②食管裂孔疝；③食管贲门撕裂症。

5. 全身性疾病 ①急性感染：败血症、流行性出血热、重症肝炎；②血液系统疾病：血友病、再生障碍性贫血、白血病、血小板减少性紫癜；③慢性肾炎、尿毒症；④结缔组织病：系统性红斑狼疮；⑤应激性溃疡。

6. 上胃肠道邻近器官的病变 ①胆管出血；②胰腺肿瘤。

【诊断依据】

1. 发热 大量出血后，多数患者在 24 小时内常出现低热。

2. 呕血与黑便 上消化道出血尤其出血迅速而量大时常表现为呕血。

3. 失血性周围循环衰竭 上消化道出血可致急性周围循环衰竭。头晕、心悸、恶心、口渴、黑矇或晕厥。

4. 氮质血症 大量上消化道出血后，血液蛋白的分解产物在肠道被吸收，以致血中氮质升高，称肠源性氮质血症。

5. 血象 急性大量失血后，均有失血性贫血。

【治疗】

1. 有活动性出血的患者应绝对卧床休息 每小时记录血压、脉搏、出血量与每小时尿量；保持静脉通路。

2. 补充血容量 先用生理盐水、林格液等快速补充血容量；当收缩压低于 90mmHg 时，应立即输入足够量的全血。对肝硬化患者应输入新鲜血，因库血含氨量较多易诱发肝性昏迷。

3. 止血措施

（1）局部药物止血：①去甲肾上腺素 8mg 加入 150ml 生理盐水中分次口服；②凝血酶粉用生理盐水稀释后分次口服，每次用量 500 ~ 2000U。

（2）抗酸剂的应用：①组胺 H_2-受体拮抗药，常用的有西咪替丁和雷尼替丁；②质子泵抑制剂，奥美拉唑 20mg 静脉滴注或静脉注射 1 ~ 2 次/日；③生长抑素，其作用为抑制胃酸、促胃液素和胃蛋白酶的分泌，减少内脏血流，抑制胰、胆和小肠的分泌，保护胰、肝、胃的细胞。常用的是奥曲肽 0.1mg 皮下注射，每 8 小时 1 次。

（3）内镜下局部止血：对于食管静脉曲张破裂出血，采用血管旁与血管内注射硬化剂。

(4) 食管-胃底静脉曲张破裂出血：可采用三腔二囊管压迫止血。

(5) 外科手术治疗：有反复多次上消化道大出血可考虑外科手术治疗。

【病情观察】

(1) 诊断明确者，首先应初步估计患者的出血量，监测患者的全身生命体征，确定有无循环衰竭，采取积极的治疗措施，尽快补充血容量，维持生命体征的稳定，治疗过程中，注意观察内科药物治疗及内镜治疗的效果。如为肝硬化食管胃底静脉曲张破裂出血，则应密切观察药物治疗后的病情变化，尤其是有无神志改变；如采取三腔二囊管压迫止血的，应观察胃管内有无新鲜出血，三腔二囊管有无漏气、气囊移动等；经积极的内科药物或内镜治疗无效，患者仍有活动性出血，则应及时请外科会诊，给予急诊手术治疗。

(2) 诊断不明确者，应积极补液、输血以扩充血容量，在患者血容量稳定的前提下，行胃镜检查明确出血原因；如疑诊血液病所致，则应尽早行骨穿检查，予以明确。

【病历记录】

1. 门、急诊病历 详细记录患者就诊的主要症状，如呕血和（或）黑便的次数、颜色，并做出血量初步估计。记录患者有无外周循环血容量衰竭的临床征象，有无近期消瘦、乏力的表现，有无发热、腹痛、黄疸等伴随症状。记录患者有无服药史，如有，应记录患者的服药名称、剂量、时间等，有无酗酒史，有无肝炎、血吸虫等病史，有无慢性肾病、糖尿病、血液系病史。以往有无胃病史，有无类似病史。记录患者以往胃镜或 X 线钡餐检查等结果。若患者外周血循环不稳定，应先予积极治疗后，待病情基本稳定后予以补记病史（注明记录时间）。体检记录患者神志、血压、心率、肠鸣音等变化，有无浅表淋巴结肿大、肝脾大，有无黄疸、腹腔积液。辅助检查记录患者血常规、血生化、大便隐血试验、急诊胃镜等检查结果。

2. 住院病史 应详尽记录患者是否存在外周循环不足或衰竭的临床表现，注重记录经积极扩容、止血治疗后患者的病情变化。行三腔双囊管压迫止血的，应密切观察记录止血是否有效、有无并发症等。需外科手术治疗止血的，患者及家属应签署知情同意书。

【注意事项】

1. 医患沟通 上消化道出血是常见的急症，大出血可造成患者严重的后果，甚至危及患者生命。因此，患者就诊时，经治疗医师如实告知患者及家属上消化道出血的特点、临床特征、诊断方法、常用的治疗手段，并将初步评估的出血程度如实告知患者及家属，以使患者及家属能理解、配合治疗。因为不同病因引起出血的临床表现不尽相同，同一疾病引起的出血亦可能有不同的临床表现，因此，根据患者的具体情况，经治医师应告知每一具体患者所采取的治疗措施，包括治疗方案的调整，并随时与患者及家属沟通，让家属全面了解患者的病情变化；如需急诊胃镜检查或治疗的，应讲清楚其可尽快明确出血原因，以便及时治疗，但可有误吸、窒息的危险，患者及家属签字同意后实施；如积极治疗后出血不止，有上述的手术指征，应及时与外科医师沟通，家属同意后予手术治疗。治疗过程中，所有医护人员，应全力以赴，密切观察，随时应对患者可能的病情变化征象，实施可利用的治疗措施，以控制出血，恢复血容量稳定，以使患者康复。

2. 经验指导

（1）确定是否上消化道大出血：呕血者应排除鼻咽部出血和咯血，黑便或褐色大便者应排除铁剂、铋剂、活性炭、动物血、草莓及甘草等摄入的影响，吞下的血及抗凝剂使用亦有可能出现黑便，应予鉴别。短期内大出血者有可能先出现休克而尚无呕血、黑便时，应高度警惕，注意与其他原因休克鉴别。及时的直肠指检可查及黑便或便血。

（2）失血量的估计：仅依据呕血和黑便的量来估计常不可靠，应根据血容量减少所致循环改变来判断。

①便血情况：便隐血试验阳性者提示每日出血量 5ml 以上；出现黑粪者，一般说明每日出血量在 50ml 以上；频繁柏油样便提示肠道内有大量积血。

②呕血：出现呕血说明胃腔内的储积血量至少在 250ml 以上。

（3）所有上消化道出血的患者均应行胃镜检查，这是确定出血原因最敏感的最特异的方法，出血后 24～48 小时内急诊胃镜检查的诊断准确率可达 90%～95%，并有助于确定治疗方案。

（4）不同原因所致的上消化道出血的治疗应遵循个体化治疗原则，可根据不同的出血病因，针对某种疾病的不同阶段，采用不同的治疗方法；即使是同一类疾病，对不同的患者也应酌情采取个体化原则；如非静脉曲张性出血者可选用电凝止血、注射止血、血管钳夹止血、激光止血或外科手术治疗等，对食管胃底静脉曲张性破裂出血，则可选用三腔双囊管压迫、内镜下曲张静脉套扎或硬化剂注射治疗或外科手术治疗。

（5）药物止血是上消化道出血治疗中的重要方面，质子泵抑制剂静脉应用的疗效要好于 H_2 受体拮抗剂，常被视为一常规治疗；生长抑素的止血效果较好，但多用于食管胃底静脉曲张破裂出血患者的治疗。

第二节 急性胃炎

急性胃炎是指由各种原因引起的胃黏膜急性炎症。

【诊断依据】

(一) 病因

化学、物理的刺激，接触细菌或其毒素等引起。

(二) 临床表现

(1) 由于酗酒、刺激性食物和药物引起者，多有上腹部不适、疼痛、食欲减退、恶心、呕吐等，一般不很严重。

(2) 食物中毒所致的急性胃肠炎的症状轻重不一，一般在食后数小时至 24 小时内发病，大多有中上腹部不适，疼痛甚至剧烈腹绞痛，食欲减退、恶心、呕吐等，常伴有急性水样腹泻，严重者可有发热、失水、酸中毒、休克等中毒症状。体格检查可发现中上腹部及脐周有轻压痛，肠鸣音亢进。

(3) 由解热镇痛药如阿司匹林、吲哚美辛、肾上腺皮质激素和应激状态等引起的急性胃炎常以上消化道出血为主要表现。患者多有呕血和黑便，出血也呈间歇发作，出血量大者可发生低血容量休克。半数以上患者有上腹部不适、疼痛、食欲减退、头昏、软弱等症状。体格检查无特殊体征。

【治疗】

主要为对症治疗，包括祛除病因，卧床休息，进清淡流质饮食，用甲氧氯普胺（灭吐灵）止吐，滴注葡萄糖盐水纠正失水，抑酸剂降低胃酸，用阿托品解痉，大量胃出血者，应补液输血。感染重者用抗生素。

【病情观察】

(1) 诊断明确者，应观察对症治疗后腹痛、恶心、呕吐、腹泻等症状是否缓解，并评估治疗效果；如治疗效果不佳，则应仔细分析患者症状、体征、相关检查，调整治疗方案。有呕血和（或）黑便者，紧急处理后应予以留观或住院治疗，并积极补充血容量和止血治疗，密切观察患者生命体征是否稳定，注意观察治疗是否有效，是否继续出血，大便隐血是否转阴。对因呼吸衰竭等严重疾病而引起的急性胃黏膜损害，还应注意观察原发疾病相关治疗后病情变化。

（2）诊断不明确者，应告知患者或其亲属有关急性胃炎的临床特点、诊断方法、治疗原则。如病情需要行内镜检查，应建议患者及早检查，以明确病因，患者因病情严重而无法行内镜检查者，应先予以积极的对症、支持治疗，并观察治疗效果。

【病历记录】

1. 门急诊病历　详尽记录患者就诊时腹痛、呕吐的特点，有无腹泻、发热等症状；以呕血、黑便就诊者，应记录呕血、黑便的次数，并做出血量的初步估计，应记录有无血压、脉搏、尿量改变。记录发病前有无进食不洁食物，酗酒、服药等病史。记录有无心功能不全、肺心病、烧伤、颅脑手术等基础疾病。辅助检查记录血常规、粪常规、急诊内镜等检查结果。

2. 住院病历　以呕血和（或）黑便入院治疗的，应详细记录治疗后相应的病情变化，如实记录患者的外周循环血容量是否稳定，治疗后是否改善。原有心、肺、肾功能不全等基础疾病的，则应记录这些基础疾病治疗后的病情演变，须输血或须行急诊内镜检查的，应记录与患者家属的谈话过程，并签署知情同意书。

【注意事项】

1. 医患沟通　经治医师应如实告知患者或其亲属有关急性胃炎的特点、诊断依据及方法、治疗措施等，以便患者及家属能配合治疗。对急性应激所致的急性胃炎，应告知原发疾病在急性胃炎发病中的作用及强调治疗原发病的重要性。如需长期服用 NSAIDs，应劝患者同时服用胃黏膜保护剂或质子泵抑制剂。对以呕血和（或）黑便为主要表现而就诊者，应告知患者或家属有关内镜检查的目的、过程、有关风险等，以得到患者或家属的同意、理解。治疗时，一般应在上级医师的指导下，确定个体化的治疗方案。有关治疗效果、治疗中出现并发症、需调整治疗方案或需手术治疗的，应及时告知患者或其亲属。如有输血指征，则应告知患者输血的必要性、风险等，并应签署知情同意书。

2. 经验指导

（1）本病临床表现不一，多数患者可无症状，或症状被原发疾病所掩盖。有症状者主要为上腹痛、饱胀不适、恶心、呕吐和食欲不振等。急性应激或摄入非甾体类消炎药（NSAIDs）所致急性糜烂出血性胃炎可以呕血和（或）黑便为首发症状。进食沙门菌、葡萄球菌等污染食物引起的急性胃炎常伴有腹泻，沙门菌感染引起本病往往以腹泻为主，上腹部症状相对较轻；而葡萄球菌所致本病则以上腹不适。恶心、呕吐为主，腹泻较轻；急性幽门螺杆菌感染引起的急性胃炎常无症状，即使有症状，亦无特异性，临床上诊断较为困难。

（2）本病诊断常根据患者有进食不洁食物等病史，有上腹痛、饱胀不适、恶心、呕吐等典型的症状而做出，如伴有腹泻、发热，则为急性胃肠炎。急性糜烂出血性胃炎的确诊有赖于急诊胃镜检查，一般应在出血后24～48小时内进行，可见到以多发性糜烂、浅表溃疡和出血灶为特征的急性胃黏膜损害，急性应激所致的胃黏膜病变以胃底、体为主，而摄入NSAIDs或乙醇所致的胃黏膜病变则以胃窦部为主。

（3）一般的急性胃炎治疗以对症治疗为主，多数患者治疗有效。治疗时，应注意的是，患者如有剧烈呕吐、大量液体丢失，应予以补液，纠正水、电解质紊乱；如有腹痛，则予以解痉治疗；伴有腹泻、发热者，应加用抗生素治疗，抗生素的选用宜简单，如甲硝唑、氨基糖苷类、喹诺酮类药物，注意有无抗生素过敏及应用的不良反应。

（4）对急性应激或NsAIDs所致的急性糜烂出血性胃炎，

患者应住院治疗。首先应针对原发病和病因来采取防治措施，服药者应停药，同时积极地予以补液、抑酸、止血等治疗，如有输血指征，则应予以输血。值得指出的是，患者以呕血和（或）黑便就诊时，可先简单询问病史，待紧急处理后再详细询问病史，如血压不稳定或脉差缩小，则应先予建立静脉通路，补充血容量；内科治疗效果不佳，出血未能控制时，应请外科医师会诊，予以手术治疗。治疗过程如有病情加重，则应随时请示上级医师以指导抢救治疗。

第三节　急性胰腺炎

急性胰腺炎是指各种原因引起的胰腺消化酶在胰腺内被激活而导致的胰腺自身消化所引起的急性化学炎症。青壮年最为高发。根据病变的程度可分为急性水肿性、出血性和坏死性胰腺炎。

【诊断依据】

1. 病因

（1）胆管疾病：急性胰腺炎常伴随胆管系统疾病包括胆石症、胆系感染或胆管蛔虫等。

（2）酗酒和暴饮暴食：暴饮暴食使短时间内大量食糜进入十二指肠，刺激乳头水肿。Oddi 括约肌痉挛，同时引起大量胰液分泌，有的还加上饮酒因素，使胰液胆汁分泌增加而引流不畅。

（3）胰管阻塞：胰管结石、胆石嵌顿在壶腹部，壶腹周围憩室压迫，胆石移动排出时刺激 Oddi 括约肌痉挛，乳头水肿等都可以造成胰管阻塞。

（4）感染：急性胰腺炎继发于感染性疾病者多数较轻，随感染痊愈而自行消退。

（5）手术和外伤：腹腔手术，特别是胃、胆管及邻近胰腺脏器手术，可能直接损伤胰腺或影响其血供。

2. 临床表现 急性胰腺炎常在饮食、脂餐或饮酒后发生。

（1）腹痛：95%的急性胰腺炎患者腹痛是首发症状。常突然起病，程度轻重不一，可为钝痛、钻痛或刀割样痛，呈持续性可有阵发性加剧。

（2）恶心、呕吐：起病后80%～90%出现恶心、呕吐，吐出食物或胆汁，少数可吐出蛔虫。

（3）发热：多数患者有中等度以上发热，持续3～5日。

（4）黄疸：轻型急性胰腺炎少数可出现轻度梗阻性黄疸，由于肿大的胰头压迫胆总管，随着炎症消退，数日黄疸即消失。

（5）低血压或休克。

3. 辅助检查

（1）胰酶测定：血清淀粉酶升高2～3倍，通常提示急性胰腺炎。血淀粉酶多在发病后2～3小时内升高，3～10小时恢复正常。尿淀粉酶多在12小时后开始升高。但淀粉酶水平与疾病的严重程度及病死率并不相关。

（2）腹腔穿刺：坏死性胰腺炎，腹腔可抽出浑浊血性液体。测定腹水中的淀粉酶，通常>500U。

（3）超声检查：提示胰腺肿大、异常回声，网膜囊积液等，但有40%的患者胰腺显示不清。

（4）CT检查：胰腺弥漫性肿大、密度不均匀、边缘模糊，能发现胰腺有无坏死及其周围、胰外受累程度。

4. 鉴别诊断

（1）急性胆囊炎和胆石症：本病的腹痛多在右上腹，并反射至背部，为阵发性，应用解痉药常能止痛。淀粉酶升高不明显。

（2）急性消化性溃疡穿孔：本病常有慢性溃疡病史，发作特点是突发性、难以忍受的刀割样疼痛。体检发现腹部板状强直，压痛、反跳痛明显，肝浊音界消失。腹部透视膈下有游离气体。淀粉酶升高不明显。

（3）胆管蛔虫症：腹痛呈突发性，有"钻顶感"，常伴有出冷汗、辗转不安，腹痛缓解后如常，体征与腹痛程度相矛盾为独特的特点。淀粉酶不升高，如合并胰腺炎，淀粉酶可升高。

（4）急性肾绞痛：肾绞痛为阵发性，以腰部为重，反射至腹股沟或会阴部，尿常规可发现血尿，腹部平片可见阳性结石。

（5）急性肠梗阻：高位肠梗阻不易与急性胰腺炎相区别，二者均有剧烈腹痛和呕吐，也可有早期休克症状，急性肠梗阻的腹痛阵发性加剧更明显，同时能听到肠鸣音亢进，腹部平片见有液平面。胰腺炎有时也会有充气现象，此时做腹腔穿刺可鉴别。

【治疗】

1. 禁食、胃肠减压

2. 解痉止痛 肌内注射阿托品 0.5mg，哌替啶 50mg，或应用山莨菪碱注射液 10 ~ 20mg 加入葡萄糖液 250ml，静脉滴注。

3. 抑制胰液分泌

（1）抑肽酶 10 万 U 静脉滴注，2 次/日。西咪替丁 0.2g，静脉注射，6 ~ 8 小时/次。

（2）胰高血糖素 1mg 加入生理盐水 200ml，静脉滴注，持续12 ~ 24 小时，应与抑肽酶联合应用。

4. 抗生素应用 用氨苄西林、阿米卡星、庆大霉素，严重时可选用头孢曲松、头孢他啶、氧氟沙星等。

5. 激素治疗 一般情况不用。病情严重中毒症状特别明显；严重呼吸困难或休克难以纠正；心肌严重损伤者可考虑应用氢化可的松 800 ~ 1000mg，1 次/日，或地塞米松 30 ~ 40mg，1 次/日，静脉滴注，连续 3 ~ 5 日，病情缓解后逐渐减量后停药。

6. 纠正水电解质酸碱平衡失调 起病 6 小时后循环血量下降 20%～30%，应快速静脉补液，可先给晶体溶液，必要时给右旋糖酐-40、血浆等。

7. 腹腔灌洗或手术治疗 对重症胰腺炎经内科治疗无效、合并持续梗阻性黄疸或严重的胆管疾病、并发脓肿者，应不失时机进行手术治疗。

【参考医嘱】

（1）内科护理常规。

（2）二级护理。

（3）病重。

（4）禁食。

（5）胃肠减压。

（6）吸氧（必要时）。

（7）尿淀粉酶，尿胰蛋白酶原、尿肌酐、尿糖测定。

（8）血常规，血气分析，血清淀粉酶，血钾、钠、钙，血糖，肝功能，血尿素氮、肌酐、CO_2 结合力测定。

（9）胸腹部 X 线平片、B 超（肝、胆、胰）、心电图、腹部 CT。

（10）500ml 右旋糖酐 -40 ＋复方丹参注射液 16ml，静脉滴注。

（11）5% 碳酸氢钠 250ml，静脉滴注。

（12）10% 葡萄糖酸钙 10ml，静脉注射（缓慢）。

（13）青霉素皮试。

（14）人血白蛋白 10g 静脉滴注，1 次/日。

（15）5% 葡萄糖液 100ml ＋氨苄西林 1g，静脉滴注，1 次/6 小时。

（16）阿托品 0.5mg，哌替啶 50～100mg，肌内注射（必要时）。

（17）10% 葡萄糖液 500ml ＋西咪替丁 0.4g，静脉滴注，2 次/日。葡萄糖氯化钠注射液 1000ml ＋10% 氯化钾 30ml，静脉滴注（慢），1 次/日。10% 葡萄糖液 500ml ＋ 地塞米松 30 ～ 40mg，静脉滴注，1 次/日。

【病情观察】

（1）诊断明确者，应根据患者的临床症状、体征，结合实验室检查及影像学检查，确定患者为轻症急性胰腺炎还是重症急性胰腺炎，并密切监测患者的病情变化，如患者的生命体征、血氧分压（SaO_2）、尿量、尿素氮、血常规、血电解质、血钙、动脉血气、X 线胸片等，以便及时对症处理；实施上述治疗后，同样需密切观察上述指标的变化。

（2）诊断不明确者，应根据患者临床表现及体征，尽快予血淀粉酶、血常规、腹部 B 超、心电图等检查，必要时予腹部 CT 检查，以尽快明确诊断。

【病历记录】

1. 门急诊病历　详细记录患者就诊的主要症状，如腹痛的特点、性质、部位，有无放射痛，有无发热、恶心、呕吐等症状，发病前有无酗酒或暴饮暴食的病史，以往有无胆囊炎、胆石症，以往有无类似发作史，如有，应详尽记录以往的诊治经过、效果如何；如系其他医院转至本院治疗的，亦应详细记录其他医院的诊治过程。体检记录患者血压、脉搏、呼吸频率等生命体征，有无皮肤、巩膜黄染，有无腹部包块、腹腔积液等，肺部有无干、湿啰音，辅助检查记录血常规、血电解质、血钙等以及腹部 B 超、CT 等检查结果。

2. 住院病历　记录患者入院前门急诊或外院的诊疗过程、所用药物及效果如何。记录本病的诊断依据、与相关疾病的鉴别要点、制订的诊疗计划。记录患者相关重要检查的结果。重症胰腺炎病情危重，记录应随时记，如实反映动态的病情变化，详细记录有关病情变化、治疗措施、所用药物等。如需输血或急诊内镜治疗、外科治疗等，均应记录与患者家属谈话要点，无论患者家属同意与否，均应记录在案。

【注意事项】

1. 医患沟通 临床医师必须清楚，重症胰腺炎的死亡率仍高达 10% ～20%，而目前尚无特效治疗方法，况且本病的治疗费用较大，一旦患者确诊为重症胰腺炎，医师应向患者家属全面交代病情，如本病目前的诊治现状、病情严重程度、可能的并发症、预后等，以求得患者家属的理解和支持。同时医师在诊治过程中，应将所采用的治疗方案、使用的药物应随时告知家属，并很好沟通，求得同意、理解。急性胰腺炎尤其是重症胰腺炎的诊治，重要的是及时做出判断，采取有效的治疗措施，因此，如诊断有困难，应及时请上级医师指导治疗。患者住院治疗后，床位医师应在上级医师的指导下，根据患者的情况，制订详尽的诊疗计划，如病情出现变化，或需要调整诊疗计划，均应请上级医师指导、把关。本病的护理观察亦很重要，医师应告知床位护士，注意观察的内容（如患者的生命体征、尿量），治疗过程中应注意口腔护理、引流管护理，以免引发感染。

2. 经验指导

（1）临床表现的突发性、特征性（左上腹部疼痛）对诊断本病十分重要，急性胰腺炎患者常以急腹症就诊，往往表现为左上腹痛；有黄疸者，应考虑可能有胆管结石或胆管炎。诊断本病时，应注意对发病原因的判别。

（2）本病的临床体征一般均有上腹痛，但老年人、肥胖患者则可能腹部症状不明显，而以腰酸、腹胀痛为主要表现，应提高警惕；重视患者的体征变化，有助于临床及早采取有力的治疗措施。

（3）轻症急性胰腺炎有自限性，体温正常、腹痛消失、血淀粉酶活性降至正常后即可出院；重症急性胰腺炎则因病情重，可能有各种并发症，治疗时间相对较长，应随时监测、评估治疗效果，必要时及时调整治疗。

（4）急性胰腺感染的病原菌以革兰阴性菌和厌氧菌为主，抗生素的应用应针对上述细菌，以脂溶性强、有效透过血胰屏障等为选择，一般以喹诺酮类加甲硝唑为一线治疗药物，效果不佳时可根据药敏结果或改用亚胺培南，疗程 7～14 日；对临床上无法用细菌感染来解释的发热等表现，应注意是否有真菌感染，应及时行血液和体液的真菌培养，亦可经验性使用抗真菌药。

第四节　急性出血坏死性肠炎

急性出血性坏死性肠炎是一种局限于小肠的急性、暴发性、坏死性、出血性疾病，与 C 型产气荚膜芽孢杆菌感染有关。病理上以小肠、结肠局限性或弥漫性溃疡、出血性坏死性炎症为特征。临床表现为腹痛、便血、发热、呕吐和腹胀，严重者可有休克、肠麻痹等中毒症状和肠穿孔并发症。

【诊断依据】

1. 病因

（1）饮食因素：因进不洁饮食，引起肠道细菌或病毒感染。

（2）变态反应：变态反应是发病的基本病因，感染是继发因素。

2. 诊断要点

（1）呕吐：多发生在夏秋季节，有不洁饮食史。呕吐与腹痛、腹泻同时发生。

（2）腹痛：腹部持续性疼痛，阵发性加剧，伴寒战、高热、脱水、酸中毒或中毒性休克。

（3）腹泻：典型的赤豆汤样或果酱样血性腹泻，具有特殊腥臭味的血便，无里急后重，大便培养无痢疾杆菌生长。

（4）辅助检查

①血常规：白细胞常在 $(10～20) \times 10^9/L$，核左移，部

分出现中毒性颗粒。

②粪检查：鲜红或暗红色，无黏液。粪便潜血试验阳性，镜检红细胞满视野。

③X线检查：腹部平片可见中腹或上腹部肠管充气、扩张、黏膜皱襞模糊、粗糙、肠壁水肿增厚、肠间隙增宽。有穿孔者可见气腹征。

3. 鉴别诊断

（1）中毒性痢疾：起病较急性出血性坏死性肠炎更急，开始即出现高热、惊厥、神志模糊、面色苍白，重者血压下降、休克，数小时后出现脓血便。急性出血性坏死性肠炎常以腹痛、腹泻为主，发热不一定高，1～3日内出现红豆汤样或果酱样血便，无黏液，无里急后重。病程和粪便性质可助鉴别。

（2）绞窄性肠梗阻：腹痛、呕吐、便血、休克等症状与急性出血性坏死性肠炎相似。但绞窄性肠梗阻腹痛突发而剧烈，腹胀、呕吐更重，无排便排气，血便出现晚而量少。急性出血性坏死性肠炎早期出现肠梗阻是由于病变侵及肠壁浆肌层，引起节段性运动功能障碍，多为不全性肠梗阻；后期发生的肠梗阻则由于肠管的僵硬、狭窄、粘连、坏死等原因引起，多为完全性梗阻，而且此前常先有腹泻、便血。此外，二者的X线腹部平片也有一定区别。

（3）急性克罗恩病：此病与急性出血性坏死性肠炎鉴别比较困难，但急性克罗恩病多转为慢性，经常复发，而急性出血性坏死性肠炎却极少复发。

（4）过敏性紫癜：腹型过敏性紫癜以腹痛便血起病，与急性出血性坏死性肠炎相似，但无腹泻和发热，中毒症状不重，待皮肤出现紫癜后诊断更明确。

【治疗】

1. 禁食、胃肠减压

2. 抗休克 本病主要为中毒性休克，应用右旋糖酐补足有效循环血容量后酌情应用血管活性药物，如多巴胺 40mg，间羟胺 20mg，加入生理盐水 500ml，静脉滴注或山莨菪碱注射液 40～60mg 加入生理盐水中，静脉滴注。

3. 维持水电解质平衡 纠正水电解质紊乱因为本病失水、失钠和失钾较多见。可根据病情决定输液总量和成分。儿童每日补液量 80～100ml/kg，成人 2000～3000ml/d，其中 5%～10% 葡萄糖液占 2/3～3/4，生理盐水占 1/4～1/3，并加适量氯化钾。

4. 激素治疗 可抑制变态反应，减轻中毒症状。常用地塞米松 10～20mg 加入葡萄糖液 10～20ml，静脉注射，1 次/日，或氢化可的松 200～300mg 加入葡萄糖液，静脉滴注，1 次/日，疗程不得超过 4 日。

5. 抗感染 一般两种抗生素联合应用，如青霉素与阿米卡星的联合应用，必要时选用先锋霉素、氨苄西林，疗效较好。

6. 手术治疗 疑有肠坏死、肠穿孔，内科治疗无效者，有麻痹性肠梗阻穿孔可疑者，腹腔内有脓性病灶需引流者。

【参考医嘱】

（1）内科护理常规。

（2）一级护理。

（3）禁食。

（4）大便常规、培养。

（5）腹部 X 线透视。

（6）查血常规，电解质，尿素氮，CO_2 结合力。

（7）胃肠减压。

（8）青霉素皮试。

（9）5% 葡萄糖盐水 250ml＋阿米卡星 0.2g，静脉滴注，2 次/日。5% 葡萄糖液 250ml＋青霉素 480 万 U，5% 葡萄糖液 500ml＋10% 氯化钾 10ml 静脉滴注，2 次/日。甲硝唑 200ml，静脉滴注，2 次/日。5% 葡萄糖液 10～20ml + 地塞米松 10mg，静脉注射，1 次/日。10% 葡萄糖 500ml + 10% 氯化钾 10ml，静脉滴注，2 次/日。

（10）维生素 K_1 10mg，肌内注射，2 次/日。

【病情观察】

（1）诊断明确者，应根据患者的症状、体征立即行粪便常规、血常规等检查，初步确立诊断并予以上述的相应治疗；治疗过程中，应严密观察病情变化，尤其是注意有无休克等严重征象出现；如治疗效果欠佳，应及时调整治疗药物。如有上述的外科手术指征，应及时与外科联系，给予手术治疗。

（2）诊断不明确者，经治医师应仔细询问病史，进行详尽的体格检查，结合病史及体征，尽早明确诊断；如诊断确有困难，则先给予对症、支持治疗，同时严密注意病情演变，尤其是注意有无病情恶化的征象，以便及时处理。

【病历记录】

1. 门急诊病历 记录患者就诊的主要症状，如腹痛、腹泻的特点，大便是否有特殊的腥臭味，有无恶心、呕吐、腹胀等伴随症状，发病前有无不洁饮食史。是否有发热、贫血、食欲不振等中毒症状，神志是否清楚。有无口干、皮肤弹性消失等脱水表现。体检记录腹痛部位、有无反跳痛、肠鸣音改变等，皮肤弹性有无改变以及血压、心率变化等结果。辅助检查记录 X 线腹部平片、血常规、粪常规等检查结果。

2. 住院病历 应详尽记录患者门急诊或外院的诊疗经过，重点记录患者治疗后的病情变化，尤其应记录有无休克、中毒性脑病等严重并发症，抢救治疗后患者的症状演变等。

【注意事项】

1. 医患沟通 本病病情轻重不一，重则危及生命，故一旦诊断或疑诊，在密切观察病情及积极治疗的同时，应及时与患者及家属沟通，如实告知本病的临床特点、诊断方法、治疗方案，尤其是本病的预后特点，以便患者及家属理解、配合；病变严重者，如起病后 1～2 日内出现大量便血而致休克；或在腹痛、便血后 1～2 日出现高热、抽搐、意识模糊和昏迷等严重中毒症状，更应与家属随时联系、沟通，使患者家属能理解，并对病情变化、预后有足够的心理准备。

2. 经验指导

（1）本病诊断主要根据患者的临床症状，如有突然腹痛、便血和呕吐，伴中等程度发热或突然腹痛后出现休克症状，必须及时地进行血、大便常规与粪隐血试验、X 线腹部平片等检查，可帮助及时确定诊断。

（2）早期 X 线腹部平片检查阴性者，可重复 X 线检查，如发现位置固定的扩张肠段，往往提示坏死性小肠结肠炎的存在；典型出血坏死性小肠结肠炎的 X 线腹部平片的征象是肠壁积气和门静脉积气；发现气腹存在则提示肠穿孔，需急诊手术治疗。

（3）本病的治疗是综合性治疗，主要是对症、支持治疗以及应用抗生素防治感染等，目前仍然是以非手术治疗为主，治疗中要注意加强全身支持疗法，纠正电解质紊乱，解除中毒症状，积极防治中毒性休克和其他并发症，除非有外科指征者才需手术治疗。

（4）饮食疗法很重要，早期患者应禁食，一般待患者呕吐缓解、便血停止、腹痛减轻时方可进流质饮食，以后逐渐加量，过早摄食可能影响营养状态、延迟康复，须强调的是应避免吃未煮熟或变质的肉类。

（5）为减轻中毒症状、抑制过敏反应、协助纠正休克，常可静脉滴注 3～5 日的糖皮质激素，如成人用氢化可的松每日200～300mg 或地塞米松每日 5～10mg；儿童用氢化可的松每日4～8mg/kg 或地塞米松每日 1～2.5mg。注意，糖皮质激素有加重肠出血和诱发肠穿孔之危险，用时要谨慎，并应严密观察病情变化。

第五节 急性胆囊炎

急性胆囊炎是由于化学性刺激和细菌感染引起的急性胆囊炎症性疾病。临床表现有发热、右上腹疼痛、恶心、呕吐、血白细胞增高等，是常见的急腹症之一。

【诊断依据】

1. 病因

（1）细菌经血液或淋巴液进入胆管，腹腔局限性炎症或全身感染均可引起胆管感染。

（2）胆囊结石、胆管扭曲、狭窄、粘连、胆管外压迫等因素造成胆管梗阻，使胆液滞留促成炎症发生。

2. 诊断要点

（1）症状：右上腹持续性剧痛阵发性加重，多突发于饱食脂肪餐后，可向右肩胛下角放射。

（2）体征：右上腹肌紧张，胆囊区明显触痛，墨菲征阳性。

（3）辅助检查

①实验室检查：白细胞总数及中性增高，严重者可有明显核左移，化脓或坏疽性胆囊炎可有不同程度的氨基转移酶、胆红素增高。

②X线检查：腹部平片，胆囊区可见到含钙量较高的结石致密影，胆囊软组织影增大。

③B型超声检查：胆囊壁增厚、毛糙，胆囊壁水肿，出现"双边征"。

④CT检查：胆囊壁增厚、边缘模糊、毛糙。

3. 鉴别诊断

（1）高位阑尾炎：单凭症状、体征及一般检查很难鉴别。

B 型超声波检查如未能发现急性胆囊炎的征象，应考虑高位阑尾炎。

（2）急性胰腺炎：疼痛为持续刀割样，压痛、肌紧张、反跳痛都集中表现在中上腹部偏左侧。血尿淀粉酶增高。CT 检查对诊断有帮助。

（3）溃疡病穿孔：急性穿孔时腹痛为突发性上腹部剧烈胀痛，并迅速扩散至全腹，出现气腹、板状腹、移动性浊音等阳性体征。而急性胆囊炎体征多局限在右上腹部，很少发生弥漫性腹膜炎，因而急性胆囊炎发作时患者辗转不安，不断变动体位，而溃疡病穿孔时患者拒绝改变体位。

（4）心肌梗死：急性胆囊炎发作时可在原来心血管病的基础上，出现暂时性心电图改变，而误诊为心绞痛或心肌梗死，而急性心肌梗死患者部分有上腹部疼痛的表现。心电图检查可以诊断。

【治疗】

1. 抗感染治疗 轻症者庆大霉素 16 万～24 万 U/d，静脉滴注，中症者青霉素 640 万～800 万 U/d，静脉滴注，加用甲硝唑注射液 200ml，静脉滴注。重症者氨苄西林 3g 加入葡萄糖液 250ml，静脉滴注，2 次/日，或氧氟沙星 200mg 加入葡萄糖液 250ml，静脉滴注，2 次/日。

2. 解痉止痛 肌内注射阿托品 0.5mg，严重时应用哌替啶 50～100mg，肌内注射。

3. 禁食和胃肠减压 停止经口饮食饮水，并下胃管进行持续胃肠减压。

4. 利胆药物 胃管注入 50% 硫酸镁 30ml，3 次/日，胆酸钠 0.2g，3 次/日。

5. 输液 维持水、电解质平衡。

6. 手术治疗

（1）伴发糖尿病的急性胆囊炎。

（2）急性发作 72 小时之内，病情较重，全身情况良好者。

（3）蛔虫进入胆囊内引起的急性胆囊炎。

（4）保守治疗过程中胆囊继续增大，体征加重者。

（5）出现弥漫性腹膜炎，已有或疑有胆囊穿孔。

7. 腹腔镜胆囊切除 随着腔镜器械、设备的改善和医务人员操作技术的提高，急性胆囊炎行腹腔镜胆囊切除取得了很大进展，但难度仍较大，处理不当易产生并发症。术前应掌握好如下适应证：①病程短，发病在 72 小时以内；②病情轻，无高热、无黄疸和严重腹膜炎体征；③全身状况好，无严重心、肝、肺、肾功能损害和感染性休克的表现。

【参考医嘱】

（1）内科护理常规。

（2）一级护理。

（3）病重。

（4）禁食。

（5）胃肠减压。

（6）抽血查血常规，肝功能，血淀粉酶、钾、钠、氯化物。

（7）腹部 X 线平片，B 超查肝、胆、胰，静脉胆管造影。

（8）硝酸甘油 0.6mg，舌下含服。

（10）阿托品 0.5mg，肌内注射。

（11）哌替啶 50mg，肌内注射。

（12）青霉素皮试。

（13）10% 葡萄糖 500～1000ml + 青霉素 320 万～640 万 U，静脉滴注，2 次/日。

（14）甲硝唑注射液 200ml，静脉滴注 2 次/日。

【病情观察】

（1）诊断明确者，应注意观察患者治疗后腹部症状的变化，疼痛是否加剧或缓解、腹肌是否紧张，黄疸有无加深，发热的患者是否体温恢复正常，并注意监测患者的体温、血压、尿量等变化；如治疗后病情加重，门、急诊治疗者应收入住院治疗；有上述外科手术指征的，应请外科会诊，予急诊手术治疗；年老体弱者由于症状不典型，体征不明显，尤其应仔细观察病情变化。

（2）诊断不明确者，根据患者就诊时的主诉及临床体征，可先予以一些必要的处理，如静脉补充水、电解质，应用抗生素治疗，并尽早行腹部 B 超、CT、血常规等检查，以明确诊断。诊断时要注意本病与上述其他疾病的鉴别诊断，以免误诊、漏诊。

【病历记录】

1. 门急诊病历　记录患者就诊时腹痛的部位、特点、有无放射痛。有无发热、恶心、呕吐等症状，有无高脂饮食及酗酒、吸烟、劳累史。以往有无类似发作，如有，应记录其治疗经过、用药情况及效果如何。体检记录有无腹痛、反跳痛、肌紧张等。辅助检查记录腹部 B 超、血常规、血生化等检查结果。

2. 住院病历　记录患者入院前门急诊或外院的诊疗经过、用药情况及疗效如何。着重记录患者入院后的病情变化、治疗效果。记录腹部 B 超、CT 等检查结果。如需急诊手术，记录与患者及家属的谈话过程，并以签字同意为据。

【注意事项】

1. 医患沟通　诊断明确者，应告知患者或家属有关急性胆囊炎的发病特点、治疗用药、疗程及病程转归；诊断不明确的，应向患者及家属解释行 B 超检查的意义，以得到患者及家属的同意和配合；门诊治疗尤其应叮嘱患者，如治疗后症状不缓解则应及时来院复诊。治疗过程中，如有病情变化、需要调整治疗用药的或需外科急诊手术治疗的，均应向患者及家属仔细交代、说明，以取得积极配合。

2. 经验指导

（1）本病临床表现不一，尤其有些老年人急性胆囊炎症状模糊，表述不清，易造成误诊、漏诊，有些老年患者还易发生胆囊坏疽和胆囊穿孔，且有心、肺、肝、肾等基础疾病，治疗过程中，应严密观察患者的腹部情况及血压、尿量等变化；若有高热、血压下降，应警惕急性化脓性胆管炎可能，应紧急处理。

（2）腹部 B 超检查是诊断本病常用的方法，检查亦简便，因此，怀疑本病者应安排行急诊 B 超检查，可帮助确定有无并发症。

（3）急性胆囊炎患者的治疗一般为解痉、止痛及抗生素应用，经治疗多数患者症状可迅速缓解，少数患者症状重，可出现胆囊穿孔、急性腹膜炎等并发症，治疗时应密切注意，及时发现这些并发症、及时救治，可避免各种严重后果。

（4）目前对本病手术治疗的时机还有争议，早期手术并不等于急诊手术，现在是指在患者入院后经过一段时期的非手术治疗和术前准备，如治疗无效或症状加重，则在发病时间不超过 72 小时的前提下进行手术对内科治疗有效的患者可采用择期手术，一般在症状缓解 6 周后进行。腹腔镜是目前胆囊切除的常用方法，因其创伤小、恢复快、住院时间短，若所在医院有条件，则为本病的首选手术方法。

第六节 胆管蛔虫症

胆管蛔虫症是由于蛔虫自肠道上窜钻入胆管而引起的一种胆管急腹症。患者有肠道蛔虫的病史，也是肠蛔虫的主要并发症。

【诊断依据】

1. 病因 卫生环境差及不注意个人卫生，感染了肠道蛔虫症，当肠道功能紊乱、胆管有病变时，蛔虫窜入胆管而发病。

2. 诊断要点

（1）病史：多有排蛔虫或吐蛔虫史，多见于农村青少年。

（2）症状：突然发生阵发性上腹部剧烈钻顶样疼痛，伴有全身出汗、恶心、呕吐。

（3）体征：疼痛明显而腹部体征不明显。

（4）辅助检查

①B超检查：显示胆管轻度扩张，胆管内可见蛔虫呈条状形，有时可见虫体活动。

②实验室检查：血常规可见白细胞计数和嗜酸粒细胞增高，大便常规和胃十二指肠引流液可查到蛔虫卵。

③静脉胆囊造影：可见胆管显示出条状负性阴影。

④纤维十二指肠镜：可见部分蛔虫体在十二指肠内。

3. 鉴别诊断

（1）胆石症：右上腹疼痛无钻顶样特征，有腹肌紧张，压痛明显，如胆石症合并感染时，表现畏寒、发热及黄疸。白细胞明显增高，B超可见结石光团反射及声影。

（2）胃溃疡穿孔：持续性上腹痛突然加重，并很快累及全腹，有典型急腹症体征，腹肌紧张呈板状腹，X线检查膈下有游离气体。

（3）急性胰腺炎：上腹部持续性疼痛并放射至腰背部，平卧时加重，伴有恶心、呕吐，血及尿淀粉酶增高。

（4）心绞痛：有高血压或动脉硬化病史，心前区憋痛或压榨样痛，放射至左肩或左上肢，心电图检查有缺血性改变。

【治疗】

1. 解痉止痛

（1）阿托品：肌内注射阿托品0.5mg，30分钟后腹痛不缓解，可重复注射；必要时用哌替啶50mg，肌内注射。

（2）普鲁卡因；普鲁卡因 0.5 ~ 1.0g，加入 10% 葡萄糖液 250 ~ 500ml，静脉滴注，1 次/日。

2. 防治感染

3. 驱虫治疗 包括氧气驱虫、中药驱虫、西药驱虫。

4. 手术治疗 胆管蛔虫并发严重胆管感染，如急性化脓性胆管炎、化脓性胆囊炎。胆管蛔虫并发胆囊或胆管穿破，或急性出血坏死性胰腺炎。

【参考医嘱】

（1）内科护理常规。

（2）一级护理。

（3）禁食。

（4）阿托品 0.5mg，哌替啶 50mg，肌内注射，立即。

（5）维生素 K_3 8mg，肌内注射。

（6）青霉素皮试。

（7）静脉胆管造影，肝、胆、胰 B 超，纤维十二指肠镜。

（8）抽血查血常规，肝功能，电解质，嗜酸粒细胞计数。

（9）粪便查蛔虫卵。

（10）33% 硫酸镁 10ml，3 次/日。

（11）氨苄西林 0.5g，肌内注射，2 次/日。

（12）10% 葡萄糖液 250 ~ 500ml + 普鲁卡因 0.5 ~ 1.0g，静脉滴注，1 次/日。5% 葡萄糖液 250ml + 氨苄西林 1.0g，静脉滴注，2 次/日。10% 葡萄糖液 500ml + 10% 氯化钾 10ml，静脉滴注，1 次/日。

【病情观察】

（1）诊断明确者，即予解痉止痛、驱虫利胆、抗感染、维持水电解质和酸碱平衡、防治并发症等治疗，并密切观察治疗后的病情变化。行内镜下取蛔虫治疗的，应注意观察治疗后症状、体征是否缓解，如出现严重并发症，如化脓性胆管炎、胆管出血等，即应请普外科会诊协助诊治。

（2）诊断不明确者，应尽快予腹部 B 超、CT、ERCP 等相关的检查，以尽快明确诊断，并注意与上述相关疾病的鉴别，密切注意患者症状、体征变化，对检查阴性的项目如 B 超，如高度怀疑本病，要注意复查。

【病历记录】

1. 门急诊病历　详细记录患者的主要症状特点，如疼痛是否为阵发性发作，发作时疼痛是否为"钻顶痛"，不发作时如常人；有无尿黄、畏寒、发热等症状；以往有无肠道蛔虫史；以往有无类似发作史，如有，记录其诊断、治疗经过。体检时记录有无皮肤、巩膜黄染，有无腹部压痛、反跳痛；辅助检查记录血常规、腹部 B 超等检查结果。

2. 住院病历　记录患者入院前门急诊或外院的诊疗经过。记录患者的过去史、居住史；记录本病的诊断依据、鉴别诊断要点；着重记录患者治疗后病情变化、治疗效果，记录血常规、B 超等检查结果，如需 ERCP 下取虫治疗的，应详细记录治疗操作过程、治疗效果等。

【注意事项】

1. 医患沟通　疑诊本病者，医师应将本病的发病过程、特点、检查诊断方法、治疗原则告知患者及家属，以利明确诊断，积极配合检查、治疗；确诊本病则应根据所在医院的实际情况，如实介绍下一步的治疗方案，尤其是行内镜下取虫治疗，应详尽告知治疗的操作过程、利弊、可能的风险及并发症，有患者及家属签字同意为据。治疗过程中，如有病情变化，应即与患者及家属沟通，以便相互理解；内科治疗无效，需外科治疗者，亦应及时告知患者及家属。鼓励患者及家属，树立治疗信心。同时应详细了解患者的卫生习惯，做好卫生宣教，改善卫生状况有利于防止本病复发。

2. 经验指导

（1）仔细询问病史：对本病诊断尤为重要。本病腹痛常阵发性发作，症状骤发骤止是本病最主要的特点之一，疼痛一旦缓解，可无任何症状或仅感腹部不适、隐痛，儿童患者又可恢复玩耍。本病如继发胆管感染，可出现寒战、高热。有黄疸且黄疸迅速加深者，提示胆管梗阻严重或并发胆管感染，这种患者如有排虫史或呕虫史，则对于本病的诊断很有价值。

（2）患者的腹部体征和症状不相符合，亦是本病的特点之一，即症状严重，体征轻微，患者虽腹痛剧烈，但体征少，腹部柔软，多数仅有剑突下和右季肋部深压痛，无反跳痛和肌紧张。临床上如有这些特点，应高度疑诊本病。

（3）本病的治疗原则是解痉止痛、驱虫治疗、防止并发症。因此，如疑诊本病，应尽快行 B 超检查；如证实本病，则争取及早内镜下取虫是最恰当的选择。内镜下取虫治疗，现已公认为最可靠、安全、有效的治疗手段，一旦取虫成功，患者难以忍受的胆绞痛随之缓解。操作时用力要适中，动作要快，以免虫体加速钻入胆道，术前充分应用镇痛、镇静剂，以免术中患者疼痛加重而辗转不安，妨碍操作或损坏内镜；取虫后仍应给予驱虫药物治疗。在不能开展内镜治疗的医院，或患者因禁忌证不能接受内镜治疗，或内镜治疗失败的，或病程较久继发感染时，应给予积极的中西医结合治疗，包括中西药物驱虫、酸驱虫等治疗，合理选用解痉止痛药物，应用抗生素；如有手术指征则予手术治疗。

第七节　溃疡病急性发作

消化性溃疡是一种常见病，因溃疡的形成和发展与胃液中胃酸和胃蛋白酶的消化作用有关。消化性溃疡急症包括溃疡本身引起的腹痛及溃疡的并发症。如上消化道出血、穿孔、幽门梗阻。

【诊断依据】

1. 消化性溃疡的诊断 消化性溃疡疼痛具有以下特点：①长期性由于溃疡发生可自行愈合，但每于愈合后又容易复发，故常有上腹疼痛长期反复发作的特点，疼痛病程平均 6 ~ 7 年，有的可长达 10 ~ 20 年，甚至更长；②周期性上腹疼痛呈反复周期性发作；③节律性；④X 线及内镜检查能确诊。

2. 消化性溃疡出血 出血是由于溃疡侵蚀动脉或静脉，但更常见的则是肉芽组织出血。典型症状是突发性软弱、头昏、晕厥、发冷、口渴、皮肤湿冷、有便意，继以排出柏油样稀便甚至红便，还可能呕吐咖啡样物。

3. 穿孔 溃疡穿透浆膜层而达游离腹腔即可致急性穿孔。急性穿孔时，由于胃或十二指肠内容物流入腹腔，导致急性弥漫性腹膜炎，临床上突然出现剧烈腹痛。腹部 X 线透视多可发现膈下有游离气体。

4. 幽门梗阻 大多由十二指肠溃疡引起。通常梗阻都是由活动性溃疡伴随的水肿和痉挛造成的，但即使是已愈合的溃疡，亦可由于瘢痕组织收缩而形成梗阻。

【治疗】

1. 消化性溃疡急性期

（1）一般处理：让患者保持良好的休息和睡眠。禁烟酒。

（2）膳食：①营养性膳食；②定时进餐；③限制咖啡、茶、碳酸饮料和乙醇的摄入。

（3）硫糖铝：为黏膜保护剂，有抗胃蛋白酶作用，常黏附在胃十二指肠黏膜损伤处。

（4）组胺 H_2 受体拮抗剂：①西咪替丁，本品对食物、促胃液素、组胺和咖啡因等的刺激胃液分泌作用有明显抑制功效；②雷尼替丁，本品亦为 H_2 受体拮抗剂，作用比西咪替丁更强；③法莫替丁，本品亦为 H_2 受体拮抗剂，而作用强于雷尼替丁及西咪替丁；④尼扎替丁，本品作用与其他拮抗剂相似。

（5）制酸剂：制酸剂常能使溃疡疼痛及时缓解，但只能作短期的症状疗法。制酸剂剂量须按其中和力度酌定。

（6）质子泵抑制剂：奥美拉唑 20mg/d，可使大多数溃疡患者达到或接近盐酸缺乏，已证明能加速十二指肠溃疡的愈合。复发率亦与其他药物无何差异。

（7）抗生素：阿莫西林、甲硝唑、庆大霉素等口服能杀灭胃内幽门螺杆菌。大多数消化性溃疡均与此菌有关。

2. 合并症的治疗

（1）出血：立即采取紧急措施，治疗出血和休克。

（2）穿孔：急性穿孔即构成外科急症。应立即手术修复，以单纯手术缝合为宜。应尽快手术，修补穿孔。如穿孔已逾24 小时，则以胃抽吸、抗生素和静脉输液治疗为上策。当然，若病情不能控制，仍应手术治疗。

（3）梗阻：痉挛和水肿所致梗阻，一般皆可由胃减压和溃疡治疗而得到适当处理，但由瘢痕形成所致梗阻则需手术。

【病情观察】

1. 诊断明确者 门诊治疗时应观察腹痛、泛酸等症状是否缓解，以评估治疗效果。如因伴有上消化道出血留观或住院治疗，应观察是否继续出血，有无反复黑便，大便隐血是否持续阳性等；如有血压下降、脉率增快等外周血容量不稳定，应注意观察治疗后是否稳定；如需输血，则应观察有无输血反应；如因幽门梗阻入院治疗，应注意观察治疗 24～72 小时后症状是否改善，如可否正常进食，有无呕吐等。

2. 诊断不明确者 门诊就诊时，应告知患者或其亲属有关消化性溃疡常用的诊断方法，建议患者行胃镜或 X 线钡餐透视以尽快明确诊断。如因消化道出血、幽门梗阻等留观或住院治疗，则应密切观察治疗结果，如出血是否停止、外周血容量是否稳定、症状是否缓解（如腹痛是否消失）等。

【病历记录】

1. 门急诊病历　详细记录患者上腹痛的特点，有无节律性，有无烧灼感、嗳气、泛酸、恶心、呕吐等伴随症状。有无酗酒、服用药物史（如水杨酸盐、非甾体类消炎药、糖皮质激素、利血平等）。以往有无类似发作史，如有，应记录其诊疗经过、用药情况、效果如何，是否维持治疗（如有，则应记录用何药物、剂量）。体检记录有无腹痛、反跳痛、肌紧张等，有无浅表淋巴结肿大、腹部包块等。辅助检查记录胃镜和（或）X线钡餐、大便隐血试验、Hp检测等检查结果。

2. 住院病历　消化性溃疡多因消化道出血、幽门梗阻、溃疡穿孔等并发症而住院治疗，因此，入院后应着重记录予以相应治疗后的病情变化，尤其要记录是否出现需外科手术的指征。需行急诊胃镜检查或需输血治疗或需外科手术的，均应记录与患者及家属的谈话过程，并请患者本人或家属签署知情同意书。

【注意事项】

1. 医患沟通　明确诊断者，应告知患者或其亲属有关消化性溃疡的特点、治疗药物、疗程，以及饮食调整、戒烟酒、休息等对缓解症状的重要性。应明确告知胃溃疡患者或其亲属，治疗后 6~8 周须行胃镜结合活检病理复查；并应告知患者或其亲属，有关胃镜或 X 线钡餐透视的检查目的、过程、有无风险等，以得到患者或亲属的同意。如患者有呕血和（或）黑便、呕吐隔夜宿食、腹â性质改变等临床表现，应及时来院就诊。治疗时，可在上级医师的指导下，确定个体化的治疗方案，有关治疗效果、治疗中出现并发症、需手术治疗的，应及时告知患者本人或家属；如有输血指征，则应告知患者输血的必要性、风险，以征得患者同意，并签字为据。

2. 经验指导

（1）本病临床表现不一，部分患者可无症状或以出血、穿孔等并发症作为首发症状。如患者腹痛有典型的节律性和周期性，进食或用抗酸剂后缓解，一般提示为十二指肠球部溃疡，胃溃疡往往无此特点。老年人腹痛可不明显，多见有食欲不振、消瘦、贫血等表现，详细的病史询问可帮助确立诊断。值得注意的是，原有消化性溃疡病史，疼痛的节律性改变，往往提示病变的性质可能发生变化，如胃溃疡癌变加以消化道出血、幽门梗阻等并发症就诊者，诊断时应注意与胃癌等鉴别。

（2）本病体检一般无阳性表现，或仅为上腹部不适或隐痛；但如有腹痛，应仔细检查有无腹肌紧张、腹膜刺激征，注意排除溃疡穿孔。

（3）消化性溃疡的诊断一般依据胃镜和（或）X线钡餐透视的检查结果。如X线钡餐透视诊断胃溃疡，应建议患者再行胃镜检查，结合多点活检，病理组织学检查排除癌变，应检测HBsAg，以免交叉感染，如为消化道出血，拟行X线钡餐透视检查者，应在出血停止后1周内进行。

（4）消化性溃疡患者就诊时，可根据患者具体情况，行胃镜和（或）X线钡餐透视检查以明确诊断。消化性溃疡如无并发症，可予门诊治疗，门诊治疗一般2~4周随访、评估治疗疗效，以了解症状是否缓解，决定是否继续治疗或停药观察；治疗无效或症状加重者，应请示上级医师，注意复查胃镜，并可行腹部B超、CT等检查，以排除肝、胆、胰等疾病；如胃镜或X线钡餐透视证实溃疡已愈合，则根据患者具体情况，采用H_2受体拮抗剂或质子泵抑制剂的常规剂量的一半行维持治疗，或停药随访。

（5）消化性溃疡如明确与非甾体类消炎药物的使用有关，应建议患者停药，如必须使用，则应建议患者换用胃肠道不良反应较小的药物（如美洛昔康或塞来昔布等）；如患者因病情需要，必须服用非甾体类消炎药物，应建议患者同时服用PPI类药物。

第八节 肝性脑病

肝性脑病是严重肝病引起的以意识改变和昏迷为主的中枢神经系统功能失调。

【诊断依据】

(一) 病因

(1) 各型肝硬化,重症病毒性肝炎。

(2) 原发性肝癌。

(3) 妊娠期急性肝脂肪变性。并有以下诱发因素。

①出血:食管、胃底静脉曲张破裂大量出血。

②感染:感染时组织分解代谢增强,导致氨产生增多,以及失水和肾功能损害。

③大量利尿脱水或放腹水可引起循环血容量减少、肾功能减退和血尿素增加。

(二) 临床表现

精神错乱表现为神志恍惚、沉默、情绪低沉、讲话缓慢、口齿不清,以后定向力和理解力减退,书写错误,不能完成简单运算及智力动作,且有睡眠改变,以后木僵、嗜睡,终致昏迷。肝性脑病患者的运动异常以扑翼震颤为特征。当患者双臂前伸,手指分开时,见到双手向外侧偏斜,掌指关节与腕关节有快速的、不规则的扑翼抖动。严重时肘、肩、腹、口角和舌,甚至四肢均匀抖动。患者常取物不准,握物不牢、步履不稳和其他运动失调。

(三) 诊断和鉴别诊断

1. 诊断条件

(1) 原发性肝病的存在。

(2) 有肝性脑病的诱因。

(3) 明显肝功能损害现象。

（4）神经精神改变。

（5）扑翼样震颤和（或）肝掌。

（6）血氨增高。

（7）脑电图改变。

2. 鉴别诊断

（1）主要应与中枢神经系统疾病鉴别。

（2）尿毒症、糖尿病昏迷和中毒等亦应考虑鉴别。

（3）在昏迷前期因精神或行为异常而误认为精神病的并不少见。

【治疗】

早期治疗非常重要，一旦出现前驱期迹象，应严密观察，找出诱因，及时纠正。

1. 饮食　适当补充多种维生素。

2. 水、电解质和酸碱平衡　记录每日出入水量。定期测血钾、钠、氯化物、二氧化碳结合力、尿素氮。

3. 导泻和灌肠　有利于清除肠内蛋白质或积存血液。口服或鼻饲50%硫酸镁30~60ml可导泻或用高位灌肠。灌肠应避免用碱性肥皂液，而应用盐水或偏酸溶液。

4. 抑制肠内细菌，减少氨的形成　应用抗生素抑制肠内细菌，有利于乳酸杆菌的繁殖，减少游离氨和其他毒性物质的形成。

5. 复方氨基酸溶液　目前临床用于肝性脑病治疗的均为以支链氨基酸为主的复方氨基酸溶液。

6. 肾上腺皮质激素或其他激素　在急性肝功能衰竭时可试用，但疗效较差，且有出血倾向，低钾，尤其易并发二重感染等不良反应。

7. 外科手术　经颈静脉肝内门腔分流术（TIPS）治疗门脉高压、肝脏移植等。

【病情观察】

（1）诊断明确者，首先应初步估计患者的出血量，监测患者的全身生命体征，确定有无循环衰竭，采取积极的治疗措施，尽快补充血容量，维持生命体征的稳定，治疗过程中，注意观察内科药物治疗及内镜治疗的效果。如为肝硬化食管胃底静脉曲张破裂出血，则应密切观察药物治疗后的病情变化，尤其是有无神志改变；如采取三腔双囊管压迫止血的，应观察胃管内有无新鲜出血，三腔双囊管有无漏气、气囊移动等；经积极的内科药物或内镜治疗无效，患者仍有活动性出血，则应及时请外科会诊，给予急诊手术治疗。

（2）诊断不明确者，应积极补液、输血以扩充血容量，在患者血容量稳定的前提下，行胃镜检查明确出血原因；如疑诊血液病所致，则应尽早行骨穿检查，予以明确。

【病历记录】

1. 门急诊病历 详细记录患者就诊的主要症状，如呕血和（或）黑便的次数、颜色，并做出血量初步估计。记录患者有无外周循环血容量衰竭的临床征象，有无近期消瘦、乏力的表现，有无发热、腹痛、黄疸等伴随症状。记录患者有无服药史，如有，应记录患者的服药名称、剂量、时间等；有无酗酒史，有无肝炎、血吸虫等病史，有无慢性肾病、糖尿病、血液系统病史；以往有无胃病史，有无类似病史。记录患者以往胃镜或 X 线钡餐检查等结果。若患者外周血循环不稳定，应先予积极治疗后，待病情基本稳定后予以补记病史（注明记录时间）。体检记录患者神志、血压、心率、肠鸣音等变化，有无浅表淋巴结肿大、肝脾大，有无黄疸、腹腔积液。辅助检查记录患者血常规、血生化、大便隐血试验、急诊胃镜等检查结果。

2. 住院病史 应详尽记录患者是否存在外周循环不足或衰竭的临床表现，注重记录经积极扩容、止血治疗后患者的病情变化。行三腔双囊管压迫止血的，应密切观察记录止血是否有效、有无并发症等。需外科手术治疗止血的，患者及家属应签署知情同意书。

【注意事项】

1. 医患沟通 上消化道出血是一常见的急症，大出血可造成患者严重的后果，甚至危及患者生命。因此，患者就诊时，经治疗医师如实告知患者及家属上消化道出血的特点、临床特征、诊断方法、常用的治疗手段，并将初步评估的出血程度如实告知患者及家属，以使患者及家属能理解、配合治疗。因为不同病因引起出血的临床表现不尽相同，同一疾病引起的出血亦可能有不同的临床表现，因此，根据患者的具体情况，经治医师应告知每一具体患者所采取的治疗措施，包括治疗方案的调整，并随时与患者及家属沟通，让家属全面了解患者的病情变化；如需急诊胃镜检查或治疗的，应讲清楚其可尽快明确出血原因，以便及时治疗，但可有误吸、窒息的危险，患者及家属签字同意后实施；如积极治疗后出血不止，有上述的手术指征，应及时与外科医师沟通，家属同意后予手术治疗。治疗过程中，所有医护人员，应全力以赴，密切观察，随时应对患者可能的病情变化征象，实施可利用的治疗措施，以控制出血，恢复血容量稳定，以使患者康复。

2. 经验指导

（1）确定是否上消化道大出血：呕血者应排除鼻咽部出血和咯血，黑便或褐色大便者应排除铁剂、铋剂、活性炭、动物血、草莓及甘草等摄入的影响，吞下的血及抗凝剂使用亦有可能出现黑便，应予鉴别。短期内大出血者有可能先出现休克而尚无呕血、黑便时，应高度警惕，注意与其他原因休克鉴别，及时的直肠指检可查及黑便或便血。

（2）失血量的估计：仅依据呕血和黑便的量来估计常不可靠，应根据血容量减少所致循环改变来判断。

①便血情况：便隐血试验阳性者提示每日出血量 5ml 以

上；出现黑粪者，一般说明每日出血量在 50 ~ 70ml 以上；频繁柏油样便提示肠道内有大量积血。

②呕血：出现呕血说明胃腔内的蓄积血量至少在 250 ~ 300ml 以上。

（3）所有上消化道出血的患者均应行胃镜检查，这是确定出血原因最敏感的最特异的方法，出血后 24 ~ 48 小时内急诊胃镜检查的诊断准确率可达 90% ~ 95%，并有助于确定治疗方案。

（4）不同原因所致的上消化道出血的治疗应遵循个体化治疗原则，可根据不同的出血病因，针对某种疾病的不同阶段，采用不同的治疗方法；即使是同一类疾病，对不同的患者也应酌情采取个体化原则；如非静脉曲张性出血者可选用电凝止血、注射止血、血管钳夹止血、激光止血或外科手术治疗等，对食管胃底静脉曲张性破裂出血，则可选用三腔双囊管压迫、内镜下曲张静脉套扎或硬化剂注射治疗或外科手术治疗。

（5）药物止血是上消化道出血治疗中的重要方面，质子泵抑制剂静脉应用的疗效要好于 H_2 受体拮抗剂，常被视为常规治疗；生长抑素的止血效果较好，但多用于食管胃底静脉曲张破裂出血患者的治疗。

第六章

泌尿系统急症 ◀••

第一节　急性肾功能衰竭

急性肾功能衰竭（acute renal failure，ARF）是一组临床综合征，以肾小球滤过率（GFR）骤然减少，含氮代谢产物尿素氮和肌酐积聚为特征。目前尚缺乏诊断 ARF 的统一标准，一般认为在基础肾功能正常情况下，内生肌酐清除率下降达正常值50%。

【病因】

1. 肾前性急性肾功能衰竭

（1）有效循环血容量减少：如低血容量常见于失血、呕吐、腹泻、皮肤烧伤、大量出汗、利尿、糖尿病。

（2）肾脏适应性反应受损：非类固醇类消炎药、血管紧张素转换酶抑制剂、环孢素、造影剂、缩血管物质（去甲肾上腺素、肾上腺素、大剂量多巴胺）、脓毒血症等。

2. 肾性急性肾功能衰竭

（1）大血管病变

①肾动脉栓塞：肾动脉血栓可因血管壁病变血液凝固性增加而产生。

②肾静脉堵塞：最多见肾病综合征。此外凝血机制紊乱、抗心肌磷脂抗体综合征、外科性或介入性操作、外伤及急性

血管排异等均可发生肾静脉堵塞。

（2）肾实质性急性肾功能衰竭

①肾内血管病变。

②肾小球肾炎。

③急性肾小管坏死　各种引起肾前性氮质血症的肾缺血，若持续 1～3 日，即可出现肾脏器质性损害的一系列临床表现；血红蛋白、免疫、感染、化学制剂、机械性。

④急性间质性肾炎。

⑤肾内梗阻。

（3）肾后性急性肾功能衰竭。

【诊断依据】

确定 ARF 诊断之前首先要排除慢性肾功能不全。少尿型 ARF 应与肾前性及肾后性氮质血症相鉴别。由肾小球疾患所致的 ARF、药物过敏或重度感染所致的急性间质性肾炎、肾脏小血管炎及肾脏大血管病变所致的 ARF，异型输血或由药物及毒物导致的急性溶血性血红蛋白尿症，严重外伤和挤压伤导致的肌红蛋白尿症所致的 ARF，根据各原发病所固有的特殊病史、临床表现、化验异常、对药物的反应及预后，临床不难作出判断。

肾前性急性肾功能衰竭与急性肾小管坏死　应用尿诊断指数进行鉴别诊断时应注意以下三点。

（1）应用利尿剂。

（2）有蛋白尿、糖尿及应用甘露醇、右旋糖酐或造影剂者，均可使尿比重及尿渗量值升高，故此类患者的尿比重及尿渗量亦不能作为诊断依据。

（3）以滤过钠排泄分数作为诊断依据，应注意考虑以下情况。

【治疗】

1. 预防肾组织进一步损伤

（1）纠正低血容量。

（2）控制感染：各种创伤和烧伤引起的 ATN 在积极补充血容量的同时，应及时地应用足量、敏感的抗生素控制感染。

（3）预防肾中毒：对肾毒性物质需采取积极的措施，促进其排泄。

（4）药物

①利尿剂：甘露醇、呋塞米。

②血管扩张剂：多巴胺、前列腺素、缓激肽、乙酰胆碱。

③钙拮抗剂：维拉帕米、尼群地平。

④氨基酸：ATP-氯化镁。

⑤中药：冬虫夏草。

2. 治疗合并症

（1）水中毒：至于高渗利尿脱水，如甘露醇、高渗糖、白蛋白等。

（2）高血钾：静脉内滴注大剂量青霉素钾盐、大量输血、摄入含钾较高的食物。10% 葡萄糖酸钙 $10 \sim 20ml$，以拮抗钾对心肌的毒性作用，同时预防酸中毒纠正后出现的低钙抽搐。

（3）低钠血症：低钠血症的传统治疗是通过输注 3% NaCl（$1 \sim 2ml/kg$）联合利尿剂。

3. 透析疗法

透析治疗为抢救 ATN 最有效的方法，可使患者度过少尿期，降低死亡率。①迟钝、震颤、恶心、呕吐等尿毒症症状；②血钾 $> 6.5mmol/L$，或血钾为 $5.5 \sim 6.5mmol/L$ 合并心电图异常；③水负荷过多，尤其有肺水肿、脑水肿先兆；④代谢性酸中毒，$pH < 7.2$，碳酸氢钠不能纠正或患者有水钠潴留；⑤少尿或无尿 2 日。

4. 营养支持 热卡来源分为三部分：①碳水化合物，每日至少 100g；②脂肪，占热卡 30% ~ 40%；③富含必需氨基酸高生物效价蛋白，可促进蛋白合成。

【病情观察】

观察患者的临床症状和体征有无改善，重点是观察每日的尿量变化；注意监测尿常规、血常规、肾功能、血电解质等变化，以了解病情变化，评估治疗疗效；注意有无高血压、出血、感染等并发症，以便及时处理。

【病历记录】

1. 门急诊病历　记录患者就诊时间。详细记录患者就诊时的主要症状。记录患者有无急性肾功能衰竭的病因如大量失血、失液，有无心源性疾病史，有无误服毒物或药物史。记录患者的每日尿量多少，是否为少尿或无尿、多尿、血尿等。记录有无恶心、呕吐、腹痛、嗜睡、胸闷、气急、烦躁、惊厥、昏迷等伴随症状。体检记录呼吸是否深大，有无出血倾向，血压是否改变等。记录肾功能、尿常规、血常规、双肾 B 超等检查的结果。

2. 住院病历　入院病历应详尽记录患者主诉、发病过程、门急诊或外院的诊疗经过、所用药物及效果如何。首次病程记录应提出本病的相应诊断、详尽的诊疗计划。病程记录应重点记录患者入院治疗后的病情变化，尤其是患者每日尿量、血压、肾功能变化以及治疗效果。需血液透析治疗及肾活检者，应有患者或其亲属签署的知情同意书。

【注意事项】

1. 医患沟通　急性肾功能衰竭是一个内科急症，病情多变，且死亡率仍较高，本病一旦诊断，应及时告诉患者及患者家属，取得患者及家属的理解、配合。需要急诊透析或肾活检明确诊断时，要征求患者或家属意见，告知透析和肾活检的风险及可能产生的并发症，并以签字同意为据。

2. 经验指导

（1）尿肌酐/血肌酐的比值可反映肾小管重吸收从肾小球滤出水分的能力。因肌酐不能被肾小球重吸收，因此尿肌酐浓度愈低，则肾小球重吸收水的能力愈差。肾前性氮质血症该比值大于 40，而急性肾小管坏死则小于 20。这对于鉴别诊断是比较可靠的指标。

（2）本病的早期诊断贵在早期发现，当出现尿量减少、恶心、呕吐、肾脏肿大、血尿、蛋白尿时，只要提高警惕，及时进行肾功能测定，本病是可以及早发现的。

（3）遇到可能发生急性肾功能衰竭的情况时要重视紧急处理，积极治疗原发病（如严重外伤、严重感染等），尤其要处理血容量不足、休克和清除坏死组织等。

（4）一旦发生了急性肾功能衰竭，应按分期分别处理。少尿期应严格控制水、钠摄入量，供给高热量、低蛋白饮食，有感染者选用无肾毒性而又高效的抗生素；多尿期应注意失水和低钾血症的防治；恢复期要注意患者的营养及锻炼。

第二节　肾炎

一、急进性肾小球肾炎

急进性肾小球肾炎（rapidly progressive glomerulonephritis，RPGN）简称急进性肾炎，是一组病情发展急骤，伴有少尿、蛋白尿、血尿和肾功能进行性减退的肾小球疾病，预后差，如治疗不当，经数周或数月即进入尿毒症期，其病理特点为广泛的肾小球新月体形成。本病男性发病率较高，男女之比为（1.5~3.0）：1，且以成人为多见。

【诊断依据】

（一）病因

引起急进性肾炎疾病的如下。

1. 原发性肾小球疾病

（1）Ⅰ型：IgG 线性沉积（抗肾小球基底膜抗体介导）。

（2）Ⅱ型：IgG 颗粒样沉积（免疫复合物介导）。

（3）Ⅲ型：少或无 Ig 的沉积（缺乏免疫反应）。

2. 继发于其他原发性肾小球肾炎 膜增殖性肾小球肾炎（尤其Ⅱ型）、膜性肾小球肾炎伴有附加抗基底膜型肾炎、IgA肾病。

3. 继发于感染性疾病 急性链球菌感染后肾小球肾炎、急性或亚急性感染性心内膜炎、内脏化脓性病灶引起的慢性败血症及肾小球肾炎。其他感染，如分流性肾炎、乙型肝炎病毒肾炎、人类免疫缺陷病毒感染。

4. 继发于多系统疾病 系统性红斑狼疮、肺出血-肾炎综合征、过敏性紫癜、弥散性血管炎（如坏死性肉芽肿、过敏性血管炎及其他类型）、混合性冷球蛋白血症、类风湿关节炎伴血管炎、恶性肿瘤及复发性多软骨炎等。

5. 药物 青霉胺、肼苯哒嗪、别嘌呤醇及利福平等。

（二）分型

由于对RPGN的发病机制尚有不少争论，因此有待对其作进一步探讨后才能找到一种更为确切的分型方法。

1. 按病因分型

（1）原发性：Ⅰ型：抗肾小球基底膜型；Ⅱ型：免疫复合物型；Ⅲ型：微量免疫球蛋白沉积或"寡免疫复合物型"。

（2）继发性：①继发于其他原发性肾小球肾炎（包括系膜毛细血管性肾炎、膜性肾病、IgA肾病、链球菌感染后肾小球肾炎等）；②继发于感染性疾病（如感染性心内膜炎、败血症等）；③继发于其他系统疾病〔包括SLE、肺出血-肾炎综合征（Goodpasture综合征）、过敏性紫癜、冷球蛋白血症、弥漫性血管炎等〕。

2. 新5型分类

Ⅰ型：为IgG、C3呈线条状沉积于肾小球毛细血管壁，抗肾小球基底膜（GBM）阳性，ANCA（抗中性粒细胞胞浆抗体）阴性。

Ⅱ型：为IgG、C3呈颗粒状沉积于系膜及毛细血管壁。

Ⅲ型：为肾小球内基本无免疫沉积物，抗 GBM 阴性，ANCA 阳性。

Ⅳ型：为 IgG、C3 呈线条状沉积于肾小球毛细血管壁，抗 GBM 阳性，ANCA 阳性。

Ⅴ型：为肾小球内基本无免疫沉积物，抗 GBM 阴性，ANCA 阴性。

（三）临床表现

1. 前驱症状 大多数患者在发病前 1 个月有先驱感染史，起病多突然，但也可隐性缓慢起病。

2. 尿液改变 起病多以少尿开始或逐渐少尿，甚至无尿，可同时伴有肉眼血尿，持续时间不等，但镜下血尿持续存在，尿常规变化与急性肾小球肾炎基本相同。

3. 水肿 约半数患者在开始少尿时出现水肿，以面部及下肢为重，水肿一旦出现难以消退。

4. 高血压 起病时部分患者伴有高血压，也有在起病以后过程中出现高血压，一旦血压增高，呈持续性，不易自行下降。

5. 肾功能损害 持续性肾功能损害是本病的特点，肾小球滤过率明显降低和肾小管功能障碍同时存在。

（四）辅助检查

（1）突出表现是血尿素氮及肌酐呈持续性增高，内生肌酐清除率明显降低，不同程度的代谢性酸中毒及高血钾，血钙一般正常，血磷也在正常范围，始终镜下血尿，尿 FDP 多高于正常。

（2）抗肾小球基底膜型血清补体各成分基本正常，免疫复合物型补体成分下降。

（3）血常规示主要有贫血表现。

（4）Ⅰ型患者血液免疫学检查可检出抗肾小球基膜抗体；Ⅱ型患者可有免疫复合物，冷球蛋白及类风湿因子阳性。血清总补体及 C3 在 I、II 型患者可降低；III 型患者上述检查均无特殊变化，抗中性粒细胞胞浆抗体（ANCA）可阳性。

（5）准确诊断要靠肾穿刺，即发现 50% 以上的肾小球有阻塞性的新月体形成即可诊断。

（五）诊断

对呈急性肾炎综合征表现（急性起病、尿少、水肿、高血压、蛋白尿、血尿）且以严重血尿、明显少尿及肾功能进行性衰竭为表现者应考虑本病，该病为进行性进展，肾脏呈进行性缩小，临床若怀疑为 RPGN 应紧急行肾穿刺，肾穿刺前血肌酐清除率（Scr）>400μmol/L 者，应透析以确保肾穿刺顺利进行。

1. 诊断　包括两大方面：组织病理学诊断和病因诊断。

（1）组织病理学诊断：新月体肾炎的病理诊断标准强调两点：①新出现的新月体为闭塞肾小囊腔 50% 以上的大新月体，不包括小型或部分新月体；②伴有大新月体的肾小球必须超过全部肾小球数的 50%。

（2）病因诊断：RPGN 是一组临床表现和病理改变相似但病因各异的临床综合征，因此在诊断 RPGN 时应做出病因诊断。详细询问病史，积极寻找多系统疾病的肾外表现，并进行有关检查，如抗核抗体、抗 ds-DNA 抗体、ANCA、抗链球菌溶血素 "O"（ASO）等。只有确定病因、免疫类型、疾病的发展阶段、活动性后，方可选择合理治疗，权衡治疗的利弊与风险，并做出预后评价。

2. 鉴别诊断

（1）急性肾小管坏死：常有明确的发病原因，如中毒因素（药物、鱼胆中毒等）、休克、挤压伤、异型输血等。病变主要在肾小管，故尿少而且尿比重 <1.010，肾小管回吸收钠功能受损，尿钠常超过 20~30mmol/L（急进性肾炎时因原尿生成少，尿钠排出很少），可见特征性的大量肾小管上皮

细胞。

（2）肾后性急性肾功能衰竭：常见于肾盂或输尿管双侧性结石或一侧无功能肾伴另侧结石梗阻、膀胱或前列腺肿瘤压迫或血块梗阻等。本病特点为：如原来尿量正常而骤减至无尿者，以梗阻可能性大；有肾绞痛或明显腰痛史。超声波检查发现膀胱或肾盂积水；X线平片可有结石及肾脏增大。膀胱镜及逆行肾盂造影可证实尿路梗阻的存在。

（3）急性间质性肾炎：亦可以急性肾功能衰竭起病，但常伴发热、皮疹、嗜酸粒细胞增高等过敏表现，尿中嗜酸粒细胞增高，常可查出药物过敏原。

（4）重型链球菌感染后肾小球肾炎：本病多数为可逆性，少尿和肾功能损害持续时间短，肾功能一般在病程 4~8 周后可望恢复，肾活检或动态病程观察可助两者鉴别。

【治疗】

（一）Ⅰ型急进性肾小球肾炎的治疗

目前认为在疾病的早期（出现少尿之前，肾功能下降到依赖透析之前）应用强化血浆置换联合应用皮质激素及细胞毒药物可有一定疗效。强化血浆置换指每日或隔日应用新鲜血浆或 5% 白蛋白每次置换血浆 2~4L，直到患者血清中的抗 GBM 抗体浓度很低或转为阴性为止。大剂量皮质激素，如甲泼尼龙冲击疗法联合环磷酰胺治疗并无明显疗效，但晚近报道仍建议使用强化免疫抑制疗法。甲泼尼龙 7~15mg/（kg·d）（多用 0.5~1.0g）静脉滴注，连续 3 日，接着应用口服泼尼松 1mg/（kg·d）至少 4 周，然后逐步减量、维持。口服环磷酰胺的起始剂量为 2mg/（kg·d）共 8 周，总量一般 6~8g。

（二）Ⅱ型急进性肾小球肾炎（免疫复合物型）的治疗

目前所采用的方案为经验性方案，甲泼尼龙冲击疗法联合环磷酰胺治疗，甲泼尼龙 7~15mg/（kg·d）（多用 0.5~1.0g）静脉滴注，连续 3 日或隔日应用，接着应用口服泼尼松

1mg/（kg·d）至少4周，然后逐步减量、维持。口服环磷酰胺的起始剂量为2mg/（kg·d）共8周，总量一般6～8g。

(三) Ⅲ型急进性肾小球肾炎（少免疫沉积型）的治疗

基本治疗方案为糖皮质激素联合环磷酰胺，分为诱导缓解和维持缓解两个阶段。诱导缓解治疗的目标是尽快控制病情，尽量达到完全缓解；而维持缓解治疗的目标是减少疾病复发，保护肾功能。诱导缓解一般先应用甲泼尼龙冲击疗法，7mg/（kg·d）连续3日或隔日应用，以迅速抑制炎症反应。根据患者的病情应用1～3个疗程；接着应用口服甲泼尼龙联合环磷酰胺，应用甲泼尼龙冲击治疗时应密切观察患者，常见的不良反应有水钠潴留、高血压、血糖升高、消化道出血和感染等。泼尼松的起始剂量为1mg/（kg·d），4～6周后逐渐减量，在随后的6个月内逐渐减量至10mg/d维持。口服环磷酰胺的起始剂量为2mg/（kg·d），静脉滴注为每月0.6～1.0g，连续应用6个月或直至病情缓解。应引起注意的是不应片面强调环磷酰胺的总量而过早停用环磷酰胺，从而不能有效达到病情完全缓解。环磷酰胺常见的不良反应为肝功能损害、骨髓抑制、消化道症状、性腺抑制、出血性膀胱炎和致癌作用。因此应用环磷酰胺应注意监测血白细胞计数和肝功能。近来的一个前瞻性对照研究发现：对于ANCA相关的肾小球肾炎应用环磷酰胺治疗时，间断静脉冲击（0.75g/m²）和口服用药2mg/（kg·d）相比，患者的存活率、缓解率、缓解的时间、复发率和肾功能无显著性差异。但相同时期内静脉冲击用药仅为口服环磷酰胺用量的43%，而更为重要的是应用静脉冲击者的白细胞减少和严重感染的发生率显著减少。

虽然环磷酰胺对治疗ANCA相关小血管炎具有肯定的疗效，但由于其长期使用而导致的毒副反应，因此目前正在研究是否其他免疫抑制剂可以替代环磷酰胺。欧洲血管炎研究组进行的前瞻性、随机、有对照的研究表明，对有重要脏器受损的全身性小血管炎，在环磷酰胺口服 2mg/（kg·d）3 个月后，应用硫唑嘌呤口服 2mg/（kg·d）维持治疗 9 个月，与连续 12 个月环磷酰胺组具有相同的临床效果和维持缓解作用，硫唑嘌呤可以持续应用 1.5 年，甚至更长以减少复发。

对于有威胁生命肺出血的患者，多数学者推崇血浆置换疗法，其对于防治肺出血作用较为肯定、迅速。国外也将血浆置换疗法用于重症原发性小血管炎和肾功能急剧恶化的坏死性新月体性肾炎，血浆置换疗法可以使更多的患者脱离透析。

静脉滴注免疫球蛋白 0.4g/（kg·d），5 日 1 个疗程，在单独治疗难治性原发性小血管炎时有一定疗效，临床得到部分缓解。也有报道在多次复发和细胞毒药物高累积量造成严重不良反应的情况下，该治疗有利于改善临床症状和疾病活动的控制。最近，一个双盲、随机和有对照组的研究显示，在常规治疗基础上加用静脉免疫球蛋白较对照组病变活动度明显下降，C-反应蛋白（CRP）明显下降并可维持 1~3 个月，但 ANCA 滴度两组无明显不同。

对于依赖透析的 ANCA 相关小血管炎患者，如果应用免疫抑制治疗有效，患者多在 12 周内脱离透析；如超过 12 周的免疫抑制治疗仍不能脱离透析，则继续应用免疫抑制治疗的益处不大。对于难治性 ANCA 相关小血管炎，有人试用去除患者的淋巴细胞的方法取得较甲泼尼龙冲击更好的疗效。

少免疫沉积型新月体肾炎合并系统性小血管炎的患者在肾移植后约 20% 可复发，但是与肾移植时是否血清 ANCA 阳性无关。

【病情观察】

诊断明确者，患者应立即收住院治疗，根据其肾功能状况，决定是否进行急诊透析治疗或血浆置换治疗，其间主要观察患者治疗后的病情变化，尤其是病情有无恶化、加重的征象，以便及时处理，须注意监测患者的尿量、血压变化，观察症状是否控制、改善，肾功能是否恢复，评估治疗疗效。

【病历记录】

1. 门急诊病历 记录患者有无前驱感染史，是否有血尿和（或）蛋白尿和尿量的变化情况。有无发热、疲乏、皮疹等症状。体检记录血压变化，有无水肿及部位，肾区有无叩痛，有无贫血等，辅助检查记录血尿常规、肾功能、电解质、血抗 GBM 和抗 ANCA 等检查结果。拟诊急进性肾炎者应收住院治疗。

2. 住院病历 入院病历应详尽记录患者门急诊或外院的诊疗经过、所用药物及效果如何。首次病程记录应提出本病的诊断依据、与继发性肾脏疾病的鉴别诊断要点、详尽的诊疗计划。病程记录应记录入院治疗后的病情变化，如尿量、血压、肾功能变化以及治疗效果等。记录肾活检的结果。需肾活检、血浆置换或甲泼尼龙冲击治疗或予血液透析治疗的，均应有患者及其亲属签署的知情同意书。

【注意事项】

1. 医患沟通 拟诊急进性肾小球肾炎后应及时与患者或家属沟通，告知病情特点，如发展急骤、预后差、治疗后完全治愈者罕见、临床上往往会遗留不同程度的肾功能损害、尿常规化验也不可能完全恢复至正常等，并告知患者及家属，应积极准备急诊肾活检，以明确诊断。需行激素冲击治疗的，要及时告知可能出现的不良反应，取得患者的配合。行肾活检、血浆置换、透析治疗或激素冲击治疗时，事先都要征得患者及家属同意，并以签字为据。

2. 经验指导

（1）急进性肾炎治疗时机的掌握是改善预后的重要关键，原则上对需要下决心确诊者，肾穿刺应尽早进行。

（2）部分药物如青霉胺、肼苯哒嗪、别嘌醇及利福平等也可引起 RPGN，临床上诊断本病时，应仔细询问患者可能有服药的病史，这有助于本病病因的诊断。

（3）早期诊断、治疗对预后有重要影响。

（4）因本病进展迅速、死亡率高、预后差，一旦疑及此病，应动员患者尽早行急诊肾活检；血尿素氮、肌酐升高者，检查前患者应予充分准备，Cr > 442μmol/L 时予连续透析几次后再行肾活检，以防术后大出血。

（5）对继发性急进性肾炎，还需针对病因进行治疗，感染后肾炎要给予充分有效的抗感染治疗，但观察 1 周肾功能仍进行性下降者，还应使用冲击疗法；对 Wegener 肉芽肿及其他血管炎所致的新月体肾炎，首选环磷酰胺及泼尼松治疗，对肾功能持续恶化者仍应用冲击疗法。

（6）该病最危险的指征是肺出血，迅速、大量的肺出血可危及生命；其次为急性肾功能衰竭，临床上出现少尿或无尿，血肌酐 >600μmol/L 及肾活检中 85% 的肾小球有大新月体形成，表明该病危重，预后险恶。

二、急性肾盂肾炎

多为逆行性感染，常见于女性，致病菌主要为大肠埃希菌，肾盂肾盏充血水肿，实质感染多集中于一个或多个楔形区，感染部可见多数小脓肿突出于肾被膜下，但不累及肾小球。

【诊断依据】

（1）发病急，伴高热、寒战、恶心、呕吐、腹泻。

（2）有尿频、尿急、尿痛，腰部有明显压痛。

（3）尿内有多数脓细胞并可见白细胞管型。

（4）CT 检查可见楔形低密度区。

【治疗】

1. 全身支持治疗

（1）卧床休息，给予足够的营养，补充液体，保持体内水电解质平衡，应维持每日尿量在 1500ml 以上，以促进内毒素排出。

（2）若患者有恶心、呕吐时，可采用静脉输入液体。

（3）膀胱刺激症状明显者，可给予解痉药物等。

2. 抗菌药物治疗

（1）首先做尿沉渣涂片、细菌培养和抗生素敏感试验。

（2）在细菌培养尚未明确前，根据尿涂片染色结果，采用毒性小的广谱抗生素予以治疗。

（3）根据尿液细菌培养结果和对抗生素敏感情况，选用有效抗生素。

【病情观察】

（1）患者畏寒、发热等全身毒血症状。

（2）尿频、尿急、尿痛等膀胱刺激症状变化。

（3）对抗感染药物治疗的反应。

（4）尿中脓细胞变化及尿培养结果。

【病历记录】

（1）记录有无膀胱刺激症状和体征。

（2）记录发热与膀胱刺激症状的先后关系。

（3）记录发病以来的治疗措施和治疗效果。

（4）记录医患交流的情况。

【注意事项】

1. 医患沟通

（1）做好有关疾病知识的宣教，指导患者注意个人卫生。

（2）慢性肾盂肾炎治疗疗程要长，部分患者不易坚持，要交代清楚。

2. 经验指导

（1）急性－肾盂肾炎临床症状典型，尿培养阳性，容易诊断。急性肾盂肾炎反复发作，迁延不愈超过 6 个月则为慢性肾盂肾炎。

（2）中段尿培养是诊断的重要依据。

（3）做影像学检查，寻找发病原因，如尿石症、输尿管反流等。

（4）根据局药物敏感试验结果，选用抗生素，足量、足程。

（5）如有明确病因存在，则需经过手术纠正方可治愈。

三、肾皮质化脓性感染

【诊断依据】

（1）发病急骤，寒战、高热、腰痛。早期可无膀胱刺激症状，尿液检查无脓尿。

（2）患侧腰部可触及肿大的肾脏，肌肉紧张，肾区皮肤水肿，有显著压痛及叩击痛。

（3）静脉尿路造影，如脓肿较大可见肾盂肾盏受压变形。B超及CT可发现肾脓肿。

【治疗】

1. 全身支持治疗　①卧床休息，给予足够的营养，补充液体，保持体内水电解质平衡，应维持每日尿量在1500ml以上，以促进内毒素排出；②若患者有恶心、呕吐时，可采用静脉输入液体。

2. 药物治疗无效时　可行脓肿切开引流。

【病情观察】

（1）观察患者对抗感染治疗的反应。

（2）观察患者的血糖变化。

（3）观察一般情况及生命体征、术后肾窝引流量。

（4）应根据穿刺抽取脓液的细菌培养及药敏结果选用药物。

（5）体温及血、尿常规变化，如病情控制，体温应逐渐下降，患者精神好转，食欲改善。局部触痛减轻，皮肤红、肿、热消失。

（6）原发感染病灶的控制，如系糖尿病或艾滋病患者，一定要控制血糖，提高免疫能力。

（7）B超、CT动态观察患肾脓肿大小、肾周水肿及反应性胸、腹腔积液变化，了解患肾功能状态。

【病历记录】

（1）记录抗生素的治疗效果。

（2）记录有无肾结石、肾结核、肾盂肾炎等病史。

（3）记录发病以来的治疗措施和治疗结果。

（4）记录医患沟通情况。

【注意事项】

1. 医患沟通

（1）此类患者，尤其合并糖尿病时，病情急重，应告知家属。

（2）脓肿切开引流后，有时需做二次手术。

（3）诊断结果及治疗方案要及时告知患方，并取得患方的支持和配合。

2. 经验指导

（1）肾皮质感染临床少见，易漏诊或误诊为肾盂感染。

（2）该类患者多为糖尿病患者或体内存在感染病灶。

（3）CT诊断实用价值较高。

（4）抗生素应用对控制病情、改善症状意义很大，但不能忽视原发感染灶处理和控制糖尿病患者的血糖水平。

（5）肾皮质感染灶已形成脓肿且药物治疗无效时，要切开引流。

四、肾周围脓肿

【诊断依据】

（1）患者高热、寒战、腰痛，有局部压痛及肌紧张，并有腰大肌刺激症状。

（2）X线照片可见脊柱向患侧弯曲，腰大肌阴影消失。

【治疗】

（1）卧床休息，给予足够的营养，补充液体，保持体内水、电解质平衡及对症处理。

（2）一旦脓肿形成，自行吸收而愈合机会较少，应行切开引流术或在B超引导下穿刺置管引流。继续配合有效抗生素。

【病情观察】

（1）患者对抗感染药物治疗的反应。

（2）外周血白细胞及中性粒细胞计数变化。

（3）腰部症状及体征。

（4）术后引流管引流液体性质和量。

（5）根据药敏选用敏感的抗生素，并观察药物治疗效果。

（6）B超检查见液性暗区，要及时切开引流。

①肾周围炎如抗感染治疗不积极有效，或患者抵抗力低下，可发展成肾周围脓肿，此时要及时切开引流，保护肾功能。

②若一侧肾已无功能，对侧肾功能良好，可行患肾切除术。

【病历记录】

（1）记录患者的发热情况，重点记录热型。

（2）记录患者的治疗效果。

（3）记录患者的病情动态变化，及其相应的治疗措施。

【注意事项】

1. 医患沟通

（1）告知可能的诊断及病情变化。术前交代手术方案及手术并发症及结果，签字为证。

（2）对患者的病情变化要及时告知患方，稳定或缓解患者的紧张和焦虑。

（3）对患者尽可能予以鼓励，患者病情的一点好转尽量予以肯定和鼓励，以助患者树立战胜疾病的信念。

2. 经验指导　影像学检查发现肾周围脓肿形成或穿刺抽出脓液，可确诊本病。肾周围炎一定要全身使用抗生素，根据血或尿培养结果选用药物。一旦脓肿形成，要切开引流，如患肾无功能，则可以切除。

第三节　急性膀胱炎

急性膀胱炎是非特异性细菌感染引起的膀胱壁急性炎症性疾病，为泌尿系统常见疾病。其特点为发病急，伴严重膀胱刺激征而全身反应轻微。

【诊断依据】

（一）病因

（1）膀胱炎诱因：①膀胱内有结石、异物、肿瘤或留置导尿管等，破坏了膀胱黏膜的防御机制；②下尿路梗阻或神经源性膀胱，排尿不畅，残余尿增多，有利于细菌繁殖。

（2）膀胱感染的途径：①上行感染，最常见女性尿道短，距离阴道肛门较近，易被污染，新婚及妊娠期更易发生；②尿道内器械检查或治疗，可将细菌带入膀胱，造成医源性感染；③继发于上尿路感染；④其他器官感染，经淋巴途径直接蔓延引起。

（3）引起膀胱感染的主要细菌有大肠埃希菌、变形杆菌、克雷白杆菌、葡萄球菌及铜绿假单胞菌。

（二）诊断要点

（1）尿频、尿急、尿痛为典型症状。尿液浑浊，有时出现血尿。

（2）耻骨上膀胱区可有轻度压痛。

（3）实验室检查：血常规白细胞可升高。尿常规尿中有白细胞及红细胞，中段尿培养有细菌生长。

【治疗】

（1）可选用对革兰阴性杆菌有效，且尿内浓度较高的药物，如喹诺酮类或头孢类。

（2）对症治疗用解痉药物如泌尿灵等，缓解膀胱痉挛；用碳酸氢钠碱性药物，降低尿液酸度，减轻排尿刺激症状。

（3）卧床休息，多饮水，避免刺激性食物，热水坐浴可改善会阴部血液循环，减轻症状。

【病情观察】

患者对药物治疗的反应，全尿路形态、功能状态，尿培养及尿常规结果变化。

【病历记录】

记录是否有感染的诱因存在，如性生活、导尿、个人卫生不洁；记录辅助检查结果；记录发病以来的诊疗措施及结果。

【注意事项】

1. 医患沟通 告知患者诊断及抗感染治疗方案时，应嘱其定期复诊。如反复发作，要延长用药疗程或做系统检查，以免漏诊。指导患者注意个人卫生。

2. 经验指导

（1）膀胱炎多见于已婚女性或老年患者，临床症状典型，尿常规明显异常。

（2）诊断膀胱炎的同时要寻找有无泌尿系结石、梗阻、糖尿病、前列腺增生症、神经源性膀胱等基础病变。

（3）中段尿培养可明确诊断、指导治疗。

（4）不要急于用药，在使用抗生素以前，留取中断尿做尿培养，寻找致病菌和敏感的抗生素。

（5）因为是下尿路感染，多不需静脉途径、全身使用抗生素，口服药物即可。

（6）强调辅助用药、对症处理，缓解患者的尿路刺激症状。

（7）反复发作者，要注意有无尿路梗阻或畸形，小部分患者要手术矫治。

第四节 急性尿路感染

人体的泌尿道由肾脏、输尿管、膀胱、尿道等组成，它的任何一个部位发生感染性炎症，均可称为尿路感染（urinary tract infection，UTI）。患者常有尿频、尿急、尿痛，有时还伴有腰酸、腰痛、发热等症状。本病好发于女性，10%~20%的妇女在一生中都曾患尿路感染，尤其是婚育期妇女。根据感染发生的部位，可分为下尿路感染和上尿路感染；前者主要为尿道炎和膀胱炎，后者主要是肾盂肾炎。

【诊断依据】

（一）症状

患者有尿频、尿急、尿痛、排尿不畅、膀胱区不适等尿路刺激症状。出现畏寒、发热（本病一般体温在38.5~40℃），伴有周身不适、头痛、头昏等全身症状。发病常有导尿、膀胱镜检查史，女性患者有白带过多的症状。

（二）体征

（1）体检时在上输尿管点（腹直肌外缘与脐平线交叉点）或肋腰点（腰大肌外缘与十二肋交叉点）有压痛，肾区叩痛阳性。肾脏疾病引起的腰痛有特定的压痛部位，可与其他原因引起的腰痛鉴别：①十二肋骨与脊柱成角处；②十二肋骨与腰肌外缘成角处；③肋缘下、腹直肌和肋骨连接外侧；④上输尿管点——腹直肌外缘平脐处；⑤中输尿管点——两髂前上棘连线与通过耻骨结节所做垂线的相交点，相当于输尿管进入骨盆腔处；⑥下输尿管点——中输尿管点下内侧，相当于膀胱输尿管口处。

（2）膀胱区可有压痛。

（三）辅助检查

1. 实验室检查

（1）尿常规：尿白细胞 ≥5 个/HP。红细胞数目多少不一，少数有肉眼血尿。如发现白细胞管型，有助于肾盂肾炎的诊断。尿蛋白一般为微量或少量，若尿蛋白 >3.0 g/24h，则提示为非本病。

（2）血常规：下尿路感染（膀胱炎、尿道炎）时，血白细胞一般正常或轻度增高。上尿路感染（肾盂肾炎）时，血白细胞明显升高，并有中性粒细胞核左移现象；慢性期白细胞改变不大或轻度升高，但常有轻重不同的贫血，血沉可以加快。

（3）中段尿培养：同急性肾盂肾炎，但阳性率较低，有时需反复检查方可获得阳性结果。中段尿培养菌量 ≥10^5/ml，为有意义的细菌尿。阴性尿细菌培养患者中约有 20% 可找到原浆型菌株。膀胱穿刺尿培养及尿液抗体包裹细菌检查阳性时，有助本病诊断，据此可与膀胱炎相鉴别。

（4）血液生化检查：部分患者可有代谢性酸中毒；如尿少时血钾可升高。晚期患者可有血尿素氮、肌酐增高。

（5）尿抗体包裹细菌分析：免疫荧光分析证实来自肾脏的细菌包裹着抗体，可和荧光标记的抗体 IgG 结合呈阳性反应，而来自膀胱的细菌不被特异性的抗体所包裹，近年来尿液抗体包裹性细菌（ACB）分析已较广泛地用于上、下尿路感染的定位诊断，其准确性约 83%。但部分前列腺炎、膀胱炎患者及有大量蛋白尿者可出现假阳性。

2. 特殊检查

（1）X 线检查：急性泌尿道感染容易产生膀胱输尿管反

流，因此，静脉或逆行肾盂造影宜在感染消除后 4～8 周后进行，急性肾盂肾炎以及无并发症的复发性泌尿道感染并不主张常规做肾盂造影。腹部平片是尿路 X 线检查的主要方法，也是各种尿路 X 线造影前必不可少的检查步骤，摄片范围包括两肾、输尿管和膀胱区。腹部平片可以了解肾脏的位置、大小、轮廓；肾区是否有不透 X 线的结石、钙化影等，能初步了解肾脏病变的情况。

（2）肾脏 B 超检查：是目前应用最广泛、最简便的方法，它能发现泌尿道发育不全、先天性畸形、多囊肾、肾动脉狭窄所致的肾脏大小不匀以及结石、肾盂重度积水、肿瘤及前列腺疾病等。

（四）诊断要点

（1）患者有上述的临床表现和体征。

（2）凡有真性细菌尿者，都可诊断为尿路感染。真性细菌尿的定义为：①在排除假阳性的前提下，膀胱穿刺尿定性培养有细菌生长；②清洁中段尿定量培养 ≥100/ml。若临床上无尿路刺激征，则要求两次清洁中段尿培养的细菌菌落均 ≥100/ml，且为同一菌种者方能诊断。

（3）做尿菌培养计数有困难者，可用治疗前清晨清洁中段尿（尿停留于膀胱 4～6 小时以上）正规方法的离心尿沉渣革兰染色找细菌，如细菌 >1/油镜视野，结合临床有尿路感染的症状，亦可确诊。

（五）鉴别诊断

1. 全身性感染疾病　可能有尿液检查的异常，但局部刺激征不明显，而全身症状较突出，胸部 X 片、腹部 B 超、血培养细菌阳性等可确定。

2. 慢性肾盂肾炎　本病常有一般慢性间质性肾炎的表现，并有间歇的尿路感染病史。影像学检查发现有局灶粗糙的肾皮质瘢痕，伴有相应的肾盏变形者。

3. 尿路结核 常有明显的尿路刺激征，患者多数有肺结核或盆腔结核等，尿沉渣找结核菌、皮肤试验（PPD）及多聚酶联反应（PCR）检测尿结核杆菌的脱氧核糖核酸阳性等有助于本病诊断。

4. 尿道综合征 患者虽有尿频、尿急、尿痛，但多次检查均无真性细菌尿，可以鉴别。

5. 前列腺炎 50岁以上的男性因有前列腺增生，放置导尿管、膀胱镜检等易得此病。急性前列腺炎除畏寒、发热、血白细胞升高外，常有腰骶部和会阴部疼痛，以致坐立不安、尿频、尿痛，尿液检查有脓细胞，与急性膀胱炎易相混淆。慢性前列腺炎除尿检查异常外，临床症状多不明显。白细胞数 >10 个/HP，前列腺 B 超有助于鉴别诊断。

【治疗】

（一）一般治疗

应嘱患者多饮水。有发热等全身症状的，应注意休息。给予易消化、高热量和含维生素丰富的饮食，应注意维持患者的水、电解质平衡。膀胱刺激症状明显的，应给予口服碳酸氢钠1片，每日3次。为肾盂肾炎反复发作的，应积极寻找病因，及时去除诱发因素。

（二）药物治疗

1. 急性膀胱炎治疗 可用复方新诺明2片（1g），每日2次，口服，同时以碳酸氢钠 1.0 g，每日2次，口服；或用氨苄西林 0.5 g，每日4次；或用氧氟沙星（氟嗪酸）0.2 g，每日2次，口服。常规疗程均为连续服用3日。

2. 急性肾盂肾炎治疗 初发急性肾盂肾炎，无明显发热（<38.5℃）、腰痛等中毒症状，无尿培养和药敏结果前，可用复方新诺明2片，每日2次，口服，加碳酸氢钠 1.0 g，每日2次，口服；或用氨苄西林 0.5 g，每日4次；或用氧氟沙星 0.2 g，每日2次，口服。全身感染中毒症状明显的，如发

热>38.5℃、血白细胞增高的，患者可能有复杂的尿路情况，如尿路畸形或尿路梗阻等，致病菌多为革兰阴性杆菌。可用氨苄西林2 g，每8小时1次；或美西林0.5 g，每日3~4次，静脉注射或静脉滴注；亦可用头孢唑林0.5 g，每8小时1次；或用头孢噻肟2~4 g，每日2次，静脉注射或静脉滴注。亦可用硫酸阿米卡星0.4~0.6 g加入5%葡萄糖注射液500 ml中静脉滴注，每日1次。必要时联合用药，获得药敏结果后按药敏选药治疗。疗程一般为10~14日。

3. 慢性肾盂肾炎治疗

（1）慢性肾盂肾炎急性发作期：急性发作期的治疗与急性肾盂肾炎的相似，但治疗更为困难。治疗原则是将两类药物联合应用、疗程应适当延长，通常为2~4周。

（2）无症状性菌尿：部分慢性肾盂肾炎的患者虽然无临床症状，但菌尿可持续存在、导致肾功能损害，因此可予治疗。一般用复方磺胺甲噁唑2片，每日2次，口服，加碳酸氢钠1.0 g，每日2次，口服；或用氨苄西林0.5 g，每日4次；或用氧氟沙星（氟嗪酸）0.2 g，每日2次，口服，疗程10~14日。如停药后复发频繁，则可继续连续用药1~2年或更长时间。

【病情观察】

观察治疗后患者的病情是否控制，体温是否下降或恢复正常，症状是否缓解或消失，注意复查尿常规、中段尿培养，观察尿常规是否恢复正常，中段尿培养细菌阴性等。如为反复发作的尿路感染，治疗难以有效的，则应注意寻找有无尿路畸形或尿路梗阻等病因。

【病历记录】

记录患者就诊时间，记录有无尿路刺激征症状，是否有畏寒、发热，乏力、周身酸痛不适等全身症状。有无尿路结石、膀胱输尿管反流、多囊肾、长期卧床的严重慢性病，有无糖尿病、晚期肿瘤和长期使用诊断本病时，应向患者及家属讲明，反复发作或复发是本病的特点之一，临床医师应讲明有关坚持规则治疗的重要性、定期复查尿常规的必要性，以提高患者对治疗的依从性。如需进一步检查排除尿路梗阻或尿路畸形，则应与患者沟通，以取得患者及家属的同意，同时，临床医师应做好卫生宣教工作，以避免患者发生本病或反复发作。

【注意事项】

1. 医患沟通 诊断本病时，应向患者及家属讲明，反复发作或复发是本病的特点之一，临床医师应讲明有关坚持规则治疗的重要性、定期复查尿常规的必要性，以提高患者对治疗的依从性。如需进一步检查排除尿路梗阻或尿路畸形，则应与患者沟通，以取得患者及家属的同意。同时，临床医师应做好卫生宣教工作，以避免患者发生本病或反复发作。

2. 经验指导

（1）治疗尿路感染应首先明确病情是急性还是慢性、感染部位是在上尿路还是下尿路、致病菌及其对药物的敏感程度、目前患者的肾功能状态、有无尿路梗阻及膀胱输尿管逆流等诱因。

（2）尿路感染的治疗在于选择有效的抗生素和杀灭细菌，但怎样合理使用抗生素，以最低的不良反应、最小的医疗费用取得最好的医疗效果，更是一个十分重要的问题。目前较为一致的意见是，选用对致病菌敏感的药物；根据病变部位选择抗生素；避免使用肾毒性药物；可根据患者的病情进行联合用药。

（3）年内尿路感染发作在 3 次或 3 次以上者，又称复发性尿路感染，可考虑长程低剂量治疗，一般选用毒性低的抗生素，如复方磺胺甲噁唑或呋喃坦啶，每晚 1 片，口服，服用 1 年或更长，约 60% 的患者菌尿可转阴。男性因前列腺炎引起复发者，宜同时治疗慢性前列腺炎，可选用脂溶性抗生素如复方磺胺甲噁唑，每晚1片，口服；或用环丙沙星0.5 g，每日2次，口服；或用利福平0.45 g，每日1次顿服；疗程一般宜长达3个月。

【治疗】

1. 止痛 哌替啶50～100mg、阿托品0.5mg，肌内注射。

2. 抗感染 肌内注射或静脉滴注青霉素或头孢菌素类抗生素。

3. 止血 血尿明确者可用止血药物，如卡巴克洛、维生素 K_3、氨甲环酸（止血环酸）等。

第七章

血液系统急症 ◆··

第一节　急性再生障碍性贫血

再生障碍性贫血（AA，简称再障）是一种获得性骨髓造血功能衰竭。主要表现为骨髓造血功能低下，全血细胞减少和贫血、出血、感染综合征。免疫抑制疗法有效。通常将该病分为重型（SAA）和非重型（NSAA）。国内学者曾将 AA 分为急性型（AAA）和慢性型（CAA）。

【诊断要点】

起病急，进展快，病情重，少数可由非重型进展而来。

1. 贫血　多呈进行性加重，苍白、乏力、头晕、心悸和气短等症状明显。

2. 感染　多数患者有发热，体温 39℃ 以上，个别患者自发病到死亡均处于难以控制的高热之中。以呼吸道感染最为常见，其次有消化道、泌尿生殖道及皮肤、黏膜感染等，感染菌种以革兰阴性杆菌、金黄色葡萄球菌和真菌为主，常合并败血症。

3. 出血　均有不同程度的皮肤、黏膜及内脏出血。皮肤黏膜表现为出血点或大片瘀斑，口腔黏膜有血泡，有鼻出血、牙龈出血、眼结膜出血等。深部脏器出血可见呕血、咯血、便血、血尿、阴道出血、眼底出血及颅内出血，后者常危及生命。

4. 实验室检查

（1）血常规：SAA 呈重度全血细胞减少，重度正细胞正色素性贫血，网织红细胞百分比多在 0.005 以下，且绝对值 < $15 \times 10^9/L$，白细胞计数多 < $2 \times 10^9/L$，中性粒细胞 < $0.5 \times 10^9/L$，淋巴细胞比例明显增高；血小板计数 < $20 \times 10^9/L$。

（2）骨髓象：SAA 多部位骨髓增生重度减低，粒、红系及巨核细胞明显减少且形态大致正常，淋巴细胞及非造血细胞比例明显增高，骨髓小粒皆空虚。

（3）发病机制检查：CD_4^+ 细胞：CD_8^+ 细胞比值减低，Th1：Th2 型细胞比值增高，CD_8^+T 抑制细胞、CD_{25}^+T 细胞和 γδTCR + T 细胞比例增高，血清 IL-2、INF-γ、TNF 水平增高；骨髓细胞染色体核型正常，骨髓染色示储铁增多，中性粒细胞碱性磷酸酶染色强阳性，溶血检查均阴性。

【治疗】

预防并控制感染，应用促造血药物。

1. 支持治疗

（1）保护措施：预防感染（注意饮食卫生，SAA 保护性隔离）；避免出血（防止外伤及剧烈活动）；杜绝接触各类危险因素（包括对骨髓有损伤作用和抑制血小板功能的药物）；必要的心理护理。

（2）对症治疗

①纠正贫血：血红蛋白 < 6g、血小板显著减少伴有出血倾向者应考虑输血，主要是浓缩红细胞。尽量少输血。凡迅速发展的紫癜、严重口腔或视网膜出血、血尿或血小板 < $20 \times 10^9/L$ 同时有感染者，可输血小板悬液。颅内出血、上消化道大出血，应输血小板。当任意供者血小板输注无效时，改输 HLA 配型相配的血小板。

②控制出血：用促凝血药如酚磺乙酸等，合并血浆纤溶酶活性增高者可用抗纤溶药，如氨基己酸（泌尿生殖系统出血禁用）。女性子宫出血可肌内注射丙酸睾酮，50～100mg/d肌内注射，1日1次，连用6个月。凝血因子不足时应纠正。皮肤黏膜广泛出血者（脑出血慎用），可短期应用糖皮质激素，如泼尼松30～40mg，分3～4次口服，待出血好转逐渐减量1～2月可停服。

③控制感染：感染性发热，应取可疑部位的分泌物做培养，并应用广谱抗生素，待细菌培养和药敏试验有结果后在换用窄谱的抗生素。长期应用抗生素可诱发真菌感染和肠道菌群失调，常用抗真菌药物有氟康唑、伊曲康唑、两性霉素B等。

氟康唑为吡咯类抗真菌药，对真菌依赖的细胞色素P450酶有高度特异性，可抑制真菌细胞膜麦角固醇的生物合成，影响细胞膜的通透性，而抑制其生长；但对人体的细胞色素P450影响甚微。首剂400mg静脉滴注，以后每次200mg，每日1次，持续4周，症状缓解后至少持续2周。

伊曲康唑为三唑类抗真菌药，能高度选择性地抑制真菌细胞膜上依赖细胞色素P450的14-α-去甲基酶，导致14-α-去甲基固醇蓄积，使细胞麦角固醇合成受阻，膜通透性增加，细胞内重要物质外漏，导致真菌死亡。此外14-α-去甲基固醇还做用于细胞膜上结合的ATP酶干扰真菌的正常代谢。推荐剂量：首剂200mg，每日2次，2日后改为每次200mg，每日1次。应尽快将静脉滴注改为口服给药，连续14日以上静脉滴注的安全性尚不清楚。

两性霉素B是一种多烯抗真菌药，本药可与敏感真菌细胞膜上的固醇结合，损伤细胞膜的通透性，导致细胞膜内重要物质外漏，从而破坏了细胞的正常代谢而抑制其生长。通常临床所达到的药物浓度对真菌为抑菌作用，最低抑菌浓度为 0.02~1mg/L。开始静脉滴注时可以先从 1~5mg 或按体重每次 0.02~0.1mg/kg 给药,以后根据患者耐受情况每日或隔日增加 5mg,当增加至每次 0.6~0.7mg/kg 时即可暂停增加剂量。最高单次剂量不超过 1mg/kg,每日或隔日给药,总累积量达 1.5~3g,疗程 3 月,也可延长至 6 月,视患者病情及疾病种类而定。对敏感真菌所致的感染剂量宜小,即每次 20~30mg,疗程也宜较长。

2. 针对发病机制的治疗

(1) 免疫抑制治疗

①抗淋巴/胸腺细胞蛋白(ALG/ATG):主要用于 SAA。马 ALG 10~15mg/(kg·d) 连用 5 天,兔 ATG 3~5mg/(kg·d) 连用 5 天,用药前需做皮试,用药过程中用糖皮质激素防治过敏反应,静脉滴注 ATG 不宜过快,每日剂量应维持点滴 12~16 小时;可与环孢素(CsA)组成强化免疫抑制方案。

②环孢素:适用于全部 AA,6mg/(kg·d) 左右,疗程一般长于 1 年。使用时应个体化,应参照患者造血功能和 T 细胞免疫恢复情况(药物不良反应)等调整用药剂量和疗程。

③其他:有学者使用 CD₃ 单克隆抗体、麦考酚吗乙酯(MMF)、环磷酰胺、甲泼尼龙等治疗 SAA。

(2) 促造血治疗

①雄激素:适用于全部 AA。常用 4 种:司坦唑醇(康力龙)2mg,tid;十一酸睾酮(安雄)40~80mg,tid;丙酸睾酮 100mg/d,肌内注射;达那唑 0.2g,tid。疗程及剂量应视药物的作用效果和不良反应(如男性化、肝功能损害)等调整。

② 造血生长因子:适用于全部 AA,特别是 SAA。常用粒-单系集落刺激因子(GM-CSF)或粒细胞集落刺激因子(G-CSF),剂量为 5μg/(kg·d);红细胞生成素(EPO),常用 50~100U/(kg·d)。一般在免疫抑制治疗 SAA 后使用,剂量可

酌减，维持 3 个月以上为宜。

③造血干细胞移植：对 40 岁以下、无感染及其他并发症、有合适供体的 SAA 患者考虑造血干细胞移植。

【病情观察】

（1）慢性再障由于病程长、病情轻，一般门诊治疗即可。门诊治疗时，应定期观察临床症状如头昏乏力、皮肤紫癜、月经淋漓不尽等是否有所缓解，网织红细胞和全血细胞是否有所升高，白细胞分类中观察淋巴细胞百分比是否下降。如慢性再障病情加重或急性再障，应及时将患者收住入院治疗，重点观察症状体征与血常规是否改善，观察出血现象是否得到控制，观察对输血的依赖程度，是否存在继发感染。

（2）诊断不明确者，门诊就诊时应告知患者或其亲属有关再生障碍性贫血常用的诊断方法，建议行骨穿复查、骨髓活检和染色体核型分析等相关检查以尽快明确诊断。

【病历记录】

1. 门急诊病历　记录患者就诊时间，详细记录患者就诊的主要症状，以往有无类似发作史，有无鼻出血、黑便及痔疮出血等慢性失血史，记录平素饮食和生活习惯，体检记录其阳性体征及必要的阴性体征，辅助检查记录其血常规和网织红细胞、骨髓检查等结果。

2. 住院病历　详细记录患者入院治疗的主要症状，以往有无类似发作史，有无特殊服药史，有无输血史，病程记录应反映患者入院治疗后的病情变化、治疗疗效。如需调整治疗药物或需行特殊检查或治疗（骨髓移植等），应由患者或其直系亲属签署知情同意书。如病情有变化，尤其是病情恶化，可能危及患者生命的，必须记录与家属的谈话过程。

【注意事项】

1. 医患沟通　如诊断明确，应告知患者或其亲属再生障碍性贫血的特点、发生原因、常规治疗药物与疗程及疗效，正确认识疾病，鼓励患者坚持长期治疗，不必恐慌，不要轻易放弃。同时，应嘱咐患者定期来院复诊。要规律服药，避免使用保泰松等解热镇痛药。如为重型再障，则可能出现因发生颅内出血等而危及患者生命的情况，治疗效果亦不理想，必须与患者家属讲明。需行骨髓移植治疗的，应由患者或其直系亲属签署知情同意书。嘱患者不要接触苯及含苯化合物，不要接触农药，注意劳动防护，避免接触放射线。

2. 经验指导

（1）对病程多年、疗效不佳的再障患者，应注意检查其溶血筛选、免疫全套和狼疮全套、染色体核型分析，必要时甚至应做骨髓活检，以排除再障是否为继发性，是否为再障－阵发性睡眠性血红蛋白尿症，是否是骨髓增生异常综合征。

（2）临床上，经治医师与患者及家属应清楚，再障的治疗以长疗程综合治疗为原则。

（3）告知患者应做好个人的护理，以配合治疗，具体措施包括：①清洁皮肤，避免感染；②饭后刷牙，4% 苏打水及 0.1% 雷夫奴尔漱口；③保持大便通畅，必要时应用缓泻剂；④粒细胞 $<0.5 \times 10^9/L$ 者，应于空气层流室隔离护理。

（4）应掌握好输血指征：①血红蛋白 <60 g/L 或有心功能代偿不全时输全血或红细胞；②血小板 $<20 \times 10^9/L$ 或有出血者输血小板。

第二节　急性失血性贫血

急性失血性贫血是指因外伤或疾病致血管破裂或凝血、止血障碍等原因使大量血液在短期内丢失，影响血容量，称为急性失血性贫血。

【诊断要点】

急性失血临床表现取决于失血的量和速度以及患者原先

的健康状态和年龄。

（1）健康青年人失血 500～1000ml（总血容量 10%～20%），很少引起症状，也不致发生贫血，约 5% 因血管迷走神经反应出现症状。

（2）短期内失血量在 1000～1500ml（总血容量 20%～30%），健康青年人精神状态稳定，经安静休息，取仰卧位可不出现症状，但活动后可出现心血管症状及直立性低血压。

（3）失血量达 1500～2000ml（总血容量 30%～40%），即使仰卧位也可出现明显症状：手足厥冷，面色苍白，口渴尿少，脉搏细速，血压降低，短暂意识丧失。

（4）失血量超过 2000～2500ml（总血容量 40%～50%），则可出现严重失血性休克。

实验室检查

（1）失血早期仅有血容量急剧减少，而血红蛋白和血细胞比容可仍在正常范围，随血液稀释逐渐下降，2～3 天最为显著。

（2）正常细胞正常色素性贫血。

（3）网织红细胞在急性失血后 2～3 天内开始升高，6～11 天达高峰，但一般不会超过 15%～30%。

（4）急性失血后 2～5 小时白细胞也迅速增高，主要是中性粒细胞增多，核左移，甚至出现幼粒细胞。急性失血后 1～2 小时，血小板开始增高。多在 3～5 天恢复正常。

（5）急性失血后 3 天，骨髓可呈增生象，主要是幼红增生，呈正常幼红细胞型，在 10～14 天基本消失。

【治疗】

针对出血原因立即设法止血；补充血容量，防止休克的发生；根据病因进行必要治疗。

1. 止血 按照不同病因采取不同的止血方法，必要时紧急手术，以期达到有效止血的目的。

2. 迅速补充血容量 出现急性失血性贫血后应迅速补充血容量，用量为估计失血量的 2 ~ 4 倍，开通两条以上静脉通路，在 30 ~ 40 分钟内输入晶体液 1000 ~ 1500ml，胶体液 500ml，晶体液与胶体液的比值为 (2 ~ 3)∶1，若症状缓解则减慢输液速度，否则继续快速补液。常用药物有平衡盐、林格液、胶体液。胶体液目前主要有羟乙基淀粉类和明胶类 (聚明胶)，聚明胶是新一代的明胶类血浆代用品，是牛胶原蛋白降解后球状明胶多肽，分子量 27500 ~ 39500，其渗透压及黏滞度与人体血液相似。pH、离子含量与人体血浆相似，半衰期 5 小时左右。代谢产物 80% 在 48 小时内经肾脏排出，同时有渗透性利尿作用。近年来还有人提出了采用输注高渗盐水的方法，该法效果明显、价廉、方便，可在紧急情况下使用，但有加重出血的危险。高渗盐水浓度为 7.5%，配制方法为将 10% 氯化钠注射液 220ml 加入葡萄糖液 80ml，即配成 7.5% 高渗盐水 300ml，一次性静脉输注。

3. 输血 贫血严重时应及时输血，主要是悬浮红细胞。

4. 后期治疗 在度过急性期后，及早给予高蛋白质、富维生素的饮食。原来身体健康者，并不缺铁者经上述方法治疗后细胞在出血停止后 4 ~ 6 周可恢复正常，血红蛋白的恢复常落后 2 周。有慢性出血史或原来铁贮量以较低者，待出血终止后 1 ~ 2 月给予铁剂口服，以促进红细胞的生成和铁贮量的补充。

第三节 急性白血病

急性白血病（acute leukemia）是造血组织的一种常见的恶性疾病，其特点为骨髓中有大量的白血病细胞浸润，这是由一个发生了恶变的造血干细胞即白血病细胞克隆的无限制增生的结果，这样一方面引起正常骨髓造血功能的抑制和衰竭,另一方面白血病细胞可进入外周血循环,并浸润其他脏器。

急性白血病的发病率居年轻人恶性疾病中的首位。发病常很急,自然病程不足 6 个月,常因如下情况而急诊:①中性粒细胞减少或缺乏导致的感染、高热;②血小板减少引起的明显出血;③白血病细胞浸润引起的骨痛或肝、脾、淋巴结肿大等;④少数因贫血而急诊,但因红细胞寿命长,多数开始贫血可不严重。

【诊断依据】

(一) 分类

法、美、英 (FAB) 三国协作组于 1976 年根据急性白血病细胞的形态学特点提出了分类标准,1985 年又提出了修改意见,形成了现在的 FAB 分类法。

1. 急性淋巴细胞白血病(ALL) 分为下列三型。

(1) L_1 型:原始淋巴细胞以小细胞 (直径 < 12μm) 为主;核圆形,偶有凹陷与折叠,染色质较粗,结构较一致,核仁少而小,不清楚;胞浆少,轻或中度嗜碱。过氧化物酶或苏丹黑染色阳性的原始细胞一般不超过 3%。

(2) L_2 型:原始淋巴细胞以大细胞 (直径 > 12μm) 为主;核形不规则,凹陷和折叠可见,染色质较疏松,结构较不一致,核仁较清楚,一个或多个,胞浆量常较多,轻或中度嗜碱,有些细胞深染。

(3) L_3 型:原始淋巴细胞大小较一致,以大细胞为主;核形较规则,染色质呈均匀细点状,核仁明显,一个或多个;胞浆量较多,深蓝色,空泡常明显,呈蜂窝状。

2. ANLL 分为下列七型。

(1) 急性粒细胞白血病未分化型 (M_1):骨髓中原始粒细胞≥90% (非红系细胞),早幼粒细胞很少,中幼粒细胞以下阶段不常见或罕见。

（2）急性粒细胞白血病部分分化型（M_2）：骨髓中原始粒细胞为30%~89%（非红系细胞），早幼粒细胞以下阶段 >10%，单核细胞 <20%。

（3）急性早幼粒细胞白血病（M_3）：骨髓中以颗粒增多的异常早幼粒细胞增生为主，>30%（非红系细胞），又分为：①M_3a（粗颗粒型），胞浆中嗜苯胺蓝颗粒粗大、密集甚或融合；②M_3b（细颗粒型），胞浆中嗜苯胺蓝颗粒密集而细小。

（4）急性粒－单核细胞白血病（M_4）：按骨髓中粒系与单核细胞系形态和比例的不同，可包括下列四种类型。

①M_4a：原始和早幼粒细胞增生为主，原、幼单核和单核细胞≥20%（非红系细胞）。

②M_4b：原、幼单核细胞增生为主，原始和早幼粒细胞 >20%（非红系细胞）。

③M_4c：原始细胞既具粒细胞系又具单核细胞系形态特征者 >30%（非红系细胞）。

④M_4Eo：除上述特点外，嗜酸粒细胞占非红系细胞的5%~30%。

（5）急性单核细胞白血病（M_5）：分为以下两种亚型。

①未分化型（M_5a）：骨髓中原始单核细胞≥80%（非红系细胞）。

②部分分化型（M_5b）：骨髓中原始单核细胞 <80%（非红系细胞），但原始和幼稚单核细胞 >30%（非红系细胞）。

（6）急性红白血病（M_6）：骨髓中红细胞系 >50%，且带有形态学异常，原始粒细胞（或原始＋幼稚单核细胞）>30%（非红系细胞）。

（7）急性巨核细胞白血病（M_7）：骨髓中原始巨核细胞≥30%。

3. MIC分类法 即形态学、免疫学、细胞遗传学分类法，这使急性白血病的分类更精确，更有利于临床治疗和判断预后。

（1）形态学分类：即前面介绍的 FAB 分类，至今仍是临床实用、易于掌握和推广的分类方法，但少数病例仍难以用此方法准确分型，因而提出了免疫学分类。

（2）免疫学分类：利用人白细胞表面分化抗原制备不同的单克隆抗体，对急性白血病细胞进行检测，从而更准确地确定白血病细胞的类型，如 CD_3、CD_7、CD_2 为 T 淋巴细胞系标志，CD_{10}、CD_{19}、CD_{22} 为 B 淋巴细胞系标志，CD_{13}、CD_{33}、髓过氧化物酶（MPO）为粒单细胞系标志，CD_{41}、CD_{61} 为巨核细胞系标志等。另外通过免疫学检查还能明确白血病细胞的分化阶段。关于杂合性（双表型或双系列）急性白血病的确立只能靠免疫学检查。

（3）细胞遗传学分类：利用高分辨染色体分析技术，发现急性白血病的染色体改变并应用于白血病亚型分类，对选择治疗方法和判断预后有重要价值。

（二）临床表现

不论哪种类型急性白血病，都有共同的临床表现。

1. 起病 多数起病急骤，常以高热、进行性贫血、显著出血倾向和全身酸痛等为首发症状，少数起病较缓慢，特别是老年患者，经过一段乏力、虚弱后才出现上述症状。

2. 发热 急性白血病病程中常出现发热，包括各种热型，可以低热，但多数在 38℃ 以上，尽管白血病本身由于细胞转换率增加或核蛋白代谢亢进可引起低热，但若体温超过 38℃ 时，基本上都是由于继发感染所致，感染可发生于全身各个部位，尤以口腔、上呼吸道、肺和肛门周围等部位感染常见，而临床上亦常找不到明显感染灶，且常易引起败血症，最常见的致病菌为革兰阴性杆菌如大肠埃希菌、铜绿假单胞菌、肺炎克雷白杆菌和厌氧杆菌等，其他也可有病毒感染如疱疹病毒、EB 病毒、柯萨奇病毒等及真菌感染，以白色念珠菌、酵母样曲菌较多，感染是引起急性白血病死亡的最重要原因之一。

3. 出血　出血部位可遍及全身，以皮肤黏膜出血最常见，可表现为皮肤瘀斑、紫癜、出血点和牙龈出血、鼻出血、口腔颊黏膜出血、尿血、便血、月经过多，眼底出血可致视物模糊，其中口腔颊黏膜血疱和眼底出血常是颅内出血的先兆，颅内出血时患者突然头痛、呕吐、瞳孔不等大，甚至昏迷死亡。血小板减少是引起出血的最主要原因，可能还有血小板功能异常，急性早幼粒细胞白血病易并发弥散性血管内凝血（DIC），是引起全身广泛而严重出血的重要原因。

4. 贫血　疾病早期某些患者贫血表现可不重，而随病程进展会迅速加重，而且常与出血程度不成比例，虽然出血量不多，但贫血常很严重，随着有效的治疗，贫血也可逐渐改善。贫血的主要原因是正常红细胞生成减少，而骨髓的无效性红细胞生成、溶血和失血等因素也与贫血有关。

5. 白血病细胞的全身浸润表现　由于白血病细胞的大量增殖和浸润，可导致全身各组织、脏器异常及产生相应的临床表现。

（1）淋巴结肿大：急性白血病常有淋巴结肿大，尤其是急性淋巴细胞白血病更明显，常表现为全身浅表淋巴结肿大，包括颈部、腋下、腹股沟、锁骨上和颌下等部位的淋巴结肿大，一般均无疼痛和压痛，活动度好，相互多无粘连。T 细胞性急性淋巴白血病常见纵隔淋巴结肿大。

（2）肝、脾大：急性白血病常有肝和脾大，以急性淋巴细胞白血病更常见，多数为轻度至中度肿大，除非慢性粒细胞白血病急性变，否则巨脾很少见。

（3）骨与关节：骨髓内白血病细胞大量增殖，可引起骨髓腔内张力过高和骨膜受损，临床表现为骨痛，可呈隐痛、剧痛和刺痛等，常有胸骨压痛，胸骨压痛是急性白血病临床表现的重要特点。白血病细胞的骨膜外局部浸润或堆积可引起白血病绿色瘤表现。关节受累可表现肿胀和疼痛，多累及大关节，以儿童急性白血病更常见，有时会误诊为"风湿病"。

（4）口腔和皮肤：白血病细胞浸润可引起牙龈增生和肿胀，这是急性单核细胞白血病和急性粒－单核细胞白血病的重要临床表现特点。皮肤的白血病细胞浸润较少见，可有局部皮肤隆起、变硬、皮下结节或局部肿块。

（5）神经系统白血病表现：中枢神经系统白血病细胞浸润可引起颅内压增高，表现头痛、头晕、恶心、呕吐，重者颈项强直，甚至抽搐昏迷，可因脑神经受累出现面瘫、口眼歪斜、眼球活动受限、复视、失明、吞咽困难等。近年来随着化疗等的改进，使急性白血病的缓解率增高和生存期延长，由于化疗药物难以透过血－脑屏障，难以有效地杀伤隐藏于中枢神经系统的白血病细胞，所以中枢神经系统白血病的发生率有增高趋势，特别是小儿急性淋巴细胞白血病。

（6）其他：睾丸浸润可引起睾丸肿大，多为一侧性肿大，以急性淋巴细胞白血病较多见。其他如肺、心脏、消化道等亦可被浸润，但一般多无临床表现，常在尸解时发现。

（三）辅助检查

1. 血象

（1）血红蛋白和红细胞：诊断急性白血病时绝大多数患者有贫血，多为中至重度贫血，血涂片可见幼稚红细胞。

（2）白细胞：白细胞数可高、可低或接近正常，约5%患者可 $>100 \times 10^9/L$，称为高白细胞性白血病，血涂片可见数量不等的原始和幼稚细胞，但白细胞减低时常不易见到，此时容易误漏诊。

（3）血小板：早期可轻度减低或接近正常，确诊时大多

数 $< 100 \times 10^9/L$，晚期则极度减低。

2. 骨髓象　增生活跃到极度活跃，几乎全部都是白血病细胞，至少也应超过 30%，极少数增生低下或重度低下。粒细胞和单核细胞白血病细胞的胞浆中可见 Auer 小体，正常细胞被抑制。根据细胞形态学应进行 FAB 分类，但确定白血病细胞类型除根据细胞形态学外，还应进行骨髓细胞组织化学染色和 MIC 分类检查。

3. 血生化检查　血清尿酸和乳酸脱氢酶常增高，另外高白细胞白血病患者还可有高钾血症和低血糖等，这主要是因为大量原始细胞破坏或物质消耗过多所致。

4. 腹部 B 超　可发现肝脾肿大和腹腔淋巴结肿大等白血病细胞浸润征象。

5. X 线检查　有感染、发热者可拍 X 线胸片以除外肺部感染。

6. 其他

(1) 有感染、发热者，除查尿常规和大便常规外，还可做尿、大便及血培养，以寻找致病菌。

(2) 有神经系统症状者可做腰穿，若脑脊液压力增高、蛋白阳性和发现白血病细胞，即可诊断中枢神经系统白血病。

(四) 诊断要点

(1) 发病急骤，有贫血、发热、出血和脏器或组织的浸润表现，如肝、脾、淋巴结肿大和胸骨压痛等，应考虑本病。

(2) 血象检查有贫血、血小板减少及见到原始和幼稚细胞，骨髓检查原始细胞 >30%，即可确定诊断。

(3) 确定诊断后，还应根据细胞形态学和组织化学染色检查确定细胞类型和进行 FAB 分类，有条件的单位最好进行 MIC 分类，使诊断更臻完善。

(4) 急性白血病经治疗完全缓解后，若出现下列任何一条，均可确定为复发：①骨髓检查原始细胞 >20%；②骨髓检查原始细胞>5%，但不超过20%，需化疗一个疗程后复查骨髓，若仍>5%则为复发，否则不算复发；③有骨髓外白血病细胞浸润如中枢神经系统白血病或睾丸浸润等。

（五）中枢神经系统白血病诊断标准

（1）有中枢神经系统表现（尤其是颅内压力增高的症状和体征）。

（2）有脑脊液的改变：①压力增高（>200mmH$_2$O）或>60滴/分；②白细胞数>0.01×10^9/L；③涂片见到白血病细胞；④蛋白>450mg/L或潘氏试验阳性。

（3）排除其他原因造成的中枢神经系统或脑脊液的相似改变。若符合以上（1）及（2）中涂片见到白血病细胞或任两项者即可诊断；无症状，但有脑脊液改变可诊断；但若只有单项脑脊液压力增高，暂不能肯定诊断，若压力持续增高，而经过抗中枢神经系统白血病治疗后下降恢复正常者可诊断；有症状而无脑脊液改变者，若有脑神经、脊髓或神经根受累的表现，能排除其他原因和抗中枢神经系统白血病治疗明显改善者亦可诊断。

（六）鉴别诊断

1. 再生障碍性贫血　急性或重型再生障碍性贫血与急性白血病的临床表现相似。但再生障碍性贫血患者血片中无幼稚细胞，无全身淋巴结及肝脾大，骨髓增生低下或重度低下，无白血病细胞浸润。

2. 原发性血小板减少性紫癜　有血小板减少，还可能有轻度贫血，类似急性白血病。但原发性血小板减少性紫癜白细胞计数和分类正常，贫血是由出血引起的，因此贫血程度与出血一致，骨髓中巨核细胞正常或增多，无白血病细胞浸润。

3. 骨髓增生异常综合征（MDS）　有全血细胞减少，类似急性白血病。但MDS不管是哪种类型，骨髓中原始细胞均小于30%，以此可以鉴别，不过应注意部分 MDS 可以变成急性白血病。

4. 类白血病反应 血片中可见到幼稚细胞，白细胞数可增高，类似急性白血病，但类白血病反应一般无贫血和血小板减少，骨髓改变不明显，均可找到原发病（主要为感染），而且随原发病治愈血象可恢复正常。

5. 传染性单核细胞增多症 有发热、肝脾和淋巴结肿大与急性白血病相似。但传染性单核细胞增多症一般无贫血、出血，也无胸骨压痛，血象检查可见异常淋巴细胞而无白血病细胞，骨髓基本正常，无原始细胞增多，血清嗜异性凝集试验水平增高，预后好。

6. 病情危重指标

（1）严重进行性贫血，血红蛋白 $<30g/L$。

（2）高白细胞性白血病易发生白细胞淤滞，可发生意识障碍或急性呼吸窘迫综合征。

（3）血小板 $<10 \times 10^9/L$ 伴明显出血倾向，特别是视物模糊，口腔颊黏膜有血疱者易发生颅内出血死亡。

（4）严重感染、败血症伴感染中毒性休克。

（5）急性早幼粒细胞白血病伴 DIC 者。

（6）有严重中枢神经系统白血病，剧烈呕吐、昏睡甚至昏迷。

【治疗】

急性白血病的治疗目前仍比较困难，主要以对症治疗和化疗为主，可以达到完全缓解，延长寿命，但很难彻底治愈。同种异基因骨髓移植是目前最有希望达到治愈的疗法，但因经济条件和供髓来源困难等原因尚难普遍推广。

1. 预防和控制感染

（1）患者所在室内空气用紫外线消毒，每日 1 次，每次30 分钟以上。

（2）用4%碳酸氢钠和0.1%雷夫奴尔交替漱口，以防口腔感染。

（3）感染时早期开始用经验性广谱抗生素，找到病原菌者可按药敏选用抗生素。

（4）中性粒细胞 < 0.5×10^9/L 伴严重感染而抗生素治疗不满意者，可每日或隔日输注 2000 ~ 3000ml 全血白细胞，同时皮下注射重组粒细胞集落刺激因子（rhG-CSF）300μg/d，一般连用 5 ~ 7 日白细胞就会迅速上升，但在化疗前48小时至化疗后24小时内不能用，否则会因化疗而杀伤大量正常白细胞，还可口服碳酸锂 250mg，每日 3 次，对化疗后白细胞减少有一定回升作用。

2. 输血

（1）因血小板减少出血时，可输新鲜全血，但最好输注血小板成分，一般每次输注 2000 ~ 3000ml 全血的血小板，根据出血情况和血小板计数可 2 ~ 4 日重复输注；若有 DIC 时，则按 DIC 处理。

（2）贫血严重（Hb < 60g/L）时，可输全血或红细胞悬液，一次可输 400 ~ 800ml 全血的压积红细胞。

（3）高白细胞性白血病（白细胞 > 100×10^9/L）常因白细胞淤滞引起急性呼吸窘迫综合征或神志变化，可用细胞分离机单采白细胞技术迅速除去过多的白细胞；若无单采条件，也可立即口服羟基脲 1.0g，每日 2 次，数日即可见效，但这时应补充液体，口服碳酸氢钠 1g，每日 4 次，口服别嘌呤醇 0.1g，每日 3 次，以防止溶瘤后综合征。

3. 化学治疗（简称化疗） 随着一些新的化疗药物的出现，急性白血病的完全缓解率已明显提高。化疗通常包括诱导缓解治疗、巩固治疗、强化治疗和维持治疗。

（1）白血病细胞的细胞动力学特点和化疗药物：目前几乎所有化疗药物都既杀伤白血病细胞，又对正常血细胞有毒性作用，但临床希望利用化疗药物大量杀伤白血病细胞而又最大限度地减少对正常细胞的毒害，因此就需要了解白血病细胞的细胞动力学特性及化疗药物的作用特点。

①细胞周期和化疗药物：1 个细胞经过 G_1 期（DNA 合成前期）、S 期（DNA 合成期）、G_2 期（DNA 合成后期）和 M 期（有丝分裂期）四期，这四期合称细胞周期，细胞经过四期所需的时间称细胞周期时间。白血病细胞的细胞周期时间比正常细胞要长，一般白血病细胞的细胞周期时间为 4～5 日，而正常细胞只有 1～2 日，根据这一特性提出了化疗的每个疗程要持续 5～7 日，即至少应持续一个细胞周期的时间；还提出了间歇化疗的原则，即在同样的化疗间歇期内由于正常细胞的细胞周期时间短，能迅速增殖恢复，而白血病细胞周期时间长，增殖较慢，得不到恢复。

根据化疗药物作用于细胞周期的情况不同，分为细胞周期特异性药物（CCSA）和细胞周期非特异性药物（CCNSA）两大类，它们有如下区别：①CCSA 只作用于细胞周期的某一期，如抗代谢类药（阿糖胞苷、甲氨蝶呤、6-巯基嘌呤、6-硫代鸟嘌呤等）只作用于 S 期，长春新碱只作用于 M 期；CCNSA 可作用于整个细胞周期和细胞周期以外的非增殖期（G_0 期），如烷化剂（氮芥、环磷酰胺、卡莫司汀等）、抗生素类（柔红霉素、阿霉素等）、足叶乙苷、胺苯吖啶、米托蒽醌等；②CCSA 杀伤细胞的数量在药物达到有效浓度后与用药的时间成正比，而与用药的剂量无关，所以一般 CCSA 类药物应连续给药 5～7 日，即至少应持续一个细胞周期的时间，才能杀伤足够大数量的白血病细胞；CCNSA 杀伤细胞的数量则与用药的剂量成正比，而与用药的时间无关，所以一般 CCNSA 类药物常一次较大剂量给药即可杀伤足够大数量的白血病细胞。临床根据以上药物作用的特点提出了联合化疗的原则，即常将 CCSA 和 CCNSA 类药物联合应用。

②增殖期细胞：处于 G_1、S、G_2 和 M 四期的细胞称增殖期细胞，对化疗药物敏感，而处于四期以外的细胞为非增殖期（G_0 期）细胞，对化疗药物不敏感。白血病细胞虽然细胞周期时间长，但绝大部分处于增殖期，所以大量白血病细胞浸润骨髓，而且对化疗药物敏感；正常血细胞虽然细胞周期时间短，但多数细胞处于 G_0 期，所以正常增殖期细胞少，而且对化疗不敏感，这就是化疗能大量杀伤白血病细胞而较少杀伤正常细胞的细胞动力学原理。

（2）诱导缓解治疗：诱导缓解是急性白血病治疗的第一步，即在短期内尽快达到完全缓解（CR），CR 后患者体内的白血病细胞总数自 10^{12} 降至 10^8。CR 的标准包括临床症状消失；血象基本正常（Hb >100g/L，WBC 数和分类正常，血小板 $\geq 100 \times 10^9$/L）；骨髓检查原始细胞 <5%。诱导缓解的用药原则是：早期、联合、足量、间歇。常用的化疗方案如下。

①ALL：以 VP 方案（长春新碱 1~2mg 静脉滴注第 1 日，泼尼松 60~100mg/d 口服第 1~7 日）为基础，再加 1~2 种化疗药物，最方便而又便宜的是口服 6-巯基嘌呤（6-MP）50mg，每日 2 次，连用 7 日，而 CR 率最高的方案是加柔红霉素 40~60mg/d，静脉滴注，第 1~3 日和左旋门冬酰胺酶 10000U/d 静脉滴注（应做皮试）第 1~7 日，即 VDLP 方案，根据血象休息 7~10 日后重复。

②ANLL（除去急性早幼粒细胞型即 M^3）：首选 AD 方案（阿糖胞苷 50~100mg，静脉滴注，每 12 小时 1 次，连用 5~7 日，柔红霉素 40~60mg/d，静脉滴注，第 1~3 日为 1 疗程），根据血象休息 7~14 日后重复。也可选用 ADE 方案（AD 同 AD 方案，再加足叶乙苷 100mg/d，静脉滴注，第 1~5 日为 1 疗程）或 HOAP 方案（高三尖杉酯碱 2~4mg/d，静脉滴注，连用 5~7 日，长春新碱 2mg，静脉滴注，第 1 日，阿糖胞苷 50~100mg，静脉滴注，每 12 小时 1 次，连用 5~

7 日，泼尼松 20 ~40mg/d 口服，连用 5 ~7 日为 1 疗程）等。

（3）巩固、强化和维持治疗：CR 后 2 周可开始巩固强化治疗，可继续原方案或原方案加大剂量用 2 ~3 个疗程，以后可 1 ~2 个月治疗 1 次，1 年后逐渐延长间隔时间，至少治疗 3 年。

（4）复发或难治性急性白血病的治疗：原则是换新的化疗药物或加大药物剂量。

①ALL：可换用 ANLL 方案治疗。

②ANLL：可选用 AA 方案（阿克拉霉素 10 ~20mg/d，静脉滴注，第 1 ~4 日，阿糖胞苷 500mg/d，静脉滴注，第 1 ~4 日为 1 个疗程）或 MAE 方案（米托蒽醌 5mg/d，静脉滴注，第 1 ~5 日，阿糖胞苷 50 ~100mg，静脉滴注，每 12 小时 1 次，第 1 ~5 日，足叶乙苷 100mg/d，静脉滴注，第 1 ~5 日为 1 个疗程）等。

（5）中枢神经系统白血病的治疗和预防：当 CR 后应做腰穿，若发现有白血病侵犯时，应鞘内给药治疗，首次甲氨蝶呤（MTX）5mg 和地塞米松（DF）2mg，以后隔日给 MTX 10mg 和 DF 2mg，直到脑脊液检查正常后再行脑脊髓放疗；若无白血病浸润时，对 ALL 应行预防治疗，即鞘内给药 5 次加放射治疗。

4. 分化诱导和促凋亡治疗

（1）对 M_3 的特效治疗是口服分化诱导剂维甲酸 60mg/d，一般 1 个月左右可达 CR。无效时可换用下列一种：①三氧化二砷注射液亚砷酸 10ml 加 5% 葡萄糖液 300 ~500ml 稀释后静脉滴注，每日 1 次，连用 28 日 1 个疗程，间隔 7 ~14 日重复；②复方青黛片 1 ~2 片口服，每日 3 次。

（2）对老年患者或低增生性白血病可用阿糖胞苷 12.5mg，每 12 小时肌内注射 1 次和高三尖杉酯碱 0.5mg，每日肌内注射 1 次，连用 2 ~3 周，休息 1 ~2 周后重复。

5. 异基因骨髓移植（Allo-BMT）或自体外周血干细胞移

植（APBSCT） 当患者 CR 后，若年龄 <50 岁，无肝肾功能损害，有 HLA 相合的骨髓供者，可行 Allo-BMT，若无合适供髓者，亦可行 APBSCT 治疗，以消灭微小残留病灶延长生存期或者治愈。

【病情观察】

观察患者的症状、体征特点，重点观察化疗后患者的症状、体征是否缓解或减轻，如齿龈肿胀、皮肤结节或肿块可否消失；皮肤、黏膜出血是否减轻；如有中枢神经系统累及的，则观察治疗后患者的头痛、呕吐、抽搐等症状是否改善或消失；有肺部感染或有牙龈炎、肛周炎的，则应观察抗感染治疗后炎症是否控制；治疗中，应定期随访血象、骨髓象、血液生化、脑脊液等，以评估治疗疗效。同时，化疗过程中，应注意观察有无化疗药物的不良反应，以便及时对症处理。

【病历记录】

1. 门急诊病历 记录患者就诊的主要症状、发病时间，有无乏力、贫血，有无皮肤、牙龈等出血症状，详细记录患者就诊的主要症状、发病时间、是初治还是复治，如已在他院治疗过，应记录用过何种化疗方案、使用多久、疗效如何，有无特殊服药史和职业史，家族中有无类似病例。体检记录有无贫血、出血、感染、浸润的体征。辅助检查记录血象、骨髓象、血生化、免疫分型、染色体核型等检查结果。

2. 住院病历 详尽记录患者门急诊或外院的诊治经过。病程记录主要应能反映患者治疗后的病情变化、治疗效果。如有病情恶化或需行特殊治疗（如骨髓移植治疗），均应记录与患者家属的谈话过程。

【注意事项】

1. 医患沟通 诊断一旦确立，应即刻告知患者或其亲属急性白血病的性质、特点、常见诱因、国内外治疗现状、化疗的组成、疗程与疗效及利弊，如实告知患者病情的预后凶险，以便患者家属能理解。需行骨髓移植治疗的，应由患者亲属签署知情同意书。

2. 经验指导

（1）联合化疗目前仍是除 M3 以外的急性白血病唯一的诱导缓解治疗手段，因此，一旦诊断明确，应尽可能早地给予足量化疗药物，力争一疗程即获完全缓解。

（2）由于初治患者的体内免疫功能和正常造血功能尚处于轻微受损阶段，而且白血病细胞对化疗药物较敏感，骨髓化疗有望取得较好的疗效。大量的临床实践证明，化疗获得完全缓解的时间越短，则患者生存期越长、复发率越低。

（3）鉴于白血病的整个化疗花费很大，临床上，经治医师应充分考虑患者的白血病类型以及患者的经济承受能力，选择适当的治疗方案。

（4）骨髓移植近年来发展很快，已成为延长白血病患者生存期的重要方法，尤其是异基因干细胞移植的应用，越来越为临床所采用，值得重视。

第四节　急性过敏性紫癜

过敏性紫癜是一种血管变态反应性疾病，即为免疫性血管性疾病。它明显表现出过敏特征，如皮疹和水肿。组织学特点为真皮血管无菌性血管炎。如果皮肤紫癜伴有关节疼痛和胃肠道症状，也称之为许兰 – 亨诺综合征，或称出血性毛细血管中毒症。

【诊断依据】

1. 病因　感染因素；药物因素；食物因素；其他因素。

2. 诊断要点

（1）病史：发病前 1～3 周有前驱症状，如全身不适、易疲劳、头昏、食欲差，或有上呼吸道感染的症状。

（2）临床分型：根据病变主要累及部位程度不同分以下5型。

①紫癜型（单纯型、皮肤型）：紫癜大小不一，融合成片，严重的可成为大血疱，小心发生出血性坏死。紫癜的特点为对称分布，分批出现，以四肢及臀部最多。

②关节型：单个或多个关节肿痛，多累及膝、踝、肘、腕关节，亦称风湿性紫癜。

③腹型：以腹部阵发性绞痛或持续钝痛为主，常伴呕吐、呕血或便血。

④肾型：于发病后1周左右出现蛋白尿、血尿和管型尿。

⑤混合型：以上四型症状交替出现或合并出现，形成复杂的临床表现。

（3）病情危重指标

①呕吐时合并柏油便。

②全身广泛皮疹伴高热。

③混合型。

④发病即有高颅内压综合征。

⑤发病即出现昏迷抽搐者。

（4）辅助检查

①血液化验：可呈中度贫血，血小板计数、出凝血时间及血块收缩正常，血象及骨髓象正常，而血沉增快、白蛋白降低、球蛋白增高以及 IgA 增高，合并肾炎有肾炎性改变。

②尿液检查：尿液异常提示肾脏受累，最常见是镜下血尿、蛋白尿、管型尿。

③粪便检查：腹型者可有轻度出血，粪便潜血试验阳性，可有黑便或柏油样便。

3. 鉴别诊断

（1）皮肤型

①与药物疹鉴别：药物疹有服用致敏药物史，皮疹呈全

身性分布，痒重，停药后一般皮疹能迅速消失，肾脏一般不受累。

②血小板减少性紫癜：皮疹呈出血性针尖样大小，多在四肢远端呈不对称分布，散在性，数量不一，不伴痒感；血小板计数明显减少，甚至降到（3~5）×10^9/L。骨髓检查，巨核细胞计数可多可少，涂片示血小板极少见。

（2）关节型

①风湿结核症：有结核病史，不伴四肢紫癜，结核菌素试验常呈阳性。

②风湿性关节炎：有红、肿、热、痛急性炎症改变，血沉及抗链"O"试验增高，白细胞增高明显，核左移，可能同时有风湿性心脏病体征。

【治疗】

1. 病因治疗　避开过敏原、积极抗感染或抗病毒治疗。

2. 抗过敏治疗　轻者口服氯苯那敏 4mg，3 次/日或氯雷他定 10mg，1 次/日，稍重者口服泼尼松 10~20mg，3 次/日，重者氢化可的松 200~300mg 或地塞米松 10mg 加入葡萄糖液体中，静脉滴注。

3. 对症治疗　维生素 C 2~3g/日，静脉滴注，连用数日。出血严重时用酚磺乙胺注射液 20mg，肌内注射，2~3 次/日，止血环酸 400mg 加入 5% 葡萄糖液 500ml 静脉滴注，同时给糖皮质激素。腹痛给阿托品或山莨菪碱等解痉。急性肾功能不全可做腹膜透析或血透。

【病情观察】

（1）诊断明确者，门诊随访时观察治疗后紫癜是否消退，有无新的紫癜出现；关节肿痛者，观察病情有无好转；伴有腹痛收住入院者，应观察有无呕血、黑便等消化道出血症状及腹膜刺激征；肾型患者的水肿、高血压及尿常规检查有无好转，肾功能是否正常；接受免疫抑制剂治疗者应定期检测血常规，及时调整药物剂量。

（2）因腹痛或关节肿痛在紫癜前出现时常误诊为关节炎或急腹症，因此对怀疑本病者，应仔细观察皮肤紫癜的发生情况，避免误诊。

【病历记录】

记录患者就诊时间及就诊的主要症状，如皮肤紫癜出现的时间、部位及性状；有无腹痛、呕血或便血；有无关节肿痛、水肿等，发病前有无上呼吸道感染症状，有无肠道寄生虫感染、食用异性蛋白质（如鱼、虾、蛋、乳等）、吸入花粉、昆虫叮咬以及服用某些药物（如磺胺类、抗生素）等诱发因素，询问其与紫癜的关系。体检记录血压状况，有无皮肤瘀血。

【注意事项】

1. 医患沟通　明确诊断者，应告知患者或其亲属本病的特点、治疗方案及预后，帮助其尽可能找出过敏原并加以预防。应强调定期检查尿常规的重要性。诊断一时难以明确或症状不典型者，主治医师应做好与患者家属的沟通、解释工作。

2. 经验指导

（1）过敏性紫癜的临床诊断一般不难，依靠病史、典型体征及血小板计数和出、凝血时间正常，可确定诊断。皮肤紫癜的特点为对称分布、分批出现、大小不等。

（2）临床上应注意的是，原发性血小板减少性紫癜患者血小板计数减少，皮肤紫癜的对称性不如过敏性紫癜，另外病程亦往往较长。在典型的紫癜症状出现之前先有腹痛或关节痛，无紫癜症状者则很难鉴别；紫癜性肾炎患者若从无紫癜，与急性肾小球肾炎者的鉴别常需借助病理检查来区分。

（3）本病预后良好，大部分患者去除病因后可在短期内自愈。大多数病例仅用抗组胺药物治疗即可，不应滥用糖皮质激素。初诊及治疗过程中应定期检查尿常规，以明确有无肾脏受累并及时处理。

第五节 弥漫性血管内凝血

根据 2001 年国际血栓与止血学会将弥漫性血管内凝血（disseminated intravascular coagulation，DIC）定义成为一种获得性综合征，其特征是血管内凝血系统激活而且失去局限性，它既可由微血管体系损伤引起也可促进微血管体系损伤。如果这种损伤严重，则可导致 MODS。

【诊断要点】

（一）临床诊断

DIC 临床上主要表现两方面症状，一方面由于血液凝固后形成微血栓，堵塞血管，组织器官发生缺血性损害；另一方面由于血液凝固时，大量凝血因子及血小板被消耗同时激活激发性代偿性的纤维蛋白（原）溶解，可发生严重的大量出血。

存在易致 DIC 的基础疾病，如感染、恶性肿瘤、病理产科、大型手术及创伤等，另有下列二项以上临床表现。

（1）严重或多发性出血。

（2）不能用原发病解释的微循环障碍或休克。

（3）广泛性皮肤、黏膜栓塞、灶性缺血性坏死、脱落及溃疡形成或不明原因的肺、肾、脑等脏器功能衰竭。

（4）抗凝治疗有效。

（二）试验诊断

1. 一般病例试验诊断 同时有下列三项以上异常。

（1）PLT 进行性下降 $< 100 \times 10^9/L$（肝病、白血病 $50 \times 10^9/L$），或有两项以上血小板活化分子标志物血浆水平升高：β-TG、PF4、血栓烷 B_2（TXB_2）、P-选择素。

（2）血浆 Fg 含量 <1.5g/L（肝病 <1.0g/L，白血病 <1.8g/L）或 >4.0g/L，或呈进行性下降。

（3）3P 试验阳性，或血浆 FDP >20mg/L（肝病 >60mg/L）或血浆 D-D 水平较正常增高 4 倍以上（阳性）。

（4）PT 延长或缩短 3 秒以上（肝病 >5s），APTT 自然延长或缩短 10 秒以上。

（5）AT-Ⅲ：A <60%（不适用于肝病）或蛋白 C（PC）活性降低。

（6）血浆纤溶酶原抗原（PGL：Ag）<200/L。

（7）因子Ⅷ：C 活性 <50%（肝病必备）。

（8）血浆内皮素-1（ET-1）水平 >80pg/ml 或凝血酶调节蛋白（TM）较正常增高 2 倍以上。

2. 疑难病例的试验诊断 应有以下二项以上异常。

（1）F1 +2、TAT 和 FPA 水平增高。

（2）SFMC 水平增高。

（3）PAP 水平升高。

（4）TF 水平增高（阳性）或组织因子途径抑制物（TF-PI）水平下降。

3. DIC 前期（Pre-DIC）的试验诊断 Pre-DIC 是指临床上已有 DIC 病因的存在，同时有凝血和纤溶功能的异常，但尚未达到 DIC 的确诊标准。对 Pre-DIC 的疗效明显好于 DIC 的疗效，所以，对 Pre-DIC 的诊断和治疗显得尤为重要。

4. 国内 诊断 Pre-DIC 的参考标准如下。

（1）存在易致 DIC 的基础疾病。

（2）有下列一项以上临床表现：①皮肤、黏膜栓塞、灶性缺血性坏死、脱落及溃疡形成；②原发病不易释放的微循环障碍，如皮肤苍白、湿冷及发绀等；③不明原因的肺、肾、脑等轻度或可逆性脏器功能障碍；④抗凝治疗有效。

（3）实验室检测有下列三项以上异常。①正常操作条件下，采集血标本易凝固，或 PT 缩短 3 秒以上，APTT 缩短 5 秒以上；②血浆血小板活化产物含量增加：β-TG、PF4、TXB 2、P-选择素；③凝血激活分子标志物含量增加：F1＋2、TAT、FPA、SFMC；④抗凝活性降低：AT-Ⅲ：A 降低、PC 活性降低；⑤血管内皮细胞受损分子标志物增高：ET-1 和 TM。

【治疗】

（一）抗凝药物

1. 肝素 肝素作为治疗 DIC 的主要措施之一，其疗效始终在争议之中。在无对照的临床研究中认为应用肝素对急性 DIC 患者的有利作用，然而有大量对照组的临床研究中，却未能证实其有效的治疗作用，近来研究表明它虽能有效地阻断内毒素引起的 DIC 过程，但并不能防止多器官功能衰竭和死亡的发生。可能是由于 DIC 只是原发病导致危重状态的发病学环节之一。有人认为：①肝素还具有与其他物质（如成纤维细胞生长因子）结合的特性，这些特性可能加速某些病理过程的信号传递。②肝素引起组织因子途径抑制物（TFPI）从血管内皮表面脱下进入血流，这可能对微血管的内皮功能不利。③肝素通过 AT－Ⅲ灭活相关凝血因子，但是 AT－Ⅲ的作用除了抗凝外还有其他的抗炎效应，因而肝素可能妨碍了 AT－Ⅲ与其他表面有类肝素样受体的细胞间的相互作用，并且加快了 AT－Ⅲ的消耗，反而促进了 DIC 的进程。尽管如此，肝素作为治疗 DIC 综合措施的一环，关键在于适应证的选择、剂量的调控与疗程的安排等。

（1）应用肝素治疗 DIC 的机制主要包括：抑制凝血因子 ⅩⅡa、ⅩⅠa、ⅨⅠa 的活性；抑制因子 Ⅹa 对凝血酶原的激活，在肝素辅因子（HC-Ⅱ）存在的条件下，肝素结合 AT-Ⅲ后可于凝血酶形成复合物，减低凝血酶的活性；肝素与血管内膜结合使内皮细胞释放 t-PA，促进纤溶活性；通过抗血小板聚集作用使凝血活性受抑制；肝素诱导 TFPI 的活性，抵抗 TF 的作用。

（2）肝素治疗的适应证：患者有明确的 DIC 临床和实验室依据，并有血栓栓塞的表现；积极输注治疗不能改善出血和实验室指标。原则上肝素适用于早期、以高凝为主者；应同时积极替代性输注。对病理产科中急性 DIC，应视病情而异，如羊水栓塞所致 DIC，肝素列为首选抗凝剂，早期足量使用；胎盘早剥且重度妊高征所致 DIC，不宜应用肝素；而死胎滞留可选用小剂量肝素。

（3）肝素剂量的选择：对于急性 DIC 患者肝素用量具体有以下几种用法：①首剂 50～100U/kg 静脉滴注，每 6～8 小时半量重复，皮下注射，以 APTT 调整用量；②每日 10～15U/（kg·h）持续静脉滴注，可逆转 DIC 病理过程而无出血危险，无需血液学监测，适用于急性 DIC 患者；③每日总量 50U/kg，为小剂量应用，分 3～4 次给药，皮下注射，连续 5～8 日，适用于 DIC 的预防。

（4）肝素治疗时血液监护：①CT，CT 正常在 8～12 分钟，肝素的有效治疗应控制 CT 在正常高限的两倍左右，即 25 分钟，超过 30 分钟，意味着肝素过量，低于 15 分钟，则肝素用量不足；②APTT，控制 APTT 延长 1～1.5 倍。

（5）肝素剂量的调整：①根据 DIC 的临床类型和病期，急性型、重症 DIC 早期肝素用量应适当增加；②酸中毒时肝素灭活快，用量宜偏大；③肝素在肝脏代谢，50% 由肾排除，肝肾功能障碍时用量宜小；④血小板重度减少，凝血因子明显低下时，应减少肝素用量；⑤血浆 AT-Ⅲ 减少时肝素用量增加，应提高 AT-Ⅲ 水平。

（6）肝素治疗的有效指标和停药指征：提示肝素治疗有效：①出血停止或逐步减轻；②休克改善或纠正；③尿量增加；④PT 比治疗前缩短 5 秒以上，纤维蛋白原及血小板计数不再进一步下降或有不同程度的回升；⑤其他凝血检查逐步改善。停药指征：①诱发 DIC 的原发病已控制或者缓解；②临床上病情改善明显，如停止出血、休克纠正、有关脏器恢复正常；③PT 缩短到接近正常，纤维蛋白原升到 1.0 ~ 1.5g/L 以上，血小板数量逐渐回升或至少不再下降；④APTT 超过肝素治疗前两倍以上或 PT 超过 30 秒，凝血酶时间超过 50 秒，APTT 延长接近100 秒；⑤出现肝素过量的表现。

（7）肝素无效的原因：①病因未去除；②血小板因素：血小板大量被破坏，PF4 大量释放于血循环，拮抗肝素的作用；③AT-Ⅲ减少，因肝素的抗凝作用是通过 AT-Ⅲ发挥的，因此造成肝素的作用减弱。

低分子量肝素（low molecular weight heparin，LMWH）是由普通未分级肝素（unfractionated heparin，UFH）经化学或酶解聚的方法得到的低相对分子质量（Mr）的肝素片段或经分级法得到的低 Mr 肝素组分，Mr 范围一般为 3000 ~ 8000，平均为 5000 左右。LMWH 有抗凝血、抗血栓、调血脂、抗肿瘤等作用，与 UFH 相比 LMWH 与内皮细胞和血小板的黏附力以及对血小板功能的抑制都比较小，且对血管的通透性减低。因此 LMWH 使血小板减少的发生率低，出血危险性小。在大多数欧洲国家以及加拿大，LMWH 已经成为预防静脉血栓栓塞症的标准药物，在美国也被正式批准使用具有皮下注射吸收好，半衰期长，生物利用度高，与血浆、血小板亲和力小，出血不良反应少等优点。其抗因子Ⅹa 与抗凝血酶活性之比例为 4:1，从而发挥很强的抗血栓形成作用且出血并发症少，低分子肝素去除了部分与血小板结合的部位，较少引起血小板减少及功能障碍，其对 AT-Ⅲ的依赖性较低，且不诱发 AT-Ⅲ下降，与内皮细胞的亲和力较弱，诱发肝素诱导性血小板减少并血栓形成者较普通肝素少。

2. 抗凝血酶 抗凝血酶是肝脏合成的一种血浆蛋白，能与凝血酶结合成复合物而使凝血酶灭活，能抑制凝血因子Ⅹa、

Ⅸa、Ⅺa、Ⅶa 的活性，抑制纤溶酶、激肽释放酶、补体和血管舒缓素活性，抑制凝血酶诱发的血小板聚集反应。从而保持血液的液体状态，防止血栓形成。正常生理状态下，其抗凝作用占 70%，肝素与其结合后作用速度增加 1000 倍。DIC 时 AT 半衰期缩短，病因中和凝血酶而被消耗。当其浓度低于正常 60% 时（正常 AT 浓度为 110～140mg/L），肝素治疗甚难奏效，此外，AT 还有抗炎作用，能减少败血症和创伤时细胞溶酶体与细胞因子的释放，借以阻断 DIC 病理上的恶性循环。国外资料证实，加用或单用 AT 治疗 DIC，其临床症状消失时间较单用肝素组明显缩小，死亡率明显缩短。其血浆半衰期为 50～60 小时，但在急性血栓形成时可短于 20 小时。AT-Ⅲ治疗的目的是维持血浆 AT-Ⅲ活性在正常的 80%～120%，需经常监测 AT-Ⅲ活性。本品静脉注射或静脉滴注 1U/kg 可提高血浆 AT-Ⅲ活性 1%。对 AT-Ⅲ＜50% 的严重病例，应每小时补充一次，使 AT-Ⅲ保持在 100% 左右。常用剂量为 1500U，每日 1～4 次，可单用或与肝素合用。主要不良反应为出血、发热。此外有传播血源性传染病的危险性。

3. 蛋白 C（protein C，PC）**浓缩物** 动物实验证明，PC 浓缩物有助于 DIC 的治疗，现已有用 PC 浓缩物治疗 DIC 患者的成功报道。脑膜炎球菌引起的暴发性紫癜提倡使用 PC 浓缩物，静脉输入 PC 浓缩物（100 U/ kg·Q6h）合并使用 AT Ⅲ、抗微生物疗法及支持疗法有助于脑膜炎奈瑟菌等感染引起的 DIC 及暴发性紫癜的治疗，未见不良反应。活化蛋白 C（APC）能抑制凝血酶的产生及加速纤溶活性，APC（5000～10000 U/ d，共 2 日）能有效治疗胎盘早期剥离引起的急性 DIC，且安全无副作用。用 APC 浓缩物的临床研究正在进行，并可能取得喜人的结果。

4. 重组水蛭素（recombinant hirudin） 不依赖 AT Ⅲ就能抑制凝血酶；经动物试验及用于继发于血液肿瘤的少部分

DIC 患者，显示出喜人结果，但尚未在 DIC 患者中进行过对照临床试验。该药具有相对高的出血发生率，而在 DIC 患者中受到限制使用。

5. 重组线虫抗凝蛋白 C_2（recombinant nematode anticoagulant protein C_2，$rNAPC_2$） 为从线虫抗凝蛋白家族分离而得（最初从吸血钩虫线虫分离而来），为一种强有力且特异的 TF/F VIIa/F Xa 复合物抑制剂，目前 $rNAPC_2$ 的 II、III 期临床研究及其用于治疗 DIC 患者的研究正在进行。

6. 加贝酯（Gabexate mesilate，FOY）与甲磺酸萘莫司他（Nafamostat mesilate，FUT） 两者为抑制多种丝氨酸蛋白酶的合成药，主要抑制凝血酶、F Xa、纤溶酶、激肽释放酶，均对产科急性 DIC 有效，但不如 AT III 治疗组。日本用加贝酯治疗恶性肿瘤引起的 DIC，证明其疗效与肝素相当，但尚未见其能明确提高存活的报道。

6. 抗 TF 单克隆抗体 与 TF 特异结合而抑制 TF 活性。

（二）凝血抑制物及其他药物

1. 组织因子途径抑制物（TFPI） 与 TF/F VIIa/F Xa 复合物结合，抑制 TF 活性，与内毒素结合，减少 IL-6 产生。动物试验显示，使用 TFPI 明显减少各脏器的纤维蛋白沉积及防止凝血因子消耗，使用重组 TFPI 于人类志愿者，显示出减少内毒素诱导的凝血酶生成。重组 TFPI 用于感染及 DIC 的 II 期试验正在进行，该药一般不引起出血。

2. C1 抑制物（C1-INH） 有希望用于感染方面的治疗，这是由于感染性休克患者 F XII 明显活化及 C1 抑制物水平下降，而 C1 抑制物为 F XIIa 的自然抑制物。

3. 重组 α_1-抗胰蛋白酶 为有利的蛋白酶抑制剂，主要抑制凝血酶、F XIa、F XIIa、激肽释放酶，该药在动物模型 DIC 显示有效。

4. 己酮可可碱 抑制 TNF、IL-6、TF 相关基因的早期活化。

5. 二巯基氨基甲酸酯 打断核因子-κB（NF-κB）基因转录调控作用而抑制 TF 基因转录，NF-κB 途径为诱导 TF 产生的关键转录机制。

6. 血小板活化因子（PAF）拮抗剂 抑制内毒素诱导的 TNF 产生。

7. 链激酶及 tPA 脑膜炎球菌感染引起的 DIC 由于 PAI-1 明显升高，用链激酶或 tPA 作用有限，反而可能引起出血。

8. 抑肽酶 通过抑制激肽释放酶、纤溶酶而抑制纤溶，该药易引起广泛的血栓形成，尤其在使用较小剂量肝素时，故用于人类 DIC 时，必须与适量的肝素联合使用。

此外，抗 TNFa、内毒素抗体、PAF 受体及 IL-1 受体拮抗剂均在动物试验证明，它们能减少感染性休克的死亡率，而对人类则无明显疗效。上述的抗 TF 单抗、重组 α_1-抗胰蛋白酶、己酮可可碱、二巯基氨基甲酸酯、PAF 拮抗剂及抑肽酶用于 DIC 均在动物试验阶段。

【病情观察】

（1）诊断明确者需立即进行抢救，在治疗过程中严密观察血压、心率、脉搏、神志的变化，治疗后体征、症状是否改善，密切监测相关指标的动态变化。针对基础疾病进行治疗，同时祛除诱因。

（2）诊断未明者，需密切观察病情变化，尽早行相关检查，并对有轻度异常的检验指标视病情变化及时复查。应告之家属有关本病的严重性及不良预后，建议立即进行相关检查以明确诊断。如有外伤、病理产科、严重感染者，在针对 DIC 抢救同时，应立即予积极治疗，消除诱因。

【病历记录】

1. 门急诊病历 记录患者就诊时间。记录患者就诊的主要症状，如出血的情况，出血的相关表现、部位、程度、出血量及发生、发展等。详细记录有无发展的诱因及基础疾病的诊断、治疗情况。体检记录血压、心率、呼吸等生命体征变化、出血部位、脏器栓塞的体征。辅助检查记录血常规、DIC 筛选、肝功能、肾功能等检测的结果。

2. 住院病历　记录患者门急诊及外院的诊疗经过、治疗的效果如何，首次病程记录应提出疾病相应的诊断依据，与相关疾病的鉴别诊断要点及详细的诊疗计划。详尽记录患者入院后的诊治结果、治疗后的病情变化、治疗效果、上级医师的查房意见等。如病情危重或需要特殊治疗者如输血，应记录危重病例的讨论结果以及与患者或家属的谈话经过，无论同意与否，应请患者工家属签名。病危患者需根据病情变化随时记录相应的抢救经过及效果。对于有基础疾病的患者，需记录相应专科的会诊意见。

【注意事项】

1. 医患沟通　诊断明确者，应告知患者或患者家属此病的严重性、治疗的风险及不良预后。对于诊断不明者，应告知患者或家属尚需严密动态监测相关指标的目的及必要性。抢救治疗应在上级医师的指导下，根据病情的变化、动态监测的相关指标变化及时调整治疗方案，严密观察相应抢救治疗措施执行后的病情转归情况，对于需要输血者，应告知患者输血的必要性及风险，以求得患者及其家属的同意，并签字为据。病情危重者，应开病危通知书，告知患者家属相关病情并签字为据。

2. 经验指导

（1）DIC 是在某些严重疾病基础上发生的一种临床综合征，临床表现与其原发病、临床类型以及所处的发展阶段有密切关系。本病早期高凝状态时，临床上并无更多的症状和体征，常为原发病的症状和体征所掩盖；同时鉴于 DIC 的病理发展过程可有跳跃式的改变，故临床表现也有极大的变异性，有 1/5 左右的患者除原发病症状和体征外，可无明显的 DIC 特异性表现。

（2）DIC 的发展过程中，多有短暂的高凝状态，实验室检查可有激活的部分凝血活酶时间缩短、凝血酶原时间往往正常，血小板数多正常或稍减少，近来已采用 D-二聚体、AT-Ⅲ等测定来增强对 DIC 诊断的敏感性。

（3）近年来，需要注意医源性的 DIC 发生，一些药物、手术及一些医疗操作、肿瘤治疗、溶血性输血反应、革兰阴性菌等污染性输入、大量非等渗性液体所致的严重溶血反应等均可为诱发因素。

（4）DIC 的治疗原则是序贯性、及时性、个体性和动态性。治疗应包括基础疾病处理及诱因清除、抗凝治疗、凝血因子补充、抗纤溶疗法、溶栓治疗及对症处理等。

（5）抗凝治疗主要适用于 DIC 早期高凝状态，晚期继发性纤溶为主的，抗凝治疗不一定有效，故在诊断 DIC 时，必须结合临床，全面考虑。

（6）肝素治疗目前主张以小剂量用药，一般总量可用 1.5 万 U/d，每 6 小时 1 次，皮下注射，每 6 小时用量不超过 7500U。

第六节　急性溶血、溶血危象和再生障碍危象

急性溶血性贫血（acute hemolytic anemia）是指红细胞在短时间内大量破坏而引起的一类贫血。临床上以红细胞葡萄糖 6-磷酸脱氢酶（G6PD）缺乏所致溶血、同种免疫性溶血（新生儿溶血病、溶血性输血反应）、自身免疫性溶血性贫血（autoimmune hemolytic anemia，AIHA）等较为多见。

溶血危象（hemolytic crisis）较常见于在慢性遗传性溶血

性贫血的过程中，红细胞的破坏突然增加，超出了骨髓造血代偿能力，而引起的严重贫血，多因急性或亚急性感染、劳累、受冷等因素而诱发。临床上多见于遗传球形红细胞增多症、地中海贫血等慢性遗传性溶血性贫血疾病过程中。

再生障碍危象（aplastic crisis）是指在慢性遗传性贫血过程中，突然发生的暂时性的骨髓红系造血抑制所引起的一过性严重贫血。目前认为，再障危象多由人类微小病毒 B19（human parvovirus B19，HPV B19）感染所致，这种病毒为腺病毒家族的一员，传播途径尚不十分清楚，从呼吸道中可培养出 HPV B19，故目前认为该病毒通过空气传播；该病毒对造血干细胞有较强的亲和力，以红细胞表面的 P 血型抗原红细胞糖苷酯（Gb4）作为受体，HPV B19 病毒的复制需在处于分裂过程中的宿主细胞中进行，因而骨髓中红系前体细胞成为 HPV B19 病毒的靶细胞，主要感染成熟红系前体细胞（CFU - E），抑制其进一步复制和成熟，导致骨髓红系造血的抑制而产生暂时性的造血危象；慢性溶血性贫血患者的红细胞寿命仅 15～50 日，骨髓释放红细胞增加 6～7 倍，一旦红系祖细胞受到破坏，就会迅速产生严重贫血。其他病毒感染如带状疱疹病毒也可抑制有溶血性疾病患者的造血功能，除抑制红细胞生成，这些病毒常影响粒细胞和（或）血小板生成。溶血性贫血患者红细胞生成增加，对叶酸等维生素的需要量明显增加，如缺乏这些维生素可影响红细胞生成，从而使贫血加剧，少数患者可导致再障危象。也有报道药物可引起再障危象。

【诊断要点】

（一）临床表现

1. 急性溶血性贫血的临床表现 急性起病全身不适，寒战、高热、头疼、腰背四肢酸痛及腹痛，有时伴恶心、呕吐、腹泻，有些患者腹痛严重，有腹肌痉挛，甚似急腹症；同时出现贫血、黄疸、尿色棕红（血红蛋白尿）。严重者可有下列表现：①呼吸急促，心率增快，烦躁不安；②急性心功能不全或休克；③急性肾衰竭；④弥散性血管内凝血；⑤中枢神经系统损害，如昏迷、胆红素脑病（新生儿早期）。

2. 溶血危象的临床表现 在慢性溶血性贫血过程中出现贫血、黄疸加重，伴有发热、腹痛、疲倦等症状，脾脏可有触痛。一般持续 7～14 日可自然缓解。

3. 再生障碍危象的临床表现 在慢性溶血性贫血的过程中，出现发热、腹痛、恶心、呕吐、软弱、贫血迅速加重，而黄疸不加重或较原来减轻。再障危象为一过性，一般经 6～12 日可自然缓解。

（二）实验室检查

1. 急性溶血、溶血危象

（1）红细胞破坏增加

①血常规：红细胞及血红蛋白迅速减低，血红蛋白常低于 60g/L。

②红细胞生存时间测定：很少使用，多用于病史和一般实验室检查难以确定诊断时。

③胆红素代谢及其代谢产物增多：血清间接胆红素增高；尿胆原粪胆原增多；血清铁增高。

④血红蛋白血症：正常血浆只有微量的游离血红蛋白（10～100mg/L）。当大量溶血时，主要为急性血管内溶血时，可高达 1g/L 以上。

⑤血清结合珠蛋白降低：血管内溶血时，结合珠蛋白和游离血红素结合，血浆中结合珠蛋白含量降低，甚至为 0。急性溶血停止 3～4 日后方能恢复正常水平。

⑥血红蛋白尿及含铁血黄素尿：含铁血黄素尿是血管内溶血的重要指标。

（2）红细胞代偿性增生

①网织红细胞明显增多：常高于5%以上，网织红细胞的增多与溶血程度呈正相关。

②外周血细胞变化：外周血大红细胞增加，较多患者可见到有核红细胞及嗜多染红细胞，部分外周血涂片可见到红细胞碎片及畸形红细胞；白细胞增高，同时伴有分叶核粒细胞升高或核左移；血小板计数增加。可表现为类白血病反应。

（3）生化检查：出现高钾血症、代谢性酸中毒、低钙血症；危象时易发生急性肾衰。部分患者有肝脏功能异常；血清乳酸脱氢酶增高。

（4）骨髓检查：有核细胞增生旺盛，粒/红比值倒置，红系增生活跃，并以中晚幼细胞增生为主。

（5）用于鉴别诊断的特殊检测

①红细胞形态检查：如小球形红细胞增多（>10%）揭示遗传性球形红细胞增多；椭圆形红细胞增多（15%）揭示椭圆形红细胞增多症；靶形红细胞增多见于地中海贫血、HbC、HbS、HbE等；破碎红细胞、盔形红细胞增多（>2%）揭示微血管病性溶血贫血。

②红细胞渗透脆性试验：脆性增加见于遗传性球形红细胞增多症、AIHA；减低见于地中海贫血。孵育试验：将测定的红细胞温育24小时再做脆性试验，可提高敏感性，对轻型遗传性球形红细胞增多症可得阳性结果。

③抗人球蛋白试验：抗人球蛋白（Coombs）试验是检测温抗体型AIHA的经典方法。但试验结果与溶血严重程度无关。临床上约有2%～5%的AIHA患者Coombs试验呈阴性。

④血红蛋白检查：有助于地中海贫血和血红蛋白病的诊断。

a. 血红蛋白电泳和抗碱血红蛋白试验：是诊断珠蛋白生成障碍性贫血（地中海贫血）和异常血红蛋白病的简易可靠的方法。

b. 异丙醇试验和热不稳定试验：对不稳定血红蛋白病的诊断有价值。

c. 变性珠蛋白小体（Heinz body）：G6PD 缺乏和 uHb 小体阳性。

d. 肽链分析：可检测血红蛋白的 α、β、γ 链。

⑤红细胞酶检查：有助红细胞酶缺陷的诊断。

a. 红细胞酶活性测定：是确诊各种酶缺乏的方法。但应注意急性溶血时，血循环中的红细胞多为年轻红细胞，其酶活性不低，易出现假阴性结果。近年来 G6PD /6PGD 比值法已广泛应用，有利于提高 G6PD 缺乏杂合子的检出率。

b. 高铁血红蛋白（MHb）还原试验：是检查 G6PD 缺乏的首选过筛试验，方法简便，但可出现假阳性和假阴性。

c. 荧光斑点试验：是检查 G6PD 缺乏的首选过筛试验。

d. 硝基四氮唑蓝（NBT）纸片法：也是 G6PD 缺乏的过筛试验。

⑥基因分析：可检测遗传性溶血性疾病的基因缺失或突变。

⑦血清酸化溶血试验（Ham 试验）和糖水溶血试验：是临床诊断 PNH 常用检查方法。

⑧血细胞 GPI 锚连蛋白表达检测已成为 PNH 的"金指标"。

2. 再生障碍危象 血红蛋白及红细胞计数及网织红细胞明显降低，外周血的中性粒细胞与血小板计数一般正常，偶有粒细胞及血小板同时降低。骨髓象有两种表现：①红细胞系统受抑制，有核红细胞甚少；②骨髓增生活跃，但红系停滞于幼稚细胞阶段。HPV B19 病毒抗体检测和病毒 DNA 检测有助于诊断。

（三）诊断

在慢性溶血性贫血基础上出现贫血和黄疸突然加重，伴有寒战、发热、呕吐、腹痛、脾大等；或突然出现乏力、面色苍白加重，结合外周血常规改变和网织红细胞计数诊断溶血危象或再生障碍危象一般难度不大。但应尽快确定溶血危象的原因。

【治疗】

1. 一般治疗 卧床休息，烦躁不安者给予小剂量镇静，吸氧保证足够的液量，出现溶血危象应注意纠酸、碱化尿液。

2. 去除病因 对诱发溶血危象和再生障碍危象的病因应及时去除。

3. 输注红细胞 是直接纠正贫血的措施，每次输注浓缩红细胞 $10ml/kg$，可提高 Hb $20g \sim 30g/L$，以维持外用血 Hb > $60g/L$ 为宜。无成分输血时也可输全血。输血注意事项如下。

（1）贫血极重者，每次输注量不宜太多，速度宜慢。极重度贫血伴心功能不全者可予半量输血。

（2）根据不同病因及贫血程度决定是否需要输注红细胞：例如 G - 6 - PD 缺乏伯氨喹啉型溶血性贫血在去除诱因后溶血多呈自限性，常于 $7 \sim 10$ 日后可自行恢复，如贫血不严重可不必输注红细胞，贫血重时输 $1 \sim 2$ 次即可。蚕豆病溶血发展快，病情重，需及时输注红细胞。AIHA 因输血后可使溶血加速，贫血加重，从而可能发生急性肾衰竭，甚至危及生命，故应慎重；但严重贫血伴有循环衰竭或严重缺氧的情况下，输红细胞仍是抢救措施之一。AIHA 输血指征如果患者在应用糖皮质激素后仍有下列情况应考虑输血：①患者 Hb < $40g/L$ 或血细胞的比积 < 0.13；②Hb > $40g/L$ 但起病急、进展快伴有心功能不全者；③出现嗜睡、迟钝、昏迷等中枢神经系统症状；④因溶血危象导致低血容量性休克危及生命者。再生障碍危象通常一次输血治疗后，骨髓抑制可过渡到缓解阶段。

（3）根据不同病因选择血源：例如 G - 6 - PD 缺乏者不应输注 G - 6 - PD 缺乏的红细胞；AIHA 要用洗涤红细胞（去

除血浆中补体），且在配血时尽量选用患者血清和供者红细胞反应少的红细胞。

（4）对冷抗体型 AIHA 应输保温 37℃的红细胞。

4. 肾上腺皮质激素　为温抗体型 AIHA 的首选药物，有效率为 80%。对于其他非免疫性溶血性贫血，均不必使用激素。

5. 丙种球蛋白　静脉注射丙种球蛋白已用于治疗 AIHA，部分患者有短期疗效。少数再生障碍危象患者需要丙种球蛋白治疗，可改善骨髓增生不良状态。

6. 免疫抑制剂　多用于 AIHA 对激素无效或需较大剂量维持者，常用环磷酰胺、环孢素和长春新碱等；美罗华（Rituximab）是一种针对 B 淋巴细胞抗原的抗 CD20 单克隆抗体，有研究表明 375mg/（$m^2 \cdot d$），中位数为 3 周治疗儿童 AIHA，安全有效，多数患者取得持续的效果，虽然可复发，但第二次治疗仍然可控制疾病。

7. 血浆置换　可用于自身免疫性溶血。

8. 脾切除　对内科治疗无效者可考虑切脾治疗。

第八章

内分泌系统急症

第一节　甲状腺危象

甲状腺危象简称甲亢危象，是甲亢未得到治疗或病情未得到有效控制，因某种刺激使病情加重，达到危及生命的状态。病死率很高。

【诊断依据】

1. 病因

（1）感染：为常见诱因，主要是上呼吸道感染，其次是胃肠和泌尿道感染。

（2）手术：甲状腺切除手术及其他各类手术均可诱发甲状腺危象。

（3）不适当地停用抗甲状腺药物：可导致甲亢症状加剧而诱发甲状腺危象。

（4）放射性碘治疗后诱发甲状腺危象：放射性碘治疗后，由于射线破坏甲状腺组织，造成放射性甲状腺炎，诱发甲状腺危象。

（5）应激：精神极度紧张，精神创伤、药物反应。

2. 诊断要点

（1）临床表现：甲亢症状的恶化，Graves 病患者甲状腺肿大明显，结节性甲状腺肿引起的甲亢也可发生危象。典型的临床表现为高热、大汗淋漓、心动过速、频繁的呕吐及腹泻、谵妄甚至昏迷。临床表现如下。

①危象先兆：原有甲亢症状加重。发热（体温急骤升高，但未超过 39℃）、心率增快（120~140 次/分）、心音亢进、纳差、恶心、腹痛、烦躁、多汗，也有患者焦虑，近期内体重明显下降。

②危象：为先兆的进一步加重。高热（常常高于 39℃），心率大于 140~160 次/分，有的患者甚至大于 160 次/分，可伴有心律失常、心衰、大汗淋漓，出现肝脏大、肝功能不正常、黄疸。

（2）辅助检查

①实验室检查：甲状腺危象患者血中甲状腺素测定结果不一致，测定甲状腺激素对甲状腺危象的诊断帮助不大。三碘甲状腺原氨酸（T_3）及甲状腺素（T_4）增高或正常。

②基础代谢率：多在 60% 以上。

③心电图：心动过速、房颤或房扑、室上性心动过速、房室传导阻滞等。

3. 鉴别诊断 在鉴别诊断时需与以下病症相鉴别：各种感染、心脏病、胃肠炎、精神病、慢性严重消耗性疾病。

【治疗】

1. 抑制 T_3，T_4 合成和由 T_4 转化为 T_3 丙硫氧嘧啶（PTU）首次剂量 600~1000mg 口服或胃管注入。继而 PTU 200mg 或甲巯咪唑（MM）20mg 口服，6~8 小时/次。待症状减轻后改为常规剂量治疗。

2. 抑制甲状腺激素释放 使用 PTU 1~2 小时后再加用碘剂。口服复方碘溶液，首次 30~60 滴，以后 5~20 滴，6~8 小时/次，或碘化钠 0.5~1.0g 溶于 5% 葡萄糖液 500ml，静脉滴注，8 小时/次，危象缓解后停用。

3. 激素治疗 氢化可的松 200~400mg 加入葡萄糖液体，1 次/日，待病情好转，逐渐减量至停药。

4. β 肾上腺素能拮抗药的应用 普萘洛尔除有抗肾上腺能作用外，还能抑制外周 T_4 向 T_3 的转化。首剂 1mg 缓慢静脉注射，再给予 2mg，静脉滴注。应用中监测血压、心率，有哮喘、心衰、低血糖者不宜应用。

5. 对症治疗

（1）降温：应用对乙酰氨基酚片内服，不宜用水杨酸制剂，因阿司匹林可进一步增高患者的代谢率，使游离甲状腺激素增多，避免使用。高热积极进行物理降温，如冰袋、空调等，必要时药物人工冬眠治疗（哌替啶 100mg，氯丙嗪 50mg，异丙嗪 50mg 加入葡萄糖液体中，静脉滴注）。

（2）吸氧：由于代谢明显增高，吸氧有利于病情恢复。

（3）补液，纠正水、电解质紊乱：补充葡萄糖液及维生素 B 族。每日补液量不少于 2000~3000ml。

（4）病因治疗：如抗感染治疗等。

【病历记录】

1. 门急诊病历 记录患者就诊时间及主要症状特点。记录有无高代谢综合征的症状，有无糖尿病的症状。以往有无甲亢病史，如有，应记录以往的用药情况，是否正规治疗，是否有发病相关的诱因。记录体温、心率、脉搏及血压、神志状态，有无不同程度突眼、甲状腺肿大及甲状腺部位的血管杂音等。辅助检查记录血常规、血糖、电解质、肝功能、肾功能、心电图、甲状腺功能等检查的结果。

2. 住院病历 详尽记录患者门急诊或外院的诊治经过、所用药物及效果如何。记录患者入院治疗后的病情变化、治疗疗效。病情危重者应将病情向家属交代，并请家属签字。

【注意事项】

1. 医患沟通 甲状腺危象属于内分泌急诊，医生应告知家属，患者的病情危重；如患者同时有白细胞减少，应让其了解治疗过程中，药物治疗的矛盾之处及治疗的风险，以求得其同意，并签字为据。

2. 经验指导

（1）本病的诊断尚无统一标准，临床上应结合病史、临床表现和相关辅助检查，如以往有甲状腺功能亢进症的病史，则不必等待血甲状腺功能测定结果即可做出诊断。高热和心动过速是临床上诊断本症的两个重要指标。

（2）部分患者可以嗜睡、衰弱和淡漠等为主要表现，此称为淡漠型危象，临床上易漏诊或误诊，应高度警惕。

（3）甲状腺危象患者出现高热、惊厥、昏迷、严重心律失常、心力衰竭、休克、体温不升及极度衰竭时，提示病情危重。

（4）目前认为，碘制剂的疗效迅速而有效，其重要性比使用抗甲状腺药物抑制甲状腺激素的合成更为显著，因此，碘剂与抗甲状腺药物同时应用，可有效控制病情。

（5）糖皮质激素在甲状腺危象治疗中发挥着重要作用，但要适当掌握剂量和疗程，临床上不宜滥用。

第二节　糖尿病酮症酸中毒

糖尿病酮症酸中毒是由于体内胰岛素缺乏，胰岛素反调节激素增加，引起糖和脂肪代谢紊乱，以高血糖、高酮血症和代谢性酸中毒为主要改变的临床综合征。当血浆酮体浓度超过 2mmol/L 时的状态称为酮血症，当酮酸积聚而发生代谢性酸中毒时称酮症酸中毒。

【诊断依据】

1. 病因

（1）感染：尤其是急性化脓性感染（皮肤、呼吸道、尿路感染等)。

(2) 外科手术、麻醉、创伤。

(3) 胃肠道功能紊乱：呕吐、腹泻、不能进食。

(4) 停用胰岛素和大量减少胰岛素：特别是 1 型糖尿病患者更易发生。

(5) 妊娠：尤其是在分娩时。

(6) 饮食失调、进食过量。

(7) 严重的精神创伤。

(8) 对胰岛素发生耐药性。

2. 诊断要点

(1) 病史：既往有糖尿病病史或有多饮、多尿症状，又有以上诱因存在。

(2) 临床表现：根据病情发展可分为糖尿病酮症、糖尿病酮症酸中毒和糖尿病酮症酸中毒昏迷三个阶段。其典型的临床表现如下：糖尿病症状明显加重，口渴、多尿、恶心、呕吐、不思饮食、体力及体重下降，少数患者有腓肠肌痉挛、部分患者有腹痛，可误诊为急腹症。多数患者呼吸中可以有类似烂苹果气味的酮臭味。有不同程度的脱水表现，如尿量减少、皮肤干燥、眼球下陷、心率增快、脉搏细弱、血压及体温下降等。患者的神志改变个体差异比较大，有头痛、头昏、烦躁、嗜睡、昏迷等。

(3) 辅助检查

①尿糖及尿酮：尿糖多为 + + ~ + + + +，尿酮多为阳性或强阳性，在缺氧严重时，尿酮体可出现假性降低，因为缺氧时，较多的乙酰乙酸被还原而转化为 β-羟丁酸，而尿酮测定时酮体的有效成分是亚硝基铁氢化钠，主要与乙酰乙酸反应。

②血糖：多大于 16.65mmol/L。

③血电解质：早期由于脱水、血液浓缩，常常表现为正

常或偏离。

④氮质血症：BUN 多升高，持续升高者，常常预后不佳。

⑤血酸碱失衡：血 pH 及二氧化碳结合力均有不同程度的下降，剩余碱水平下降。

（4）诊断依据：①糖尿病症状加重，脱水征明显；②血糖多 >300mg/dl，但血渗透压不甚高；③血 pH <7.35；④血、尿酮体阳性或强阳性。

3. 鉴别诊断

（1）低血糖昏迷：有大量使用胰岛素或降糖药物史。突然出现大汗、心悸、饥饿、手抖、皮肤潮湿、肌张力升高、腱反射亢进、昏迷，血糖 <2.8mmol/L，尿糖阴性，尿酮阴性。

（2）高渗性非酮症糖尿病昏迷：多见于老年人，起病缓慢，恶心、呕吐、脱水、血压下降、嗜睡、昏迷、抽搐。血糖 >33.3mmol/L，血钠 >145mmol/L，血浆渗透压 >350mmol/L，尿糖强阳性，尿酮阴性或弱阳性。

（3）乳酸性酸中毒昏迷：有应用降糖药物史，常合并心肝肾病变，缺氧易诱发。实验室检查，血乳酸升高，阴离子间隙 >18mmol/L 以上，$CO_2 - CP <13.48mmol/L$，血 pH <7.35，血浆渗透压正常。

【治疗】

1. 一般治疗 尿酮体阳性、无酸中毒及脱水者除去诱因，调整降糖药物；严密监测各种代谢指标，指导治疗。

2. 药物治疗

（1）尿酮体阳性、有轻度脱水者：用葡萄糖盐水 500ml 和 5% 葡萄糖液 500ml，用 2 ~ 4g 糖加入 1U 普通胰岛素，静脉滴注，以后根据血糖、尿糖化验，酌情改用胰岛素皮下注射。

（2）糖尿病酮症酸中毒昏迷

①小剂量胰岛素：普通胰岛素 20U 加入生理盐水 500ml，

静脉滴注，胰岛素滴速约6U/h，滴速约40滴/分，2小时后复查血糖，若血糖降低约小于应用前30%，则胰岛素减量，若大于30%则维持，静脉滴注，直至血糖降至14mmol/L左右时改为皮下注射胰岛素治疗。

②快速补液，先盐后糖：最初2~4h输入生理盐水2000ml，血糖降至14mmol/L时可改用葡萄糖液，补液量可达3000~5000ml/d，老年及心肾功能不全者输液速度宜慢，量不宜过多。

③及时补钾：如血钾正常或稍低，尿量>50ml/h，用10%氯化钾10ml加入液体中，静脉滴注，第1日补钾6~10g，维持5~7日，在血钾监护下进行，防止高钾血症。

④纠正酸中毒：血pH>7.15时不用碳酸氢钠，pH<7.0用5%碳酸氢钠150ml，静脉滴注，pH>7.0用碳酸氢钠70ml左右。

⑤防治并发症：积极防治心力衰竭、急性肾衰竭、深部血栓等。

【病情观察】

注意观察治疗后患者是否口渴，脱水症是否纠正，恶心、呕吐症状及神态等有无改善，以评估治疗效果。注意尿量、血压、心率、呼吸频率等变化。治疗过程中应密切监测血糖及酮体，根据其变化水平调整治疗，同时也要监测血电解质及CO_2CP，防止水、电解质、酸碱失衡。

【病历记录】

1. 门急诊病历　记录患者就诊的主要症状及时间。记录患者起病的情况、诱因，有无多饮、多尿、多食、消瘦及恶心、呕吐等症状。原有糖尿病史者，应记录其饮食及用药情况。记录有无家族史；记录以往有无诊疗史，如有，记录相应的诊疗经过、服药情况；记录有无相关的并发症，如心、肾、眼、皮肤改变、神经感觉变化等。体检中记录其相应的体征，尤其是生命体征和脱水情况。辅助检查中记录血糖、尿酮体、电解质、CO_2CP 及其他实验室检查结果。

2. 住院病历 详细记录患者入院前门急诊和外院的诊治过程、用药及治疗效果。记录治疗过程中患者神志及生命体征的变化、血糖及电解质的变化、有无并发症等。

【注意事项】

1. 医患沟通 酮症酸中毒是糖尿病的急诊之一，虽经积极抢救和治疗，仍有一定的死亡率，诊断本病时，应如实告知患者或家属，以征得理解、配合；同时应指导患者和家属，强调口服补液和观察尿量的重要性。对于昏迷期患者，应指导其家属勤翻身拍背，以防止压疮和坠积性肺炎的发生。当患者处于恢复期时，应告知其本病发生的常见诱因，帮助患者建立必要的防范意识。

2. 经验指导

（1）多数患者有糖尿病史，由于感染、外伤等应激而诱发本症，部分患者可以急性感染或急腹症就诊，故易误诊，临床应予重视。部分患者，特别是 1 型糖尿病患者，可以昏迷来院急诊，医师应仔细询问病史，尤其应了解患者以往的糖尿病病史，以助于临床诊断。

（2）治疗的主要目的是快速扩容，纠正高血糖症和高血酮症，治疗期间应防止低血钾。一般仅在重度酸中毒时方需补碱，补碱时不宜用乳酸钠，多用碳酸氢钠。多数患者（血浆 $pH > 7.2$）是不必要的，这种治疗可以诱导碱中毒和低钾血症的严重危险。本病在治疗过程中，医生密切观察是必需的，因为频繁的临床和实验室评估和适当的校准治疗必不可少。

（3）急性脑水肿，这一罕见且常常致命的并发症主要出现在儿童，较少见于青少年和年轻成人。无证据显示任何本病的治疗能明显改变急性脑水肿的危险性。目前认为应避免血糖的迅速降低（每小时 $> 2.78 \, mmol/L$），以减缓血浆渗透压的快速变化。

第三节　高渗性非酮症糖尿病昏迷

高渗性非酮症糖尿病性昏迷，以严重高血糖与显著增高的血浆渗透压和明显脱水及无明显酮症酸中毒为特征。是糖尿病急性代谢紊乱的另一较少见的并发症，病死率高达 50%。

【诊断依据】

1. 病因

（1）应激因素：感染是诱发本病最常见的原因，多见肺部感染、外伤、高热、急性胃肠炎、胰腺炎等。

（2）摄糖过多：输入大量葡萄糖液，服用大量含糖饮料或进行含糖溶液的血液或腹膜透析等。

（3）失水过多：如严重的呕吐、腹泻、大面积的烧伤、尿崩症以及心脑血管疾病等，在发病的同时应用利尿剂、脱水剂、透析治疗等。

2. 诊断要点

（1）症状：与糖尿病酮症酸中毒有相似之处，表现为脱水、血压下降、休克等。出现神志障碍（如表情淡漠、迟钝），可有不同程度的偏瘫、病理反射、失语、肌肉抽搐及癫痫发作。

（2）实验室检查

①血红蛋白增高，白细胞计数 $>10 \times 10^9/L$。

②血糖 $>33.3mmol/L$。

③血钠 $>145mmol/L$。

④尿糖阳性，尿酮体弱阳性或阴性。

⑤血浆渗透压增高，$>330mmol/L$。

3. 鉴别诊断

（1）非糖尿病脑血管意外：患者血糖多不高，或有轻度应激性血糖增高，但不可能 $>33.3mmol/L$。

(2) 与其他原因的糖尿病性昏迷相鉴别。

【治疗】

1. 纠正高渗性失水　立即给生理盐水 1000～2000ml，静脉滴注，然后根据化验结果，决定液体种类、剂量与输入速度。第 1 日补液量可达 3000～5000ml。有资料报道，鼻饲温开水代替静脉补液效果理想。

2. 小剂量胰岛素的应用　胰岛素 2～6U/h，静脉滴注，注意防止低血糖。

3. 补钾　由于大量补液、应用胰岛素，常可促使血钾迅速下降，故在补液开始即补钾，以后根据血钾化验值调整用量。

【病情观察】

注意观察患者治疗后症状是否缓解，如口渴、脱水症状是否纠正，神志是否转清，以评估治疗效果。严密观察患者尿量、血压、心率、呼吸频率等变化，以利于对症治疗。整个治疗过程中，均须密切检测患者血糖、尿糖、血浆渗透压变化，根据其变化水平调整治疗。同时也要监测血电解质及 CO_2CP，注意维持水、电解质、酸碱失衡。

【病历记录】

1. 门急诊病历　记录患者就诊的主要症状及时间。记录患者起病的情况、诱因，有无多饮、多尿、多食、消瘦及恶心、呕吐等症状，意识障碍的持续时间等。原有糖尿病史者，应记录用药情况；记录以往有无诊疗经过，如有，应记录相应的诊疗经过、服药情况、效果如何等。体检中记录其相应的体征，尤其是生命体征和脱水情况。辅助检查中记录血糖、尿糖、血浆胶体渗透压、电解质、CO_2CP 等检查结果。

2. 住院病历　详细记录患者入院前门急诊和外院的诊治过程、用药及治疗效果。记录治疗过程中患者神志及生命体征的变化、血糖及电解质的变化、有无并发症等。

【注意事项】

1. 医患沟通　应告知患者家属，本病是糖尿病最严重的急性并发症、预后较差，死亡率高达 15% ~ 20%。应指导患者家属积极配合治疗，强调补液和观察尿量的重要性，对于昏迷期患者，应指导其家属帮助患者勤翻身拍背，以防止压疮和坠积性肺炎的发生。至恢复期，应指导患者开始正规的糖尿病治疗，并告知其本病的常见诱因及危害性，帮助其建立必要的防范意识。

2. 经验指导

（1）非酮症高血糖高渗性昏迷的诊断要点是中枢神经系统的改变、极度高血糖症、脱水、高渗透压以及轻度代谢性酸中毒不伴明显高酮血症。肾前性氮质血症（或先前有慢性肾功能衰竭）患者就诊时意识状态可从神志模糊至昏迷，与酮症酸中毒不同，可有局限性或全身性癫痫，可有一过性偏瘫。血糖常接近 55.5 mmol/L（1000 mg/dl），明显高于大多数酮症酸中毒患者。

（2）个别患者的高渗状态可由高血钠而不是高血糖造成，也有的患者血糖可以很高，而无高血钠症。虽然强调要严格根据临床表现或实验室诊断标准进行诊断，但上述重叠现象应引起临床工作者的重视。

（3）因为充足的补液往往可使血糖降低，故而胰岛素治疗可能不是必需的，非酮症高糖高渗性昏迷患者对胰岛素十分敏感，大剂量可使血糖明显降低；但许多伴非酮症高血糖高渗性昏迷的肥胖 2 型糖尿病患者需要较大剂量的胰岛素治疗，以降低其明显升高的血糖。胰岛素治疗期间，当血糖降至 13.88mmol/L（250mg/dl）时，应加用 5% 葡萄糖注射液静脉滴注，以避免低血糖危险。有效血浆渗透压 > 320mmol/L，即使血钠不高，只要血糖超过 33mmol/L，均可按本病进行治疗。

第四节　甲状旁腺危象

甲状旁腺危象是由严重的高血钙（通常 > 4mmol/L）所致。患者一般有多年的甲状旁腺功能亢进症和高钙血症，往往在应激状态下症状加剧而诱发甲状腺危象。

【诊断依据】

1. 临床表现

（1）消化系统：胃纳不振、便秘、腹胀、恶心、呕吐等症状。

（2）肌肉：四肢肌肉松弛，张力减退，患者易于疲乏软弱，重者发生肌肉萎缩。

（3）心血管系统：心动过缓，有时心律不齐，心电图示 Q - T 间期缩短。

（4）泌尿系统：由于血钙过高致有多量钙自尿排出，患者常诉多尿、口渴、多饮。

（5）神经系统：神志改变甚而昏迷。

2. 实验室检查

（1）PTH 升高，通常大于正常上限的 5 ~ 10 倍［正常值（20 ± 11）mg/24h］。

（2）血钙明显升高可超过 4mmol/L。

（3）BUN 升高。

（4）低钠、低氯碱中毒。

【药物治疗】

（1）根据失水情况和心肾功能补充生理盐水，开始每 2 ~ 4 小时静脉滴注 1 升。

（2）在控制失水和补液时可能出现低血钾，故每天应监测血、尿钾、钠、镁和钙数次，必要时血气分析，以便随时纠正电解质紊乱和维持酸碱平衡。

（3）利尿剂：在充分补充血容量的基础上，可使用呋塞米（但不可用噻嗪类药物），每次静脉注射或口服 40～100mg，每 2～6 小时 1 次（每天最大剂量不超过 1000mg）。

（4）帕米磷酸钠（Pamidronate）：系破骨细胞介导骨质吸收抑制剂，为第二代二磷酸盐制剂。每天 30～90mg，加入生理盐水 250～500ml 中，静脉滴注 1～4 小时以上。多数患者于 3～7 日血钙可降至正常。

①不良反应：常见一过性轻度发热，淋巴细胞减少。轻度低血钙和低磷酸血症。偶见静脉滴注部位反应、一过性肌肉痛、胃肠道症状、低镁血症。个别患者可出现明显低血钙、原有肾功能障碍恶化、血小板减少症、癫痫发作、葡萄膜炎。

②注意事项

a. 禁忌证：对本品或其他二磷酸盐类药物过敏者；孕妇及哺乳期妇女；儿童。

b. 肾功能损伤者、驾驶员慎用。

c. 使用本品过程中，应监测血清钙、磷、镁等电解质水平。

d. 本品需以不含钙的输液稀释后即时静脉缓慢滴注，不可将本品静脉注射。

e. 用于治疗高钙血症时应同时注意补充生理盐水，使每日尿量 >2L 以上。

f. 如出现明显的低血钙应静脉滴注葡萄糖酸钙治疗。

g. 本品不能与其他种类二磷酸类药物合用。

h. 对于高钙血症患者，使用本品治疗时应限制钙剂及维生素 D（包括骨化二醇、骨化三醇）的摄入。

（5）降钙素：主要作用于骨和肾，抑制甲状旁腺素、维生素 D 等引起的骨吸收因子的作用，抑制破骨细胞功能及其新生。本品对骨的作用是直接抑制骨盐溶解，使原始细胞转变为破骨细胞的过程受到抑制，同时加速破骨细胞向成骨细胞转化，使溶解过程减弱。可在数分钟内通过破骨细胞受体降低骨钙和羟磷灰石盐的释放。

①用法用量：治疗急性高钙血症，每日按体重 5～10U，加入生理盐水 500ml 内缓慢滴注，6 小时内滴完；或将上述剂量分 2～4 次缓慢静脉推注，亦可用喷鼻剂量每日 200～400U，分数次给药。

②不良反应：可见恶心、呕吐、面部潮红、发热等及耳鸣、眩晕、哮喘和便意等，大剂量做短期治疗时易引起继发性甲状旁腺功能低下，可增加垂体瘤发生率。

③注意事项：本品为妊娠 C 类药物，对本品过敏者、孕妇、哺乳期妇女禁用；长期治疗者每月检查尿沉渣 1 次；有过敏史者用药前可先用 1:100 降钙素稀释做皮试。

6. 血液透析　可迅速降低血钙。

7. 迅速术前准备后急诊手术

【病情观察】

（1）观察治疗后患者的症状是否改善、控制，如骨折、肌张力的变化，观察手术治疗后有无低钙血症的发生。

（2）注意监测血液生化，尤其是血清钙、磷、钠、镁等变化，以便及时处理。

【病历记录】

1. 门急诊病历　记录患者就诊时间及就诊的主要症状特点，对病程长者，应详细记录既往史及诊治经过、效果等。

2. 住院病历　记录患者入院后的病情变化，详尽记录血钙、血磷、血 PTH 的测定结果以及甲状旁腺 B 超、CT、骨骼X 线检查结果。如需手术治疗，应由患者或直系亲属签署知情同意书。

【注意事项】

1. 医患沟通　应告知患者及其家属本病的特点、诊断方法及治疗方案等，以使患者及家属理解。本病大多为良性疾病，及早手术有望根治，术后定期随访是必要的。

2. 经验指导

（1）本病的术前定位十分重要，如颈部 B 超、放射性核素扫描等检查，有助于确定治疗方案。

（2）一旦确诊手术者，应于术后随访相关实验室检查，以防复发或手术切除过多造成甲状旁腺减低。无法手术者，应积极对症治疗，减轻临床症状，如合理应用补钙及降钙素等。

第五节　肾上腺危象

肾上腺危象是肾上腺皮质功能急性衰竭。临床表现为高热、胃肠功能紊乱、循环衰竭、神志淡漠、萎靡或躁动不安、谵妄甚至昏迷。

【诊断要点】

1. 临床表现

（1）循环系统：血压降低、循环衰竭、休克。

（2）消化系统：厌食、恶心、呕吐、腹痛、腹泻。有时酷似外科急腹症。

（3）神经系统：软弱无力、烦躁不安、嗜睡、昏迷。

（4）失水、少尿、高热或低体温。

2. 肾上腺切除后本病可有两种综合征

（1）糖皮质激素缺乏型：一般出现于停用补充激素治疗 1～2 日后，有厌食、腹胀、恶心、呕吐、精神不振、疲乏、嗜睡、肌肉僵痛、血压下降、体温上升等表现。严重者可有虚脱、休克、高热等危象。

（2）盐皮质激素缺乏型：由于术后补钠或摄入不足，加以厌食、恶心、呕吐、失水失钠、往往与症状发生 5～6 日出现疲乏软弱、四肢无力、肌肉抽搐，血压、体重、血钠、血容量下降而发生本症。初生儿患本症虽无感染，但常有高热

（>41℃）、心动过速、呼吸急促、发绀、惊厥、伴以瘀点及出血现象，有时肾上腺血肿巨大甚至可扪及。

3. 实验室检查 典型的是三低两高，即低血糖、低血钠（但很少低于 120mmol/L）、低皮质醇、高血钾（很少超过 7mmol/L）、高尿素氮。中度酮症酸中毒，血浆二氧化碳结合力为 15～20mmol/L。

【治疗】

肾上腺危象为内科急症，应积极抢救。主要为静脉滴注糖皮质激素，补充盐水、葡萄糖及治疗存在的应激状态。

1. 补充盐水 典型的危象患者液体损失量大约是细胞外液的 1/5，故于初治的第 1、2 日内应迅速补充生理盐水每日 2500～3000ml。对于以糖皮质激素缺乏为主，脱水不甚严重者，补水量适当减少。有低血糖时可加用 10%～50% 葡萄糖。有高血钾时，在补充激素和糖后大多能降至正常。在补液到 3L 左右时可酌情补充钾盐。当 $CO_2CP < 9.9mmol/L$，可适当补充碳酸氢钠。

2. 糖皮质激素 立即静脉注射氢化可的松或琥珀酸氢化可的松 100mg，于最初 5～6 小时皮质醇总量应达到 500～600mg。如静脉滴注地塞米松或甲泼尼龙，应同时肌内注射去氧皮质酮 2mg，第 2、3 天可减量至 300mg，分次静脉滴注，如病情好转，继续减至每日 200mg，继而 100mg。呕吐停止，可进食者，可改为口服醋酸可的松或醋酸泼尼松，一般须在 1～2 周以上。当口服剂量减每日 50～60mg 以下时，应加用 9α-氟氢可的松。

【病情观察】

主要观察患者治疗后的症状、体征是否控制，监测血糖、血电解质、血浆皮质醇等变化，以了解治疗效果。

【病历记录】

记录患者发病过程、门急诊或外院的诊疗经过，尤其是经治疗效。记录入院后的病情变化及实验室检查结果；需手术治理的患者，需患者或直系亲属签署知情同意书。

【注意事项】

1. 医患沟通 诊断明确后应尽快与患者及其家属沟通，积极对症治疗，以减轻临床症状，提高患者的生活质量。

2. 经验指导

（1）合并感染时应选用有效、适量的抗生素，切口感染需扩创引流，在抢救期间应同时积极处理其他诱因。

（2）肾上腺皮质功能减退者对吗啡、巴比妥类药物特别敏感，在危象特效治疗开始前，应禁用这类药物。

（3）虽然本病只缺乏皮质醇而不同时伴有生长激素的降低，因此低血糖的发生不如 Sheehan 综合征危象那么多见，但亦应注意，治疗期间需供给足量的葡萄糖。如果患者在家中或基层医疗单位已处于终末期，缺少上述特效药物，可立即静脉注入 50% 葡萄糖 60 ~ 100ml，有助于延长生命，争取时间，使有可能采取特效的治疗措施。

第六节 垂体危象

垂体危象是腺垂体功能减退的情况下，遇有应激因子而诱发的一种紧急状态。主要表现有精神失常、高热或体温不升、呕吐、昏迷及各种代谢紊乱等。

【诊断要点】

（一）临床表现

1. 腺垂体功能减退的表现

（1）催乳素缺乏致产后无乳。

（2）生长激素缺乏致低血糖。

（3）促性腺激素分泌不足所致综合征。

（4）促甲状腺激素分泌不足所致综合征。

（5）促肾上腺激素分泌不足所致综合征。

2. 危象的表现

（1）危象前期：这是在一些诱因促发下，脑腺垂体功能减退症状加重。患者软弱无力、精神萎靡不振、淡漠嗜睡、不愿睁眼与回答问题。最突出的症状是厌食、恶心、呕吐，可有中上腹痛。

（2）危象期：可分为以下几型。

①低血糖型：常在进食不足、感染或高糖饮食、注射高渗葡萄糖情况下引起内源性胰岛素大量分泌而发病，引起低血糖昏迷。

②循环衰竭型：常有液体自肠道、肾脏丢失。大量放胸腹水、混合型垂体功能减退单独使用甲状腺激素等诱发，患者极度乏力、厌食、口渴、尿少、肌肉痉挛、腹痛。并可出现虚脱、休克或昏迷。

③水中毒型：常因进水过多而肾上腺皮质激素缺乏，对水排泄障碍致水中毒，引起脑水肿及中枢神经功能障碍。表现为头痛、呕吐、烦躁不安、惊厥、血压升高、心率与呼吸减慢、昏迷等。血电解质均低，以低钠为主，常小于120mmol/L。

④低温型：起病慢，昏迷逐渐加深，皮肤干冷、四肢软、无反射、呼吸浅慢、心率常在 40 次/分左右、血压低、脉压小、体温常在 33℃ 以下，甚至可以达 30℃。

⑤垂体卒中型：多由于垂体内发生急性出血，导致下丘脑及其他生命中枢被压迫所致。起病急骤、头痛、眩晕、呕吐、视力减退、继而迅速昏迷。常因呼吸中枢麻痹、颅内压高并脑疝突然死亡。以上各型可单独存在，但常为混合表现。

（二）实验室检查

血糖降低，胆固醇升高，不同程度的贫血，血钠、血氯降低，多种激素如 TSH、T_3、T_4、皮质醇、FSH、LH 等水平降低。

【治疗】

激素替代治疗，维持水电解质酸碱平衡。

1. 纠正低血糖

（1）紧急处理：昏迷、神志不清或有不同程度的精神异常的患者，立即以 50% 葡萄糖溶液 40～80ml 静脉注射，纠正低血糖，多数患者很快神志恢复。低血糖昏迷时间越久，甚至恢复越慢。

（2）维持治疗：静脉注射 50% 葡萄糖溶液后，以 10% 葡萄糖溶液持续静脉滴注维持，或在数小时后再注射 50% 葡萄糖溶液 40～60ml，以免再次陷入昏迷。第 1 个 24 小时内糖摄入量不应低于 150～200g（包括口服）。在患者血压稳定、饮食基本恢复危象水平前时，停用静脉输液。

2. 肾上腺皮质激素 危象时需静脉给予应激剂量激素，首选氢化可的松，本品原是一种天然糖皮质激素，现已人工合成。抗炎作用为可的松的 1.25 倍，还具有免疫抑制作用、抗毒作用、抗休克等。此外，也有一定盐皮质激素活性，具有潴水潴钠及排钾的作用。其乙醇溶液及氢化可的松琥珀酸钠可用于静脉滴注，但本品乙醇溶液，在中枢抑制或肝功能不全的患者应尽可能不用，尤其是大剂量时。在注射 50% 葡萄糖溶液后，加氢化可的松 100mg 于液中 2～4 小时滴入。第 1 个 24 小时用氢化可的松 200～300mg，持续滴注。剂量过大可引起兴奋躁动等反应。血压明显下降的患者可先静脉注射 100mg 氢化可的松琥珀酸钠。病情稳定后逐渐减量，通常在 3～8 日后视病情改为口服，2～3 周内递减至维持量。也可用地塞米松 2～5mg 静脉或肌内注射，每日 2～3 次，亦可加入补液中滴入。

3. 纠正水电解质紊乱 液体和电解质的补充按危象前、

危象期患者入量、呕吐情况和失水体征、血清电解质测定和血气分析结果调整。血钠严重低的患者，可补给高浓度的氯化钠溶液。有些患者需适量输血，有利于血容量的恢复和血压的稳定。病情严重的患者密切监测血电解质、血糖，随时调整，并应监测血气和中心静脉压等。注意出入液量，避免输液过量。

4. 纠正休克 垂体危象患者血压下降是很常见的，失水、血容量不足及低血糖、皮质激素缺乏等是重要原因。经以上治疗，多数病例不必用升压药物，血压逐渐恢复，休克得到纠正。时于血压下降严重，上述处理后血压恢复不满意及感染严重的病例，仍要及时使用升压药和综合性抗休克措施。

5. 去除诱因 危象的发生可能有多种诱发因素，感染是最常见、最重要的诱因，控制感染是使危象尽快治愈的关键之一。根据感染的性质、细菌学检查结果选用有效安全的抗生素，剂量和疗程要足够。

6. 特殊情况的治疗

（1）低温者应予保温，但不宜迅速加温。立即给予速效甲状腺激素，如 T_3 20～25μg，每 6 小时一次。危重者可静脉注射 T_3 25μg，6 小时一次，也可口服甲状腺素片 30～60mg，6 小时一次。同时宜加用氢化可的松 50～100mg 静脉滴注。

（2）对水中毒者，限制液体摄入，立即给予氢化可的松 25mg 静脉注射，继以 100mg 加 250ml 10% 葡萄糖中静脉滴注，有脑症状或昏迷者给 5% 氯化钠，并予以脱水治疗。

（3）对垂体卒中者，积极脱水治疗，必要时行紧急外科手术降低颅压和改善神经压迫。

【病情观察】

（1）监测体温、脉搏、呼吸、血压等生命体征及精神和意识变化，观察皮肤、黏膜的色泽和温度，记录尿量，保持尿量 >30ml/h。

（2）观察用药后的治疗反应。

【病历记录】

（1）正确记录出入液量。

（2）记录患者入院治疗后的病情变化、治疗效果。

（3）实验室检查记录垂体和靶腺激素浓度测定的水平及头颅 CT 或 MRI 影像学检查结果。

【注意事项】

1. 医患沟通

（1）告知患者及家属所服药物的名称、剂量、用法、不良反应及随意停药的危险性，必须严格遵医嘱，按时按量服用药物，不得随意增减药物剂量。

（2）定期门诊随访，遇有应激情况及时就医。

2. 经验指导

（1）在使用肾上腺皮质激素时应使用抑制胃酸分泌的药物，并观察患者有无腹痛、呕血及黑便等症状，防止引起应激性溃疡出现消化道出血现象；同时在使用肾上腺皮质激素前抽取血皮质醇及血生化等标本，以免误差。

（2）甲状腺激素需在应用肾上腺皮质激素的基础上从小剂量开始使用。

（3）注意监测心率，防止甲状腺素过量。

（4）慎用镇静药、催眠药或降糖药等，定时监测血糖，糖尿病患者需要使用降糖药时，要增加监测血糖次数，防止低血糖性危象发生。

（5）根据脱水程度及心功能状况调节补液速度，防止补液过多引起心力衰竭。

第七节　低血糖症

低血糖症（hypoglycemia）是多种病因引起的血液葡萄糖

浓度过低综合征。通常以血糖浓度低于能产生临床症状的水平即血浆葡萄糖浓度低于 2.5mmol/L（或全血葡萄糖浓度低于 2.2mmol/L）作为低血糖症的标准。临床上最常见的是糖尿病患者治疗中并发的低血糖症，约占低血糖急诊患者的 80%。

【诊断依据】

（一）病因

1. 空腹低血糖症

（1）药物性低血糖：是临床上低血糖症最常见的病因，多见于糖尿病患者应用磺脲类药物或胰岛素不当所致。偶尔见于人为用降糖药物造成低血糖者。另外，水杨酸盐、普萘洛尔、秋水仙碱、利血平、甲基多巴、对氨基水杨酸等药物也可引起或诱发低血糖症。

（2）胰岛素瘤：包括胰岛 B 细胞腺瘤、良性增生和约 10% 的恶性肿瘤。异位胰岛素分泌瘤多位于胃肠道，但临床罕见。低血糖不能抑制胰岛 B 细胞瘤自主性分泌胰岛素，而使血糖持续降低，以恶性肿瘤所致低血糖症最为严重。

（3）肝病性低血糖：各种肝病如肝硬化、重症肝炎、肝癌、肝淤血和重症脂肪肝等，由于影响糖异生、糖原的形成和贮存以及肝脏对胰岛素的灭活作用减退而引起低血糖。

（4）升血糖激素不足：腺垂体功能减退、肾上腺皮质功能低下、儿茶酚胺缺乏、甲状腺功能低下、胰升血糖激素不足等，使拮抗胰岛素的激素减少，组织对胰岛素的敏感性增高，可在饥饿、劳累或用常规剂量的胰岛素后发生低血糖。

（5）胰腺外肿瘤：一些胰外肿瘤可产生类胰岛素活性的多肽（如胰岛素样生长因子）而引起低血糖。这些胰外肿瘤有纤维肉瘤、平滑肌肉瘤、横纹肌肉瘤、脂肪肉瘤、间皮细胞瘤、神经纤维瘤、肝细胞癌、胆管细胞癌、胃癌、肾上腺皮质癌、支气管肺癌以及淋巴瘤、白血病等。

（6）胰岛素或胰岛素受体抗体阳性的自身免疫性疾病：

胰岛素抗体具有结合容量小的高亲和力位点和结合容量大的低亲和力位点；当大量胰岛素与胰岛素抗体低亲和力位点解离时，血游离胰岛素水平可突然明显升高而使血糖骤降。胰岛素受体抗体既能封闭胰岛素受体，阻碍胰岛素发挥生物效应而产生糖尿病；又有与胰岛素受体结合模拟胰岛素样作用，且可比胰岛素降血糖生物活性强 10 倍，故常引起严重的低血糖症。这两种类型的自身免疫性低血糖可发生在系统性红斑狼疮、毒性弥漫性甲状腺肿和黑棘皮病等许多自身免疫性疾病中。

(7) 营养缺乏性低血糖：可见于严重营养不良、妊娠、慢性腹泻、长期发热、空腹剧烈运动以及慢性重病如尿毒症和消化道恶性肿瘤等病理生理状况下。

(8) 特殊食物与乙醇性空腹低血糖：部分患者，尤其是儿童可因进食大量荔枝或蘑菇而引起突发性低血糖症，其发病机制尚不清楚；患者常清晨急骤发病，重者出现低血糖昏迷。乙醇性空腹低血糖症多发生在饮酒后 8 ~ 12 小时，为大量饮酒后不吃食物，而乙醇在肝脏氧化为乙酸时又消耗了大量辅酶Ⅰ，辅酶Ⅰ是乳酸氧化成丙酮酸进入糖异生的必需辅酶，从而阻碍了糖异生过程，待原来存储的肝糖原消耗后即可出现低血糖。

2. 餐后低血糖症

(1) 功能性低血糖症：又称为特发性低血糖症，目前病因尚不清楚，可能与组织对正常量的胰岛素反应过度有关。多见于女性患者，常表现为餐后早发性低血糖反应（餐后 2 ~ 3 小时发病）。

(2) 早期糖尿病反应性低血糖：见于糖耐量低减和早期 2 型糖尿病患者。由于患者进餐后胰岛 B 细胞分泌胰岛素延迟而引起高血糖，高血糖刺激延迟分泌的胰岛素显著增多，以致出现晚发性低血糖反应（进食后 3 ~ 5 小时发作）。

(3) 滋养性低血糖症：见于 5% ~ 10% 的胃大部切除术或

胃空肠吻合术患者，表现为餐后早发性低血糖。这是因为患者胃排空过快，使血糖急剧升高，从而刺激胰岛 B 细胞释放过量胰岛素所致。

（4）乙醇性餐后低血糖：乙醇性餐后低血糖症多发生在饮酒后 3~4 小时，与乙醇刺激胰岛 B 细胞分泌胰岛素过多有关。

3. 糖尿病无警觉症状性低血糖 多见于 1 型糖尿病以及合并神经系统病变的 2 型糖尿病患者。其机制可能与中枢神经系统对低血糖的适应而未能识别血糖降低，自主神经病变对低血糖的刺激反应低下以及周围组织 β 肾上腺素能受体的敏感性下调等有关。

（二）临床表现

低血糖症的典型表现为 Whipple 三联征，即：①低血糖的症状和体征；②血浆葡萄糖浓度 <2.5mmol/L；③服糖后症状减轻或消失。由于受患者原来血糖水平、血糖下降的幅度和速度、低血糖持续的时间以及低血糖的病因与伴随疾病等因素的影响，患者低血糖的症状和体征也表现不一。

低血糖症的临床表现主要有如下两类：

1. 交感神经系统兴奋综合征 由交感神经受刺激和肾上腺素大量释放所引起，主要有紧张、焦虑、恐惧感、心悸、心动过速、出汗、苍白、畏寒、震颤、血压轻度增高等表现。血糖下降速率快时，此组症状明显。

2. 神经低血糖综合征 神经低血糖症群是低血糖症的特异性表现，是脑细胞因缺乏能量供应而出现的功能紊乱综合征。最初表现为心智活动轻度受损症状，表现为注意力不集中、反应迟钝、思路混乱；继之出现以脑功能抑制为主神经精神症状，表现为视力障碍、复视、听力减退、嗜睡、意识模糊、行为改变、眩晕、头痛、木僵、感觉异常、运动失调、语言含糊，有时有轻度偏瘫、体温不升，儿童可出现抽搐或癫痫样发作，最后导致昏迷；延髓受累时出现大脑强直、反射消失、呼吸循环衰竭，甚至死亡。慢性低血糖可致痴呆或精神病样发作。

（三）辅助检查

1. 血糖测定 低血糖是一种危急病症，首先须迅速准确地测定患者血糖。正常人静脉血浆葡萄糖浓度，在禁食过夜后 >3.3mmol/L，一般血糖 >3.9mmol/L 不考虑低血糖，在 2.5~3.9mmol/L 范围内有低血糖可能性，若 <2.5mmol/L，则提示低血糖存在。对可疑患者不必等待生化分析结果，治疗应在留取标本后立即进行。试纸比色微量法测定血糖是简便快捷的诊断方法，但与静脉血生化测定值存在一定误差，通常不会影响低血糖症的诊断。必要时快速测定与生化检测同时进行。

2. 糖基化血红蛋白（GHb） 其中 HbA1c 是血红蛋白与葡萄糖结合的主要产物，可反映近 2 个月来的平均血糖水平。HbA1c 正常值为 4%~6%。经强化治疗的糖尿病患者，HbA1c 值与低血糖的发生率呈负相关。HbA1c <6.0%，低血糖发生率明显增加。

3. 肝肾功能测定 肝肾功能不全可显著增加低血糖的发生机会。对糖尿病患者须全面了解肝肾功能，选择合理治疗，减少低血糖发生率。

4. 血酮体、乳酸和渗透压测定 有助于与 DKA、高渗昏迷和乳酸酸中毒相鉴别。

（四）诊断

1. 低血糖症的临床诊断

（1）血糖 <2.5mmol/L。

（2）有低血糖的症状和体征，尤其重要的是神经、精神系统的异常表现。

（3）服糖后症状减轻或消失。

应符合以上三条才能诊断低血糖症。因为正常人在饥饿、妊娠或糖耐量试验时血糖可小于 2.5mmol/L 而无任何症状出现,并且不需要特殊治疗;糖尿病患者在血糖迅速大幅度下降时,尽管血糖在正常范围,但可出现明显的低血糖症状,而且服糖后可缓解症状;以上情况实际上并不属于真正的低血糖症,不会引起神经系统的病理性损害。所谓糖尿病无警觉症状性低血糖,通过仔细询问病史和查体仍然可发现一些隐匿的神经 – 精神症状。

2. 低血糖症的病因诊断

(1)空腹低血糖症:过夜饥饿 12 小时抽血测定血糖和胰岛素,如果血糖正常,可延长饥饿至 72 小时,如饥饿 72 小时加 15 分钟运动仍无低血糖发作,则不必再延长试验。饥饿试验中如血糖 <2.2mmol/L,并且胰岛素/血糖比值 >0.3,提示病理性高胰岛素血症,可见于胰岛素或磺脲类药物过量、自身免疫性低血糖、胰岛细胞增生和胰岛素瘤;如仅血糖 <2.2mmol/L,胰岛素/血糖比值正常,则考虑与肝病、乙醇中毒、胰腺外肿瘤以及胰升血糖激素不足等疾病有关。

(2)餐后低血糖症:餐后低血糖症可发生在餐后 1～5 小时,故对于可疑餐后低血糖症者应观察 5 小时糖耐量或特殊餐后血糖,每半小时抽血 1 次,共 5～6 小时,如有低血糖症状发作应随时抽血检测血糖。任何时间血糖 <2.5mmol/L,并有相应症状可诊断为餐后低血糖症。然后根据病史、糖耐量曲线和血胰岛素等特征进一步确定为滋养性低血糖症、糖尿病或糖耐量低减伴低血糖症、酒精性餐后低血糖症以及特发性低血糖症等。

(五)鉴别诊断

1. 其他疾病所致昏迷 临床上引起昏迷的疾病有重症感染、中枢神经系统疾病、糖尿病酮症酸中毒昏迷、非酮症高渗性昏迷、乳酸酸中毒昏迷、肝性脑病、尿毒症昏迷以及中毒性昏迷。这些昏迷根据血糖水平易于与低血糖昏迷鉴别。

垂体、甲状腺和肾上腺皮质功能低下昏迷可伴有血糖降低，但一般不低于 2.5mmol/L，并且补充高渗葡萄糖无明显效果有助于区分低血糖昏迷。

2. 乙醇中毒　单纯乙醇中毒伴发神经 - 精神症状者血糖正常，血乙醇浓度 ≥ 100mg/dl。乙醇性低血糖者血糖 < 2.5mmol/L，血乙醇浓度 <100mg/dl，静脉注射葡萄糖有效。

3. 神经 - 精神疾病　亚急性或慢性低血糖症患者由于缺乏交感神经兴奋表现，以脑功能障碍为主而表现为一些神经 - 精神症状，易被误诊为神经症、精神病、癫痫以及癔症等神经 - 精神疾病，对于有类似表现之患者应多检测血糖，以避免误诊。

4. 倾倒综合征　应与滋养性低血糖症鉴别。倾倒综合征是由于胃肠吻合术后大量渗透性负荷通过胃肠引起液体迅速移动所致，常在餐后半小时内出现上腹胀痛不适、恶心、无力、头晕、出汗和低血压等表现。

【治疗】

低血糖症的治疗应包括纠正低血糖和对因治疗。低血糖症原因不明者应首先予以纠正低血糖，在积极寻找病因的同时，密切观察病情变化，防治严重低血糖发作。

1. 纠正低血糖

（1）补充含糖制剂或含糖饮食：患者神志清楚者可通过口服糖水或含糖饮料来纠正低血糖。患者意识模糊或抽搐者应立即静脉注射 50% 的葡萄糖溶液 60～100ml，症状若无改善可重复注射 1 次，然后持续静脉滴注 10% 的葡萄糖溶液 500～1000ml，并根据血糖水平调整滴速，一般以每小时静脉滴注 12g 葡萄糖的速度即可维持血糖水平在正常范围，直至患者能口服或进食为止。若患者不能静脉注射或长时间昏迷时，可鼻饲糖水和流食。

（2）无效胰高血糖素或肾上腺素的应用：严重低血糖发

作无条件注射高渗葡萄糖溶液抢救时，可选用胰高血糖素 1 ~ 2mg 肌内注射或 1‰的肾上腺素注射液 0.5ml 皮下注射，以促进糖原分解，提高血糖浓度，予以应急。病情好转后再口服糖水或静脉滴注葡萄糖液维持。该应急方法对于肝病性和乙醇性低血糖症无效。

（3）低血糖纠正后的监护：低血糖昏迷患者经抢救苏醒后，应鼓励尽快进食。此后 12 ~ 48 小时应多次检测患者的血糖。因为患者还可能多次重复发生低血糖，尤其是应用优降糖（消渴丸）和长效胰岛素的患者易反复发生低血糖，而且致低血糖的效应持续时间可长达 36 小时。

2. 空腹低血糖症的病因治疗

（1）药物性低血糖：临床上主要见于糖尿病患者用磺脲类药物和胰岛素治疗过程中，因此合理应用这些药物是防治这类低血糖的最有效措施。在用这类药物治疗时一定要从小剂量开始，并准备好低血糖发作时的应急含糖饮食，密切监测血糖，根据血糖水平逐渐增加药量。由于约 20% 的患者可在无明显低血糖警觉症状的情况下突然发生低血糖昏迷和抽搐，故要仔细观察患者对降糖治疗的反应，以发现一些隐匿征象，而及时采取防治手段。若患者合用一些可促发低血糖的药物如水杨酸盐、普萘洛尔等时，更要警惕发生低血糖。

（2）胰岛素瘤：手术切除肿瘤是本病最有效的治疗方法。单发小肿瘤位置表浅者可行腺瘤摘除术；单发肿瘤位置处于胰腺实质内者多行胰腺部分切除术；胰岛细胞增生、胰体尾部小而多发肿瘤或大而深的肿瘤可采取胰体尾部切除术；胰头部恶性胰岛素瘤常行胰 – 十二指肠切除术。

（3）其他原因所致空腹低血糖症：肝病性低血糖可随肝病的改善而好转，故保肝治疗是基础，患者应进食高碳水化合物食物，最好在睡前或半夜加餐以免发生清晨低血糖。对于乙醇性低血糖、自身免疫性低血糖和升血糖激素不足性低血糖，在补充葡萄糖的同时，适当补充糖皮质激素有利于病情的迅速恢复和稳定。乙醇性低血糖仅在低血糖时短期使用糖皮质激素即可，病情恢复后可立即停药。

3. 餐后低血糖症的对因治疗

（1）滋养性低血糖症：患者应少吃多餐，避免高糖饮食，以进食消化较慢的碳水化合物，吸收较慢的脂肪和蛋白质食物为宜。餐前半小时口服抗胆碱药物如丙胺太林 15mg，每日 4 次，可降低迷走神经张力，使胃排空减慢。

（2）早期糖尿病性反应性低血糖：患者应限制热能的摄入，多摄入粗纤维饮食，禁食糖类食品。如饮食控制无效，可根据患者病情选用双胍类、α-糖苷酶抑制剂或磺脲类药物辅助治疗。

（3）特发性餐后低血糖症：由于本症发病机制不明，可能与组织对正常量的胰岛素反应过度有关，多见于自主神经不稳定的年轻女性，故治疗上包括少吃多餐、高蛋白低碳水化合物饮食、忌食含糖食物，必要时给予自主神经调节剂和镇静剂如谷维素、地西泮等。

【病情观察】

观察治疗后患者的症状是否缓解，如中枢神经系统或交感神经症状有无改善；治疗过程中注意监测患者的血糖水平，以评估治疗效果，必要时调整治疗方案。对继发于其他疾病者，应观察其基础疾病的表现及控制情况。

【病历记录】

1. 门急诊病历　记录患者就诊及发病时间，记录有关交感兴奋的症状，记录患者症状出现前有无诱因、发病时间及缓解方式等，记录患者发作时的血糖水平变化。记录以往发作情况及其与进餐的时间关系。记录以往有无肝病、胃大部切除术及糖尿病史，记录患者所用降糖药的用量情况，记录血胰岛素、甲状腺功能、皮质醇等辅助检查的结果。

2. 住院病历 详细记录患者发作时的临床表现特点，记录患者入院后的病情变化、治疗效果如何，尤其是记录患者发作时的血糖测定结果。

【注意事项】

1. 医患沟通 低血糖症是一种可防可治的疾病，医师应告知患者和家属本病的常规预防和急救措施，如建议应用胰岛素治疗的患者随时携带糖果或葡萄糖片。对于需进一步检查明确病因的患者，应告知患者和家属相关的检查方法和注意事项，以争取能配合检查。需手术治疗的，应告知手术的必要性和风险，征得同意。

2. 经验指导

（1）当一患者出现上述症状，首先应多次、反复测定发作时血糖，如血糖多次 <2.8mmol/L（50mg/dl），则低血糖症诊断可以确立。

（2）通常情况下，急性交感神经症状和早期中枢神经系统症状，如给予口服葡萄糖或含葡萄糖的食物时能够缓解。胰岛素瘤或服用磺脲药的患者若突然出现意识混乱、行为异常，建议饮用 1 杯果汁或加 3 匙糖的糖水，可帮助缓解症状；胰岛素治疗的患者应随时携带糖果或葡萄糖片，以免低血糖发生。

（3）对口服葡萄糖疗效不好而静脉推注葡萄糖有困难的严重低血糖症，可采用高血糖素治疗，对紧急情况下的急症治疗很有效。高血糖素使用时须用稀释剂稀释。成人常用剂量是 0.5 ~1U，皮下、肌内或静脉注射，若高血糖素治疗有效，低血糖症的临床症状通常在 10 ~25 分钟内缓解；如患者对高血糖素 1U 治疗 25 分钟内无反应，则不主张行第 2 次注射。

第八节 尿崩症

尿崩症（diabetes insipidus, DI）是指血管加压素（ADH）

严重缺乏或部分缺乏（称中枢性尿崩症），或肾脏对 AVP（加压素）不敏感，致肾远曲小管和集合管对水的重吸收减少（称肾性尿崩症），从而引起多尿、烦渴、多饮与低比重尿为特征的一组综合征。本病发生于任何年龄，但以青少年为多见。男性多于女性，男女之比为 2:1。

【诊断依据】

(一) 病因

中枢性尿崩症系由于下丘脑－神经垂体产生 AVP 的大细胞神经元遭受严重破坏、AVP 产生不足或缺乏所致。导致破坏的原因可以是继发性、特发性或遗传性的。

1. 继发性尿崩症　约 50% 患者为下丘脑－神经垂体部位的肿瘤，如颅咽管瘤、松果体瘤、第三脑室肿瘤、转移性肿瘤、白血病等所引起。10% 由头部创伤所致（严重外伤、垂体下丘脑部位的手术）。

创伤性尿崩症因损伤部位及严重程度的不同可表现为暂时性、永久性或三相性三种形式，术后尿崩症常为暂时性；神经垂体或下丘脑严重受损可引起永久性尿崩症；神经垂体受损引起三相性，即急性期（4~5 日）尿量明显增加，尿渗透压下降，中间阶段为抗利尿期，由于血管加压素从受损的轴突大量释放，尿量迅速减少，尿渗透压上升，第三阶段为永久性尿崩症。

此外，少数中枢性尿崩症由脑部感染性疾病（脑膜炎、结核、梅毒）、Langerhans 组织细胞增生症或其他肉芽肿病变、血管病变等影响该部位时均可引起尿崩症。任何病变破坏下丘脑正中隆突（漏斗部）以上部位，常引起永久性尿崩症。若病变在正中隆突以下的垂体柄至神经垂体，可引起暂时性尿崩症。

2. 特发性尿崩症　约占 30%，临床找不到任何病因，部分患者尸解时下丘脑室上核与室旁核神经核团抗体，即针对

AVP 合成细胞的自身抗体，并常伴有肾上腺、性腺、胃壁细胞的自身抗体。

3. 遗传性尿崩症　少数中枢性尿崩症有家族史，呈常染色体显性遗传，由 AVP-NPⅡ基因突变所致。新近的研究发现，AVP 和神经垂体素（neurophysin，NP）是由同一基因编码的前体蛋白质，在沿垂体束轴突流向神经垂体过程中通过酶的水解作用而产生，现已发现 AVP 神经垂体素前体基因的多个突位点，已知的突变位点不在 AVP 基因编码区而是在信号肽区或神经垂体素Ⅱ基因区（neurophysinⅡ，NPⅡ）。突变引起 NPⅡ蛋白质二级结构破坏，继而影响前体蛋白的水解、AVP 与 NPⅡ的结合以及 AVP-NPⅡ复合物在细胞内的转运和加工过程，而且，异常的 AVP-NPⅡ前体的集聚对神经元具有细胞毒性作用，从而引起下丘脑合成 AVP 神经细胞的减少。

此外，本症可以是 DIDMOAD（diabetes insipidus，diabetes mellitus，optic atrophy，deafness and other abnormalities）综合征（可表现为尿崩症、糖尿病、视神经萎缩、耳聋，又称 Wolfram 综合征）的一部分，为常染色体隐性遗传，但极为罕见。

（二）临床表现

遗传性肾性尿崩症常于出生后数月发病，患者多为男性幼儿。无论中枢性或肾性尿崩症，最早的表现均为多尿、夜尿，一般每日尿量在 3～5L，最多不超过 18L。伴随多尿的是持续性烦渴、多饮，并且常喜饮冰水，口渴中枢正常者饮水量与尿量大致相等。垂体性尿崩症的多尿大多突然发生，在 1～2 日内夜尿达到高峰，患者一般对起病日期明确。垂体受损或手术所致者可呈现暂时性、永久性或三相性尿崩症。三相性尿崩症常在垂体损伤后数小时出现症状，继而消失，7～10 日后尿崩症症状复现，可能由于创伤引起脑水肿，血管加压素分泌失控，待水肿消失后，已合成的血管加压素又得以释放，但最终因下丘脑－垂体束萎缩而出现永久性尿崩症。如果患者口渴中枢正常，又不限制饮水时，除因夜间多尿和饮水影响睡眠而伴有体力较弱外，患者一般情况可保持近于正常人。若口渴中枢不敏感，口渴感觉减退或消失，患者不能及时补充水分，可导致循环衰竭或高渗性脑病，表现为头疼、肌痛、低血压、心动过速、性格改变、烦躁、意识模糊、谵妄和昏迷等。在24小时内血钠浓度达160mmol/L以上的儿童中，病死率超过40%，约2/3的幸存者有永久性神经系统后遗症。劳累、情绪、月经周期和妊娠均可加重尿崩症的症状。糖皮质激素有拮抗VP的抗利尿作用。因此，若尿崩症合并腺垂体功能不全时，尿崩症状反而会减轻，糖皮质激素替代治疗后症状会再现或加重。

（三）辅助检查

1. 禁水试验

（1）原理：正常人禁止饮水一段时间后，由于体内水分减少，血浆渗透压增高，AVP分泌增加，促进远端肾小管对水的重吸收，故尿浓缩，尿量减少，尿比重及渗透压升高。尿崩症患者由于缺乏AVP，禁水后尿量仍多，尿比重及渗透压仍低。

（2）方法：本试验应在严密观察下进行。禁水前测体重、血压、尿量与尿比重或渗透压，禁水时间为8～12小时，禁水期间每2小时排尿1次，测尿量、尿比重或渗透压，每小时测体重与血压。如患者排尿较多，体重下降3%～5%或血压明显下降，应立即停止试验，给患者饮水。

（3）结果分析：①正常人禁水后尿量明显减少，尿比重1.020，尿渗透压8000mmol/L，不出现明显失水；②尿崩症患者禁水后尿量仍多，尿比重＜1.010，尿渗透压低于血浆渗透压；③部分性尿崩症患者禁水后尿量部分减少，尿比重为1.010～1.020，尿渗透压可大于血浆渗透压。

2. 禁水－加压素试验

（1）原理：禁水一定时间后，当尿液浓缩至最大渗透压而不能再上升时，注射加压素。正常人禁水后血浆渗透压升高，AVP大量释放，体内已有足够的AVP，所以注射外源体加压素后，尿渗透压不再升高，而尿崩症患者由于体内AVP缺乏，注射加压素后，尿渗透压可进一步升高。

（2）方法：禁水时间视患者多尿程度而定，一般为4~18小时，当尿渗透压达到高峰水平，继续禁水而尿渗透压不再增加时，抽血测血浆渗透压，然后皮下注射加压素5U，注射后1小时排尿，测尿渗透压，对比注射前后的尿渗透压。

（3）结果分析：禁水后注射加压素的反应：①正常人尿渗透压不再升高，仅少数人可稍升高，但不超过5%；②尿崩症患者尿渗透压可进一步升高，较注射前至少增加9%以上，AVP缺乏的程度越重，增加的百分比越多；③肾性尿崩症患者无反应，尿量无减少，尿渗透压无改变。

3. 高渗盐水试验　正常人在静脉滴注高渗盐水后，血浆渗透压升高，AVP大量释放，尿量明显减少，尿比重增加，而尿崩症患者尿量不减少，尿比重不增加，但注射加压素后尿量明显减少，尿比重明显升高，此方法用于与精神性烦渴多尿的鉴别，目前临床上已少用。

4. 血浆AVP测定　正常人血浆AVP值为2.3~7.4pmol/L，禁水后可明显增高。本病患者则低于正常水平，禁水后也不增加或增加不多。肾性尿崩症患者往往升高。

5. 影像学检查

（1）正常人磁共振扫描：可在神经垂体区域显示T_1相高增强信号，本症患者这种高增强信号消失。

（2）中枢性尿崩症的病因诊断：尿崩症诊断确定之后，必须尽可能明确病因。应进行下丘脑至蝶鞍部位CT扫描或MRI检查，以发现颅内占位病变，颅咽管瘤是继发性尿崩症常见的原因，常有钙化阴影。

（四）诊断

（1）有多尿、烦渴、多饮等临床症状。

（2）每日尿量 3L 以上，但一般最多不超过 18L。

（3）不限水时尿比重（<1.010）或尿渗透压 < $300mOsm/(kg \cdot H_2O)$ 低，而血浆渗透压高一般高于 $287mOsm/(kg \cdot H_2O)$。

根据以上特点可疑诊为尿崩症。若随意检测血浆渗透压 > $295mOsm/(kg \cdot H_2O)$（或血钠 >143mmol/L），而尿渗透压 < $300mOsm/(kg \cdot H_2O)$；或禁水后血浆渗透压 >295mOsm/(kg \cdot H_2O)（血钠 >145mmol/L），而尿渗透压仍然 <300mOsm/(kg \cdot H_2O)，可确诊为完全性尿崩症，注射水剂加压素后反应阳性者为完全性中枢性尿崩症，无反应者为完全性肾性尿崩症。若禁水后尿比重在 1.012～1.016，尿渗透压峰值时尿/血渗透压比值 >1，但 <1.5，经有关检查除外原发性烦渴者，可确诊为部分性尿崩症，根据对加压素的反应进一步分为中枢性或肾性。

（五）鉴别诊断

1. 精神性多饮性多尿　有精神刺激史，主要表现为烦渴、多饮、多尿、低比重尿，与尿崩症极相似，但 AVP 并不缺乏，禁水试验后尿量减少，尿比重增高，尿渗透压上升，注射加压素后尿渗透压和尿比重变化不明显。

2. 糖尿病　多饮、多尿是高渗性利尿，尿糖阳性，尿比重高，血糖高。

3. 高钙血症　甲旁亢危象时血钙增高，尿钙增高，肾小管对抗利尿激素反应下降，产生多饮多尿，亦是高渗利尿，尿比重增高。

4. 其他　如慢性肾功能不全、肾上腺皮质功能减退。

【治疗】

尿崩症的治疗包括对因治疗，缓解多尿症状的对症治疗以及对其高渗性脑病的抢救治疗。对于继发性肾性或中枢性尿崩症应首选针对原发病因的治疗。如药物或毒物引起的中枢性或肾性尿崩症应避免再次接触相关物质。对于毒物还应给予解毒剂或血液净化治疗。下丘脑–垂体炎症、自身免疫性疾病或肿瘤等引起的中枢性尿崩症，应分别予以抗炎、免疫抑制或手术治疗。

1. 高渗性脑病的抢救 高渗性脑病的主要病理生理环节是细胞外液高渗和脑细胞脱水皱缩。故治疗高渗性脑病的原则是恢复渗透平衡，补充细胞容量。由于脑细胞在细胞外液高渗状态下代偿性转移细胞外液渗透溶质，以降低细胞外液渗透浓度，减少脑细胞脱水，当补充低渗液体过快时，脑细胞内积聚的渗透溶质来不及转移出细胞外，而使水向细胞内大量转移，结果导致脑细胞肿胀和脑水肿。实践表明快速输注低渗液体治疗可使高达40%的严重高钠血症患者发生癫痫。因此，应根据血浆渗透压水平和脱水程度选择适当的液体，并在 36~48 小时内，或以每小时使血钠浓度下降 1mmol/L 的速度缓慢纠正高渗状态，以免诱发脑水肿。

2. 缓解多尿症状 部分性尿崩症以及每日尿量在5L以内者，只要能保证水的供给，而且对患者的生活又影响不大时，可能无须治疗。病情较重的尿崩症应予以对症治疗，以免影响患者的生活质量和儿童的生长发育。

(1) 中枢性尿崩症：主要对症治疗措施是补充体内 VP 的不足。临床常用的 VP 制剂有水剂加压素、长效尿崩停（鞣酸加压素油剂）和去氨加压素（DDAVP）。水剂加压素作用迅速，维持时间短（2~6 小时），一般皮下或肌内注射 5~10U，多用于诊断试验和垂体损伤或手术后多尿的短期处理，有利于识别垂体功能的恢复，防止发生水中毒。但是，由于其半衰期短，不适宜于长期替代治疗的患者。

(2) 肾性尿崩症：低盐饮食和氢氯噻嗪治疗可使肾性尿

崩症的尿量减少 50% ~ 70%。氢氯噻嗪抗利尿作用的机制不明，可能与其使机体轻度缺钠，肾脏溶质性负荷减少，导致肾脏近曲小管对等渗液体的吸收继发性增加，排入集合管的液体量减少而发挥疗效。因此，氢氯噻嗪对中枢性尿崩症也有效。每日服氢氯噻嗪50 ~ 100mg 即可产生效果，限制盐的摄入有助于此疗效的维持，但若给予盐负荷则可使此治疗作用消失。

（3）妊娠期尿崩症：应选择 DDAVP 治疗，剂量稍大于中枢性尿崩症。分娩后 1 ~ 2 周，尿崩症症状缓解即可停药。DDAVP 可进入乳汁，但是量很小，且胃肠道吸收差，所以母乳喂养后对婴儿的水代谢影响不大。

【病情观察】

观察治疗前后患者每天进水量的多少，慢性脱水是否纠正，以了解症状控制与否；注意监测实验室指标，如尿比重、尿渗透压、血管加压素等，以了解治疗是否有效，对继发性患者，应了解针对原发疾病治疗的效果。

【病历记录】

1. 门急诊病历 记录患者就诊的时间及就诊的主要症状特点。记录患者的每天进水量与出水量的多少，是否有喜冷饮的特点。体检记录患者慢脱水的体征，如疑为继发，应记录相关的体征。辅助检查记录尿比重、血糖及血、尿渗透压，以及经颅 X 线摄片或脑部 CT、MRI 等检查结果。

2. 住院病历 详细记录患者多饮、多尿的特点，记录本病的诊断依据、鉴别诊断要点、诊疗计划。

【注意事项】

1. 医患沟通 一旦获得诊断，医师要与家属谈话，并提出有关治疗的，让患者家属了解病情、预后及所用药物的不良反应。若需多次重复检查，则要说服患者进行配合；需做特殊检查的，则需向患者交代清楚，以保证试验的顺利完成。

需要特殊检查或手术、放射治疗的，需有患者或其直系亲属签署知情同意书。

2. 经验指导

（1）尿崩症的诊断主要依靠临床表现、禁饮－加压素试验以及其他一些辅助检查。尿崩症诊断明确后，仍需寻找病因，并区分中枢性、肾性还是烦渴综合征（精神性多饮），还要区分是完全性或部分性尿崩症以便判断病情严重程度，为下一步诊断提供依据。

（2）禁水试验注意事项包括应确认受试者的肾上腺功能是正常的，有未控制的糖尿病、高血钙、低血压、肾功能异常者，试验结果并不可靠；同时，试验必须在严格观察下进行，以免过度脱水而发生危险。

（3）精氨酸加压素替代疗法用于完全性中枢性尿崩症，部分性中枢性尿崩症在使用口服药物疗效不佳者，亦可用精氨酸加压素替代治疗；一般而言，口服药物适用于部分性尿崩症患者的治疗，但孕妇及儿童患者不宜用口服药物治疗。

（4）对继发性尿崩症，应尽量治疗其原发病，不能根治者，也可按上述药物治疗。

第九节 嗜铬细胞瘤

嗜铬细胞瘤（pheochromocytoma）是由肾上腺髓质和肾上腺外副神经节系统嗜铬细胞所发生的肿瘤。肿瘤细胞分泌过量的儿茶酚胺，引起以高血压、头痛、心悸、过多出汗等为特征的综合征。本病各年龄均可发生，但以青、中年最多，女性患病率稍高于男性。儿童高血压中嗜铬细胞瘤发生率相对较高。本病有家族史者称为家族性嗜铬细胞瘤，约占5%，为常染色体显性遗传。

【诊断依据】

（一）病因

与其他肿瘤一样，嗜铬细胞瘤的病因尚不清楚。嗜铬细胞瘤起源于胚胎神经嵴分化而成的有摄取生物胺和脱羧功能的细胞，即 APUD 细胞。现已知道嗜铬细胞瘤的发生与 APUD 细胞的遗传基因异常和基因突变相关。

（二）临床表现

1. 高血压

（1）阵发性高血压型：平时血压不高，发作时血压一般在（200～250）/（100～150）mmHg 或更高。常伴有心动过速、剧烈头痛、视物模糊、面色苍白、大汗淋漓、精神紧张、恐慌等。严重者可并发急性左心衰竭、心律失常、高血压危象、脑血管意外等。发作历时数十秒到几小时，随病程进展发作次数增多且持续时间延长。

（2）持续性高血压型：持续高血压者的表现酷似高血压，发展快者似急进型高血压，不同之处是患者有儿茶酚胺分泌过多的某些表现，如头痛、畏热、多汗、肌肉震颤、消瘦、乏力、精神紧张、焦虑、心动过速、心律失常、直立性低血压等。

儿童及青年患者常病情发展较快，可似急进性高血压，短期内可出现眼底病变，多为Ⅲ度，并可有出血、视乳头水肿、视神经萎缩，以致失明；另外，尚可发生氮质血症或尿毒症、心力衰竭、高血压脑病。

嗜铬细胞瘤若得不到及时诊断和治疗，经一定时间（可长达数十年），则可出现诸多高血压心血管系统严重并发症，包括左心室肥大、心脏扩大、心力衰竭、冠状动脉粥样硬化、肾小动脉硬化、脑血管病变等。

2. 低血压及休克

少数患者血压增高不明显，甚至可有低血压，严重者乃至出现休克，另外可有高血压与低血压相交替出现现象，直立性低血压较为多见。

发生低血压的原因为：肿瘤坏死、瘤体内出血，导致儿茶酚胺释放锐减乃至骤停。大量儿茶酚胺引起心肌炎、心肌坏死，从而诱发严重心律失常、心力衰竭或心肌梗死以致心排血量锐减，诱发心源性休克。肿瘤分泌大量肾上腺素，兴奋肾上腺素能 β 受体，引起周围血管扩张。部分瘤体可分泌较多量多巴胺，多巴胺抵消了去甲肾上腺素的升压作用。大量的儿茶酚胺引起血管强烈收缩，微血管壁缺血缺氧，通透性增高，血浆渗出，有效血容量减少血压降低。

3. 心脏表现 在疾病发展过程中因长期血压过高而引起左心室肥厚、心脏扩大、心力衰竭、冠状动脉硬化性心脏病、心肌梗死。心电图可出现穿壁性心肌梗死图形，这种心电图的表现又可消失。大量儿茶酚胺可引起儿茶酚胺性心脏病如心律不齐、期前收缩、阵发性心动过速，甚至出现心室颤动。病理解剖结果证实部分患者可发生心肌退行性变，如心肌炎、心肌坏死等多种心肌损害。这可能与激素直接作用于心肌有关。

4. 高代谢综合征 嗜铬细胞瘤同时分泌去甲肾上腺素和肾上腺素，或仅分泌肾上腺素，可表现为高代谢综合征。产热多于散热可导致发热，肝糖原分解加速及胰岛素分泌抑制可引起高血糖、基础代谢率增高、肌肉消耗及疲乏无力等。

(三) 辅助检查

1. 实验室检查

(1) 尿儿茶酚胺：嗜铬细胞瘤持续性高血压及阵发性高血压发作期尿儿茶酚胺常成倍增高，超过正常值 (去甲肾上腺素 <885mmol/24h，肾上腺素 <273nmol/24h) 2 倍以上有诊断意义。

(2) 尿 3-甲氧-4-羟苦杏仁酸 (VMA)：儿茶酚胺最终代谢产物 VMA 常显著增高 (正常尿排量为 15~35μmol/24h)。

（3）血浆儿茶酚胺：可反映瞬间的血浆浓度，对于嗜铬细胞瘤阵发性高血压发作时和激发试验血压升高时有很高的诊断价值。正常基础值为 100～500pg/ml，500～1000pg/ml 为可疑诊断，2000pg/ml 或基础状态偏高而发作时明显增高，或每半小时持续增高一次，有高度诊断意义。

2. 特殊检查

（1）激发试验：适用于阵发性高血压型间歇期，试验前应停用降压药 1 周以上，试验前后应监测血浆儿茶酚胺浓度。激发试验前先行冷加压试验，嗜铬细胞瘤患者中最高血压较其发作时及激发试验中的水平为低。血压高于 22.6/13.3kPa（170/100mmHg）时不宜采用冷加压试验。组胺激发试验：取磷酸组胺 0.07～0.14mg，加生理盐水 0.5ml 稀释，静脉注射，以后 15 分钟内每分钟各测血压一次。嗜铬细胞瘤患者可于注射后 2 分钟内血压急剧增高，收缩压升高 8kPa（60mmHg），舒张压升高 5.3kPa（40mmHg）。酪胺激发试验：取酪胺 1mg 静脉注射，酪胺可使嗜铬细胞患者贮存的儿茶酚胺释放，收缩压升高 2.7kPa（20mmHg）。胰高糖素试验：给患者静脉注射胰高糖素 1mg，1～3 分钟内血压明显升高，血浆儿茶酚胺升高 3 倍以上或 2000pg/ml。

（2）阻滞试验：适用于持续性高血压型和阵发性高血压发作时。酚妥拉明试验：酚妥拉明为肾上腺素能 α 受体拮抗药，静脉注射 5mg 后，每分钟测血压 1 次，共测 15～20 分钟，嗜铬细胞瘤患者多于注射后 2 分钟内血压迅速下降，收缩压下降 > 4.0kPa（30mmHg），舒张压下降 > 3.3kPa（25mmHg），且持续 3～5 分钟者为阳性。如一度下降后迅速回升者为假阳性。正常人及其他高血压患者收缩压下降一般不超过 4.0kPa（30mmHg）。此试验前应先停用镇静剂、麻醉剂及降压药物（特别是利血平）8～10 日，否则易引起假阳性结果。注意测血压时应固定一侧上臂及取同一姿势测压。久病者如发生肾小球硬化和肾性高血压患者，注射酚妥拉明后血压下降可不明显而发生假阴性结果。

3. 定位诊断 一般多在应用 α 受体拮抗药控制血压后进行。

（1）B 型超声波定位检查：为首选的无创伤检查，经济方便，阳性率比较高，对直径 1cm 以上的肿瘤常能显示。

（2）CT 扫描：准确度、可靠度及阳性率更高于 B 超，亦为无创伤性检查，90% 以上的肿瘤可准确定位，但在注射造影剂强化检查前应注意先用 α 受体拮抗药控制血压，否则有引发高血压的可能。

（3）磁共振成像（MRI）：尤对嗜铬细胞瘤合并妊娠的患者及肾上腺以外的肿瘤，具有较高的诊断价值。

（4）动脉导管术：为创伤性检查，自股动脉插管入腹主动脉并在不同水平采血测儿茶酚胺浓度，根据浓度差来推断肿瘤的位置。

（5）间碘苄甲胍（MIBG）闪烁扫描：放射性核素标记的 MIBG 因其结构与儿茶酚胺相近，可被交感嗜铬组织和嗜铬细胞瘤细胞摄取和浓集，故可显示嗜铬细胞瘤和恶性嗜铬细胞瘤的转移灶，也能显示其他的 APUD 瘤。本方法特异性强，敏感度可达 90%。

（四）诊断

（1）波动性高血压

①发作型：血压波动于正常与高血压之间。

②持续型：在高血压基础上的激烈变化。

③因俯卧、侧卧、饱食、排便等诱因而使血压波动，血压上升时出现搏动性头痛、频脉、出汗、面色苍白、四肢冷、视力障碍。

④一般抗高血压药无效，但 α 及 β 受体拮抗药有效。

（2）尿蛋白及尿糖阳性、白细胞增多、高脂血症、血糖增高、葡萄糖耐量试验（GTT）异常、与肾功能成比例的眼底异常。具备以上症状，检查所见一部分或大部分条件，同时还须具备下列第（3）~（5）条者即可诊断为本病。

（3）血或尿中儿茶酚胺浓度增高。

（4）尿中儿茶酚胺代谢产物排出增加。

（5）经IVP（静脉肾盂造影）、超声检查、腹部CT等证实存在的肿瘤。

（五）鉴别诊断

1. 原发性高血压及其他继发性高血压　原发性高血压和其他继发性高血压包括急进型高血压、肾性高血压、肾动脉狭窄以及原发性醛固酮增多症等，他们的血儿茶酚胺可能轻度升高，但不同于嗜铬细胞瘤成倍的升高，药物激发或阻抑试验阴性有助于鉴别。

2. 围绝经期综合征　患者可有头痛、心悸、低热、多汗、情绪不稳定以及血压波动等类似于嗜铬细胞瘤的症状。但本病多见于45~55岁女性，血雌二醇（E_2）下降，FSH和LH升高，血儿茶酚胺正常。

3. 假性嗜铬细胞瘤　间脑、后颅窝肿瘤在颅内高压和神经系统异常征象出现之前，有阵发性高血压、头痛、心悸、面色苍白等症状，但血尿儿茶酚胺正常时，苄胺唑啉或可乐定试验阴性有助于鉴别。

4. 神经母细胞瘤　为起源于未成熟的交感神经母细胞或嗜铬细胞母细胞的恶性肿瘤。多见于婴幼儿，临床上常有全身消耗症状，肿瘤及转移病灶浸润压迫破坏的症状如肝大、腹部包块、脊髓压迫症、疼痛等，这些肿瘤常合成儿茶酚胺使血尿儿茶酚胺及其代谢产物增多，但一般不能释放足够量的儿茶酚胺以产生临床表现，可能是儿茶酚胺在肿瘤内被灭活的缘故。因此，本病患者病情发展快，发现时多有远处转移，血尿儿茶酚胺代谢产物可明显升高，而血儿茶酚胺仅稍高，多无明显的交感神经兴奋综合征有助于鉴别。

5. 其他具有交感神经兴奋的病症 如 β 肾上腺素能受体功能亢进症、甲状腺功能亢进症以及滥用拟交感神经药物苯丙胺、可卡因、麦角二乙胺等，可出现高血压、心动过速、多汗等症状，若患者有应用拟交感神经药物史，停药后症状消失则提示为药物不良反应；β 肾上腺素能受体亢进症患者用 β 受体拮抗药治疗效果好；甲状腺功能亢进症患者血 T_3、T_4 水平升高；药物激发或阻抑试验阴性有助于这些疾病的鉴别。

【治疗】

嗜铬细胞瘤最有效的治疗措施是手术切除嗜铬细胞瘤。但麻醉、手术剥离和切除肿瘤均可引起血压的剧烈波动，甚至危及患者的生命，故术前充分的内科治疗是获得手术成功的关键。在嗜铬细胞瘤急性发作期，伴有剧烈血压波动、心律失常或消化道出血时，应予以紧急抢救，防止出现严重的心、脑血管并发症。对于恶性嗜铬细胞瘤已有转移或不能耐受手术时，可采取化疗和放疗。

1. 嗜铬细胞瘤急性发作期的处理 嗜铬细胞瘤急性发作期应急诊或住院治疗。患者置于安静的环境中，避免各种刺激。常规吸氧，以满足高代谢状态下的心、脑供氧。

（1）高血压危象的治疗：首选酚妥拉明 5～10mg 加入生理盐水 20～30ml 中缓慢静脉注射，以后用 5% 葡萄糖液 250ml 加酚妥拉明 10mg 静脉滴注，或每 5 分钟静脉注射酚妥拉明 2～5mg，直至高血压危象控制为止。也可选择硝普钠控制血压，将硝普钠 100mg 加入 5% 葡萄糖液 500ml 中，以 0.5～1.0μg/min 的速度静脉滴注，根据血压调整滴速，直至危象控制为止。危象控制后，继续口服 α 受体拮抗药苯苄胺 10mg，每日 2 次，以后视血压控制情况可增量至每日 60mg 以上。

（2）高血压危象与低血压交替发作的治疗：嗜铬细胞瘤高血压和低血压交替发生与血容量不足、α 受体拮抗后 β 受体兴奋占优势等因素有关。故在高血压期要联合应用 α 受体拮抗药和 β 受体拮抗药如苄胺唑啉 10mg + 普萘洛尔 5mg + 5% 葡萄糖液 250ml 静脉滴注；在低血压期则以补充血容量为主，可静脉滴注葡萄糖盐水、右旋糖酐-40、血浆及全血，原则上不用缩血管升压药物和糖皮质激素。

（3）嗜铬细胞瘤并发休克的治疗：嗜铬细胞瘤发生休克的原因有血容量不足、肿瘤自发破裂或出血使儿茶酚胺突然减少、心源性休克以及 α 受体拮抗药用量过大等。故治疗时首先应补充血容量，予以 500 ~ 1000ml 右旋糖酐-40，并酌情补充葡萄糖盐水、血浆或全血；在大量补液的基础上，适当应用去甲肾上腺素升血压治疗，将去甲肾上腺素 1mg 加入 5% 葡萄糖液 250ml 中缓慢静脉滴注，使收缩压维持在 13.30 ~ 14.67kPa 即可，血压稳定 24 ~ 48 小时后应逐渐停药；同时可予以氢化可的松 100 ~ 200mg 静脉滴注，以增加去甲肾上腺素的升血压效应，提高抗休克应激能力。若是心源性休克，应按心源性休克治疗，积极纠正心力衰竭和心律失常；有室性期前收缩或室性心动过速可静脉注射利多卡因 50 ~ 100mg 或普萘洛尔 5 ~ 10mg。

2. 嗜铬细胞瘤的术前处理 嗜铬细胞瘤一旦诊断确立，应尽快给予肾上腺素能阻断剂治疗，以使血管床扩张，血压下降、血容量增加，防止术中高血压危象或低血压休克的发生。因此，患者在扩血管降压治疗中，不应限制饮食钠盐的摄入，以利于血容量的恢复。

（1）苯苄胺：为 α 受体拮抗剂，对 α_1 受体作用较 α_2 受体强 100 倍，半衰期约 24 小时。初始剂量每 12 小时 5 ~ 10mg，以后每隔 1 ~ 2 日增加 10 ~ 20mg，直至血压下降在 18.7/12.0kPa 左右，大多数患者每日剂量在 40 ~ 80mg，个别患者每日用量可达 200mg。药物不良反应有眼结膜充血、鼻塞、直立性低血压、心动过速等。因此，增加药物剂量时应仔细监测立、卧位血压。

（2）哌唑嗪：为 α_1 受体选择性拮抗药，半衰期较短，每日药量应分 3 或 4 次口服。首剂 0.5～1mg，观察血压数小时，以后每日增加 1～2mg，多数患者控制血压和阵发性发作的有效剂量为每小时 1.0～2.5mg。不良反应有直立性低血压和低钠倾向等。

（3）柳氨苄心安（Labetalol）：为 α_1、β 肾上腺素能受体拮抗剂，但其 β 受体拮抗作用较弱，为普萘洛尔的 1/4～1/6。平均口服半衰期为 5.5 小时。由于兼有 β 受体拮抗作用，故扩张血管的同时，不会引起反射性心动过速。初始剂量每次20mg，每日 3 次，可增加至每日 2400mg。有脑出血、心动过缓、传导阻滞以及哮喘者禁用。不良反应有直立性低血压、胃肠不适、精神抑郁、肌痉挛和便秘等。

（4）普萘洛尔：为非选择性 β 肾上腺素能受体拮抗药。由于它阻断 β 受体后使 α_1 受体敏感性增加，有时可导致严重肺水肿和高血压，故不宜在 α 受体拮抗药应用前单独使用，而且应用剂量不宜过大，每次 10mg，每日 3 或 4 次；若心率过快，确需进一步控制时再谨慎加重。应用指征为：用 α 受体拮抗药后心率增快超过 120 次/分，或患者合并有室性期前收缩等心律失常时；以分泌肾上腺素为主的嗜铬细胞瘤，高血压与低血压交替发生者。

（5）其他降压药的应用：有些嗜铬细胞瘤患者单用 α 受体拮抗药效果不佳时，可加用或改用钙离子拮抗药，如尼卡地平每次 10～20mg，每日 3 次。由于嗜铬细胞瘤本身可合成肾素，肾上腺素还可刺激肾脏分泌肾素，故患者在用上述药物控制血压不佳时，可使用血管紧张素转换酶抑制剂如卡托普利、依那普利等协助治疗。

3. 手术治疗 嗜铬细胞瘤应尽可能手术彻底切除。单侧肾上腺嗜铬细胞瘤可行肿瘤侧肾上腺切除术；双侧病变者可行双侧肾上腺瘤剔除术，或一侧肾上腺全切，另一侧肿瘤较小的做肾上腺次全切除术；肾上腺外嗜铬细胞瘤应行肿瘤摘除术。手术麻醉时禁用阿托品、环丙烷、氯乙烷以及三氯乙烷等药物，以免诱发心动过速及心律失常。

术中应根据血压调节苄胺唑啉的静脉滴注速度，如剥离肿瘤时出现血压骤升，可静脉注射苄胺唑啉 1~5mg，血压控制后继续静脉滴注。同时应仔细观察失血量，及时予以补充，补血量应超过出血量 500ml 以上，或以中心静脉压恢复正常为准则，以防低血容量性休克。结扎血管切除肿瘤时，应停用苄胺唑啉，若出现血压骤降，要快速输血补液，并静脉滴注去甲肾上腺素。如果肿瘤切除后，血压仍然持续下降，应仔细探查是否为多发性肿瘤，以免漏诊。若行双侧肾上腺手术治疗，应在术前 1 日、手术日、术中和术后补充糖皮质激素。手术后若出现持续性低血压，应该以扩充血容量为主，如输血、补充生理盐水和右旋糖酐-40 等，必要时可用小剂量去甲肾上腺素静脉滴注。

4. 非手术治疗　对于嗜铬细胞瘤患者因重要脏器功能不全而不能手术者以及恶性肿瘤未切除干净或有转移者，应予以保守治疗包括控制好血压，用放疗及化疗抑制恶性肿瘤的发展，以延长患者的生存期。

（1）控制血压治疗：可根据病情选择 α、β 肾上腺素能受体拮抗药，钙离子拮抗剂以及血管紧张素转换酶抑制剂。若效果仍然不佳，可应用儿茶酚胺合成限速酶（酪氨酸羟化酶）抑制剂——α-甲基酪氨酸，用药后能抑制 50%~80% 的儿茶酚胺合成，使患者血压下降、症状改善。初始剂量每日 500~1500mg，逐渐增至每日 3~4g，分 3 或 4 次口服。不良反应有嗜睡、焦虑、腹泻、口干、溢乳、精神失常和震颤等。

（2）放疗：对于手术不能切除的恶性嗜铬细胞瘤或转移灶可静脉注射[131]I-MIBG 治疗，利用[131]I-MIBG 释放的 β 射线抑制和破坏肿瘤组织，有效率约 60%，可延长患者的生存期。对于骨转移病灶引起顽固性疼痛而又不能行手术治疗时，可采用 X 线外照射，剂量为 30~50Gy，有明显缓解疼痛的作用。

（3）化疗：目前治疗恶性嗜铬细胞瘤最常用的化疗方案为 CVD 方案即第 1 日用环磷酰胺（C）750mg/m²，加长春新碱（V）1.4mg/m²，第 1 日和第 2 日各用一次达卡巴嗪（D）600mg/m²，以后每隔 21 日重复 1 个疗程，连续使用 3 个疗程，常可使患者临床症状明显缓解，转移灶缩小，有效率为 57%；但 CVD 方案有效期持续时间不长，以后重复应用疗效差。对于恶性嗜铬细胞瘤肝转移灶可予以链脲霉素 2g 加生理盐水 500ml，每月静脉滴注 1 次，2 个月后瘤体可缩小 50% 左右。

【病情观察】

1. 观察内容　主要观察治疗后患者的血压是否下降至稳定、临床症状是否控制，如手术治疗需观察手术后患者血压是否降至正常；监测患者的血、尿儿茶酚胺及其代谢物的水平，以了解治疗后疾病的控制程度，以便及时调整治疗用药物及剂量；高血压发作时，则主要观察所采取的治疗是否有效，可否有效、迅速地降低血压。

2. 动态诊疗　诊断明确者，如定位确诊，则首选手术治疗，并充分做好术前、术中和术后准备，保证手术的顺利进行。如肿瘤广泛转移不能切除或大部分切除术后仍有高血压，则需用药物治疗来缓解症状；如遇高血压急性发作，需紧急处理。①酚妥拉明 1~5mg 静脉推注，每 5 分钟重复至血压下降并稳定，继以 10~50mg 加入 5% 葡萄糖氯化钠注射液 500ml 中，缓慢静脉滴注；②可换用硝普钠，按 10μg/min 的剂量静脉滴注，逐步加重至血压下降并稳定；③亦可用 α 受体拮抗药控制血压后，予普萘洛尔 1~2mg 静脉注射，5~10 分钟重复，以控制心动过速和心律失常；④遇有高血压脑病、心力衰竭时，应及时予以对症处理。所用药物需结合患者的具体情况选择，治疗中应定期复诊，监测相关的实验室检查项目，了解治疗用药及治疗效果，以便更好地控制病情。

【病历记录】

1. 门急诊病历 详细记录患者高血压发作时的症状特点，具体记录血压的高低；既往有无类似发作史，如有，应记录相关的诊断、治疗经过及效果如何等；有无家庭史；体检记录有无心界扩大、心律失常等，眼底有无动脉变细、出血等，腹部是否可触及肿块，如触及，应予以具体描述；辅助检查记录血、尿儿茶酚胺测定，尿 VMA、影像学检查的结果。

2. 住院病历 详尽记录患者的发展过程、门急诊或外院的诊疗经过。重点记录患者高血压急性发作的症状、体征特点。记录患者入院治疗后的病情变化、治疗效果。主要记录患者血、尿儿茶酚胺以及代谢物的检查结果。如需手术治疗，患者直系亲属应签署知情同意书。如有病情恶化，应记录与患者直系亲属的谈话经过，并请患者或患者直系亲属署名。

【注意事项】

1. 医患沟通 应向患者及家属介绍本病的临床特点、诊断方法、治疗方案等，讲明发生高血压急性发作的危险，交代手术治疗是根治性措施，使患者及家属能理解，从而配合治疗。要注意与患者及家属的沟通，强调定期随访、复查的必要性。需手术治疗、有病情急骤恶化的，须与患者家属谈话，交代病情，并要求其签署知情同意书。

2. 经验指导

（1）发作性高血压是本病的特征之一，发作时血压明显升高，常伴有心悸、多汗、头痛三联征。临床上如遇到这种患者，必须高度怀疑本病的可能。

（2）实验室测定血、尿中各种儿茶酚胺类物质及其代谢产物的含量时，应注意避免服用影响测定的药物如哮喘喷雾剂、麻黄碱等，应保持镇静，避免刺激。各种儿茶酚胺类物质及其代谢产物排出明显者有确定诊断的意义，但正常不能轻易否定诊断，常需多次检测，血、尿最好取发作时的标本测定，阳性率可提高。

（3）本病一旦确诊，无论良恶性，均需手术切除治疗，一般手术后 1 周左右血压可恢复正常，如不能恢复正常，应考虑体内尚有病灶存在。

（4）应用药物治疗时，应熟悉药物使用的指征、不良反应。如用哌唑嗪，应用时可致严重的直立性低血压，故应建议患者在睡前立即服用，服药后尽量卧床；而 β 受体拮抗药（普苯洛尔）不应在使用 α 受体拮抗药的情况下单独使用，否则会导致严重的肺水肿、心力衰竭或诱发高血压危象发生。在使用 α、β 受体拮抗药为术前准备时，一般主张仅达到部分拮抗 α 及 β 受体作用为好，其标志是：无明显直立性低血压，阵发性高血压发作减少、减轻，持续性高血压降至接近正常。

第九章

免疫系统急症 ◀•••

第一节 系统性红斑狼疮

系统性红斑狼疮（systemic lupus erythematosus，SLE）是一种病因不明的自身免疫性疾病，其特征为多系统、多脏器受累，血中有多种自身抗体。多累及生育年龄的女性，男女之比为 1 : 9。一般认为与遗传性因素、性激素和环境因素有关。

【诊断依据】

（一）症状

患者出现发热，伴有全身乏力、肌肉酸痛。部分患者有皮肤和黏膜的损害，有皮疹、瘙痒，本病多表现为毛发稀疏、干枯、易折，有口腔溃疡。关节和肌肉酸痛者，常为游走性、对称性。除了以上症状外，还有不明原因的心动过速、蛋白尿、双下肢水肿、咳嗽、胸痛等症状。

（二）体征

（1）典型的患者可见鼻梁和双颧颊部呈蝶型分布的红斑或有手足掌面和甲周红斑或有下肢网状青斑。部分患者可有雷诺现象，即寒冷时或情绪变化后四肢末端出现发白、发紫。

（2）可见有关节疼痛和肿胀，但无畸形。

（3）合并心包炎者，可见心界扩大，心音变低、遥远；合并心肌炎者，可有心动过速、心律不齐。

（4）有胸腔积液者，听诊肺部呼吸音减低，叩诊为实音；有狼疮性肺炎者，肺部可闻及湿啰音。

（三）检查

1. 一般检查

（1）尿常规：定期检查尿常规可以检测 SLE 是否引起肾功能损害，尤其应注意是否出现尿蛋白和管型。

（2）血常规：血液系统是 SLE 最常受累的系统之一。血小板减少、白细胞和（或）淋巴细胞减少很常见。可出现慢性肾病性贫血和溶血性贫血，红细胞、血红蛋白减少，溶血时可有网织红细胞增加。

（3）尿蛋白：可发现肾脏的微量蛋白尿，能鉴别尿蛋白是因为肾小球滤过率功能损伤所引起的大分子蛋白或是由于肾小管重吸收障碍所引起的小分子蛋白或混合型蛋白。

（4）24 小时尿蛋白定量：可检测 24 小时尿蛋白总量，大量蛋白从尿中丢失引起肾病综合征，出现低蛋白血症、明显水肿和高脂血症。也可作为评价狼疮肾炎治疗效果的指标之一。

（5）肾功能：可监测狼疮肾炎的发生和严重程度，判断治疗结果。

2. 自身抗体

可根据所在医院的条件，检测血液中的自身抗体，抗核抗体（ANA）滴度≥1:20 可判为阳性（间接免疫荧光法、免疫扩散法、酶联免疫吸附法）；抗 ds-DNA 的抗体结合率≥20%（Farr 法）为阳性，对诊断有较高的特异性；抗 ENA 抗体常作为诊断的依据，其中抗 Sm 主要在 SLE 中出现，被视为 SLE 的标记性抗体，其阳性率 30% 左右，另外抗 RNP 抗体、SSA 抗体、SSB 抗体也可以出现阳性。

3. 补体 C3 和 C4

SLE 是免疫复合物疾病，免疫复合物

形成消耗了补体,因此常有补体水平降低,尤以 C3 改变明显。补体降低也是 SLE 疾病活动重要指标之一,病情缓解后补体水平可恢复正常。

4. 狼疮带试验(lupus band test,LBT) 约 70% SLE 有 LBT 阳性,特异性有限,对 SLE 起辅助诊断作用。

5. 抗人球蛋白试验(Coombs 试验) SLE 发生溶血性贫血时,Coombs 试验阳性,可以是抗红细胞直接抗体、抗红细胞间接抗体、抗 IgG 抗体、抗 C3 抗体中一种或几种抗体阳性。

6. 脑脊液检查 对发现 SLE 中枢神经系统受累有重要价值,某些无中枢神经系统表现的 SLE,脑脊液也常有异常发现。常有细胞数轻微升高,蛋白质含量增加,糖和氯化物改变不明显,类似病毒性脑膜脑炎。脑脊液中可检测出 ANA、抗 ds-DNA 抗体。

7. X 线及影像学检查 有助于早期发现器官损害。如头颅 MRI、CT 对患者脑部的梗死性或出血性病灶的发现和治疗提供帮助;高分辨 CT 有助于早期肺间质性病变的发现。超声心动图对心包积液、心肌、心瓣膜病变、肺动脉高压等有较高敏感性而有利于早期诊断。

8. 肾活检 对狼疮肾炎的诊断、治疗和预后估计均有价值,尤其对指导狼疮肾炎的治疗有重要意义。

(四)诊断要点

美国风湿病学会 1982 年的 SLE 分类标准,对诊断 SLE 很有价值:①颧部红斑,平的或高于皮肤的固定性红斑;②盘状红斑,面部的隆起红斑,上覆有鳞屑;③光过敏,日晒后皮肤过敏;④口腔溃疡,经医生检查证实;⑤关节炎,非侵蚀性关节炎,≥2 个外周关节;⑥浆膜炎,包括胸膜炎或心包炎;⑦肾病变,每日蛋白尿 > 0.5g 或细胞管型;⑧神经系统病变,癫痫发作或精神症状;⑨血液系统异常,溶血性贫血或血白细胞减少或淋巴细胞绝对值减少或血小板减少;⑩免疫学异常,狼疮细胞阳性或抗 ds-DNA 或抗 Sm 抗体阳性或梅毒血清试验假阳性；⑪抗核抗体阳性。在上述 11 项中，如果有 ≥4 项阳性（包括在病程中任何时候发生的），则可诊断为 SLE，其特异性为 98%，敏感性为 97%。

（五）鉴别诊断

（1）类风湿关节炎：多为对称性关节肿胀，并持续 6 周以上，晨僵≥1h，血清中类风湿因子阳性且为高滴度。

（2）多发性肌炎或皮肌炎：为对称性进行性的近端肌无力，血清中肌酶升高，肌电图示典型的肌源性损害。

（3）原发性肾小球肾炎：以蛋白尿或血尿为主，但无自身抗体阳性及皮疹等。

【治疗】

1. 一般治疗

（1）急性活动期以卧床休息为主，慢性期或病情稳定者可从事适当的社会活动和参加适度的锻炼。

（2）避免暴露于强阳光下，夏天户外活动要戴帽子和穿长袖衣服。

（3）应激状态：如手术、感染、分娩、精神创伤等都可使病情加重，应给以相应的处理。

（4）避免应用能加重或诱发本病的药物。

2. 药物治疗

（1）非甾体抗炎药：适用于有发热、关节炎和浆膜炎的轻型病例。本类药能降低肾小球滤过率，影响肾血流量，有肾损害的患者应慎用。

（2）抗疟药：对控制皮疹、光敏感和关节症状有一定疗效。磷酸氯喹每次 250mg，每日 1～2 次，口服。氯喹衍生物排泄缓慢，长期应用易在体内蓄积，引起视网膜退行性病变，为预防眼部病变，应定期检查眼底。

（3）肾上腺皮质激素：适用于急性暴发性狼疮或有肾、心、肺、中枢神经系统等重要脏器受累者。常有泼尼松 1mg/（kg·d），口服。剂量应随病情加减，病情轻者 0.5mg/（kg·d）；病情重者 2mg/（kg·d）。病情明显好转后开始逐渐减量，一般每 1～2 周减少原用量的 10%。多数患者需长期用小剂量（每日 10～185mg）维持。狼疮性皮肤病可用糖皮质激素局部注射或外用。

（4）免疫抑制剂：一般不首选或单独使用此类药物治疗 SLE。主要适用于：①使用肾上腺皮质激素无效或不能耐受长期大量肾上腺皮质激素治疗的患者；②狼疮肾炎、脑病、心肌受损等重症单用激素不能控制的患者；③减少激素减量引起的病情复发或为减轻激素的不良反应，需减少激素剂量者。常用药有环磷酰胺和硫唑嘌呤。环磷酰胺 1～2mg/（kg·d），口服。对难治性狼疮性肾炎可用环磷酰胺 0.5～1.0g/m² 体表面积，静脉滴注，1 次/月，尿蛋白转阴后改为 2～3 个月 1 次。多数患者经 4～6 次治疗蛋白尿明显减轻，肾功能改善。硫唑嘌呤 1～2mg/（kg·d），口服。本类药物的主要不良反应有胃肠道反应、骨髓抑制、肝肾损害、脱发、致畸胎及致癌。

（5）其他：对狼疮性肾炎可用雷公藤多苷片治疗。对上述免疫抑制剂治疗无效肾炎患者可用环孢素 3～5mg/（kg·d），分 2 次口服。对急性危重患者可用血浆置换疗法。

【病情观察】

主要观察治疗后患者的症状是否控制，如皮疹、口腔溃疡等是否消失，关节炎疼痛是否缓解，体温是否恢复正常。注意复查胸片、血沉、免疫功能、自身抗体等，以了解病情是否控制，评估治疗疗效。同时应注意观察治疗药物本身有无不良反应，以便及时调整治疗药物及剂量。

【病历记录】

1. 门急诊病历 记录患者就诊时间及主要症状特点，如关节痛的特点、部位，有无晨僵、脱发、发热、口腔溃疡等伴随症状。有无服药史（如青霉素、糖皮质激素、女性生育期患者有无服避孕药史等），以往有无类似症状，如有，应记录其诊疗过程，包括用药情况、效果如何。体检记录所发现的阳性体征，如皮疹部位、形态，关节有无肿大及压痛，四肢是否水肿，有无发热。辅助检查记录血常规、血沉，自身抗体的结果。

2. 住院病历 详细记录患者的发病过程、门急诊或外院的诊疗过程、所用药物及效果如何，首次病程记录应提出本病的诊断依据。详细记录患者入院治疗后的病情变化、治疗效果，有关的实验室检查的结果应详细记录。如需行骨穿、输血、应用大剂量的免疫抑制剂，应记录与患者或患者家属的谈话内容，无论同意与否，应请患者或患者家属在病历上签名。

【注意事项】

1. 医患沟通 医师应如实告知患者或患者家属有关 SLE 的特点、治疗方案及疗程以及应注意避光、休息等事项。并要求患者或其家属建立长期治疗的思想准备，重要的是需定期复查，在医师的指导下合理应用、调整治疗药物，以使患者及家属能理解、配合治疗。对有关治疗药物的选择、不良反应应告知患者或其家属，包括治疗中所出现的并发症、需要调整的治疗方案等，均应及时告知。如因血液系统病变或其他原因而有输血指征，应告知患者输血的必要性、风险，以求得患者同意，并签字为据。

2. 经验指导

（1）对已诊断明确者，应对病情的程度和病情的活动性做评估，如有新近出现的症状，可提示疾病的活动，对仅有 ANA 阳性而无诊断要点中的其他标准，应与其他相关疾病相鉴别。

（2）本病的治疗方案应个体化，由于 SLE 临床表现多种多样，起病早晚、病情轻重及病情活动及预后不一，因此治疗方案应个体化。

（3）治疗应权衡效率/风险比率。本病治疗的目的是保障重要脏器功能，争取好的转归，但许多药物皆有不同程度的毒性和不良反应，在治疗过程中，必须在控制病情活动和药物毒性作用之间，寻求最适宜的药物和剂量。

（4）糖皮质激素治疗是本病治疗的主要药物，疗程较长，临床上应注意保护下丘脑－垂体－肾上腺轴，避免使用对该轴影响较大的地塞米松等长效和超长效激素。激素的不良反应较多，如高血压、高血糖、高血脂、骨质疏松、无菌性骨坏死、白内障、水钠潴留等，治疗期间需定期随访。

第二节　类风湿关节炎

类风湿关节炎（rheumatoid arthritis，RA）是一个累及周围关节为主的多系统性炎症性的自身免疫病。发病以 20～50 岁的青年居多，女性发病率较男性高，本病呈全球性分布，我国的发病率为 0.32%～0.36%，低于欧美白种人的 1%，是造成我国人群丧失劳动力和致残的主要病因之一。

【诊断依据】

（一）症状

大多数患者以关节疼痛就诊，早起时关节骨或周围的僵硬感，需活动多长时期才能缓解，有发热，伴有食欲不振、全身乏力。病程较长者，伴有胸闷、气急、咳嗽或手足麻木、一过性眼睛充血、疼痛或畏光异物感。

（二）体征

（1）主要侵犯的关节，上肢以腕关节、掌指关节，近端指间关节为多见，下肢以膝关节、足趾关节多见，其他关节亦可累及。关节软组织肿大、压痛，伴有关节畸形。如掌指关节半脱位后向尺侧偏斜，或屈曲畸形，或天鹅颈样畸形，或腕关节不能屈曲（呈僵直状），或双肘不能伸直；病程长的可出现足外翻畸形，足趾呈爪样。

（2）病变关节周围有皮下结节，多发于尺骨鹰嘴下方，膝关节及跟腱附近等易受摩擦的骨突部位，一般多紧贴面，不易活动，无触痛。

（3）有肺间质病变时，肺部语颤音可减弱（一侧或两侧），可闻及细小干湿啰音；并发心脏病变如类风湿性心包炎或心肌炎时，心脏听诊可闻及心包摩擦音、心律不齐。

（4）部分患者可有皮下紫癜，以双下肢为主；或浅表淋巴结肿大而多无压痛。

（三）检查

1. 血常规

（1）常见有红细胞和血红蛋白减少，程度与疾病活动性、关节炎程度相关联，多为慢性贫血，表现为小细胞低色素贫血。贫血可因疾病本身所致，也可因服用非甾体抗炎药而造成胃肠道长期少量出血所致。

（2）白细胞及分类一般多正常，白细胞减少见于 Felty 综合征或药物不良反应。

（3）血小板增多常见于疾病活动的患者，血小板减少见于 Felty 综合征或药物的不良反应。

（4）疾病治疗过程中检测血常规可监测治疗反应和药物毒副反应。

2. 血沉（ESR） 反映疾病的活动性和严重性的指标，对监测疾病活动和判断治疗效果有帮助。但试验本身无特异性，在各种细菌感染、组织损伤、恶性肿瘤、高胆固醇血症等病理情况下均可见血沉增快；此外，妇女月经期、妊娠期等生理情况下也可以出现血沉增快。

3. C-反应蛋白（C reactive protein，CRP） 属急性时相反应蛋白，反映类风湿关节炎的活动程度，对疾病活动性的监测和判断治疗效果有帮助。

4. 自身抗体

（1）类风湿因子（rheumatoid factor，RF）

①诊断类风湿关节炎的主要实验室指标之一，其诊断敏感性为 75%，特异性为 70% 左右。

②也是判断疾病活动性的指标之一，高滴度的类风湿因子提示疾病活动，预后较差。有效治疗可使类风湿因子滴度下降或转阴性，因此在疾病治疗过程中应定期复查类风湿因子。

（2）抗核周因子（antiperinuclear factor，APF）

①在类风湿关节炎中诊断敏感性为 50%～80%，特异性为 89%～94%。偶可见于系统性红斑狼疮、干燥综合征、硬皮病、传染性单核细胞增多症中。

②在类风湿因子阴性的患者中有 40% 左右 APF 阳性，所以对 RF 阴性的类风湿关节炎的诊断有帮助。

③APF 阳性往往提示预后不佳。

（3）抗瓜氨酸肽抗体（anti-cyclic citrullinated peptide antibody，抗 CCP 抗体）：在类风湿关节炎中诊断敏感性为 40%～75%，特异性为 95% 左右，对早期类风湿关节炎特别是 RF 阴性的类风湿关节炎的诊断有帮助。抗 CCP 抗体阳性的类风湿关节炎提示骨破坏严重。

（4）抗 Sa 抗体：在类风湿关节炎中诊断敏感性为 38%，特异性为 91.6%。对早期类风湿关节炎诊断有帮助。

（5）抗角蛋白抗体（anti-kerantin antibody，AKA）：在类风湿关节炎中诊断敏感性为 44%，特异性为 89%。类风湿因子阴性患者有 34% 阳性，对 RF 阴性的类风湿关节炎诊断有帮助。

5. 滑液分析　类风湿关节炎属非化脓性炎症性滑液，肉眼观察为透明或浑浊，色泽为黄色或草绿色，黏性低如水样，黏蛋白凝集差，易碎，白细胞数为（2～75）×10^9/L，以多形核细胞为主。滑液分析对类风湿关节炎的鉴别诊断有重要意义。如肉眼发现血性滑液提示可能为血友病、创伤、绒毛结节状滑膜炎；滑液涂片和培养发现细菌可诊断为化脓性关节炎；偏振光显微镜发现单水尿酸钠结晶提示痛风，二水焦磷酸钙结晶提示假痛风。

6. 肝功能 类风湿关节炎本身少有肝功能损伤，但治疗药物如非甾体抗炎药、慢作用药物和免疫抑制剂等皆可引起药物性肝脏损害，主要表现为氨基转移酶升高，治疗中要定期检测肝功能。

7. 关节 X 线检查 本项检查对本病的诊断、关节病变的分期、监测病变的演变均很重要，临床应用最多的是手指及关节的 X 线片。X 线片中可以见到关节周围软组织的肿胀阴影，关节端的骨质疏松（Ⅰ期）；关节间隙因软骨的破坏而变得狭窄（Ⅱ期）；关节面出现虫蚀样破坏性改变（erosion）（Ⅲ期）；晚期则出现关节半脱位和关节破坏后的纤维性和骨性强直（Ⅳ期）。X 线片中由于有组织重叠影，因此不利于发现早期 RA 的病变。

8. 影像学 包括关节 CT 及 MRI，它们对诊断早期 RA 有帮助。MRI 可以显示关节软组织早期病变，如滑膜水肿、骨破坏病变的前期表现骨髓水肿等。CT 可以显示在 X 线片上尚看不出的骨破坏，但由于需要一定条件，目前不能普遍用于日常临床工作。

9. 类风湿结节的活检 其典型的病理改变有助于本病的诊断。

（四）诊断要点

现国际上多采用美国风湿病协会修订的 RA 分类标准，介绍如下。

（1）晨僵至少 1 小时，持续 6 周。

（2）3 个或 3 个区域以上的关节肿胀至少持续 6 周。

（3）腕关节、掌指关节或近端指间关节肿胀至少持续6周。

（4）对称性关节肿胀至少持续6周。

（5）类风湿结节。

（6）手的X线检查：有典型的RA变化，即必须包括骨质的侵蚀或明确的骨质脱钙。

（7）血清类风湿因子（RF）阳性：以正常人群中<5%的阳性率作为阳性滴度的界限。

以上7项标准中符合4项或4项以上者可诊断为RA。

（五）鉴别诊断

1. 强直性脊柱炎　强直性脊柱炎多见于青壮年男性，以非对称性的下肢大关节炎为主，极少累及手关节。骶髂关节炎具典型的X线改变。有家族史，90%以上患者HLA-B27阳性。血清RF阴性。

2. 银屑病关节炎　本病多发生于皮肤银屑病变后若干年，其中30%~50%的患者表现为对称性多关节炎，与RA极为相似。其不同点为本病累及远端指关节处更明显，且表现为该关节的附着端炎和手指炎。同时可有骶髂关节炎和脊柱炎，血清RF阴性。

3. 骨性关节炎　本病多见于50岁以上者。关节痛不如类风湿关节炎明显，且以运动后痛、休息后缓解为特点。累及负重关节如膝、髋为主，手指则以远端指关节出现骨性增生和结节为特点。血沉增快多不明显。血清RF阴性。

4. 系统性红斑狼疮　有部分患者因手指关节肿痛为首发症状而被误诊为类风湿关节炎。然而本病的关节病变较类风湿的关节炎症为轻且关节外的系统性症状如蝶形红斑、脱发、蛋白尿等较突出。血清抗核抗体，抗双链DNA抗体多阳性，补体低下则在早期就出现。

5. 其他病因的关节炎　风湿热的关节炎，肠道感染后或结核感染后反应性关节炎，均各有其原发病特点。如风湿热多见于青少年，其关节炎的特点为四肢大关节游走性肿痛，很少出现关节畸形；关节外症状包括有明确链球菌感染史、发热、心脏炎、皮下结节、环形红斑等；血清抗链球菌溶血素滴度升高。

【治疗】

（一）一般治疗

对轻型病例，要有规律地定期休息。在高度活动伴剧痛的严重病例，需短期卧床休息。普通食物的营养一般已能满足需要，鱼油或植物油能通过减少前列腺素的产生而促进症状的改善。

（二）药物治疗

根据类风湿关节炎患者的不同病情选择不同的治疗方案，近年来多推崇联合治疗的模式，可通过抑制类风湿关节炎免疫或炎症损伤的不同环节发挥治疗作用。

1. 方案1 甲氨蝶呤（MTXI）7.5 mg，1 次/周，1 日内服完；柳氮磺胺吡啶（SASP）0.5 g，每日 3 次，口服；双氯芬酸缓释片 75 mg，每日 1 次，口服；1 周后 MTX 加至 10 mg，每周 1 次，1 日内服完，以后每周加 2.5 mg，直至 15~20 mg，治疗有效后逐步减量。对有肝病或对磺胺药过敏者，应停用MTX、SASP。

2. 方案2 来氟米特（爱诺华）50 mg，每日 1 次，连服 3 日，第 4 日起服每日 20 mg，口服；塞来昔布（西乐葆）0.2 g，每日 2 次，口服，此方案适用于以往有胃病者或方案 1 应用后胃部反应较大者。

3. 方案3 羟氯喹 0.2 g，每日 2 次，口服；SASP 0.5 g，每日 3 次，口服；扶他林缓释片 75mg，每日 1 次，口服；对有胃病者，扶他林缓释片可改用西乐葆 0.2g，每日 2 次，因羟氯喹可引起黄斑病和视网膜炎，此方案在应用 3~6 个月时，应嘱患者检查眼底。

注意：在上述方案治疗中，如有恶心、呕吐、反酸、厌食等胃部症状出现时，可加用雷尼替丁 0.15g，每日 2 次，口服；硫糖铝片 0.5g，每日 3 次，口服。亦可在上述药物治疗中辅以中成药，如用益肾蠲痹丸 1 包，每日 3 次，口服；或用正清风痛宁缓释片 1 片，每日 2 次，口服；或用雷公藤片10mg，每日 3 次，口服。对关节疼痛难忍而不能被以上药物所控制者，可加用泼尼松 5mg，每日 3 次，口服，待症状控制后逐步减量。患者如合并有胸腔积液或有肺间质病变或有肺结节病者，可用泼尼松 10mg，每日 3 次口服以及 MTX7.5~10mg，每周 1 次，口服，并同时用美洛昔康（莫比可）7.5mg，每日 2 次，口服。

（三）其他治疗

1. 功能锻炼 是类风湿关节炎患者关节功能得以恢复及维持的重要一环，经以上药物治疗使 RA 得到控制后，应进行适当的关节功能活动。

2. 理疗 局部热疗可使疼痛减轻、晨僵消失，患者感到舒适。急性渗出性病变可用冷敷来减轻疼痛。红外线和微波疗法等可增加局部血循环，促使炎症及肿胀消散、疼痛减轻，并可增加药物对局部的作用。

（四）外科手术治疗

经内科治疗效果不佳，有严重关节功能活动障碍的患者，应予手术治疗。

【病情观察】

主要观察患者治疗后症状是否缓解，如关节肿痛是否缓解，体温是否恢复正常，以评估治疗疗效监测患者的血常规、尿常规、血自身抗体、血沉等，以了解病情是否活动，决定是否调整治疗药物。注意观察治疗药物的不良反应，以便及时减量或停药。

【病历记录】

1. 门急诊记录 详细记录患者关节肿痛的时间、性质、部位，有无压痛，有无关节畸形，以往是否诊疗过，如有，应记录患者以往的诊疗过程、所用药物及治疗效果。体格检查中主要记录关节是否有红肿畸形、关节压痛等。辅助检查记录血常规、血清学检查、自身抗体、X线摄片、尿常规等检查结果。

2. 住院记录 详细记录患者发病过程、门急诊或外院的诊疗过程。病程记录应详细记录患者入院后的有关实验室检查结果、病情变化、治疗效果等。记录患者应用药物的名称、剂量，尤其是有无不良反应。如病情恶化，治疗效果不佳需调整治疗方案的，均需记录与患者及家属的谈话过程，并以签字同意为据。

【注意事项】

1. 医患沟通 应向患者或其家属告知疾病的诊断、目前的病情程度及有无并发症，尤其是医师将采取的检查方法、治疗手段等，以使患者家属能有正确认识。并注意做适当的心理疏导，打消患者对本病的恐惧，要将目前对此病的治疗进展等情况告知患者或家属，以利于患者能配合治疗，尽快控制病情，同时希望患者不要道听途说，盲目相信各种广告、游医。

2. 经验指导

（1）一般治疗2个月左右应检测各种实验室指标及观察临床症状是否控制，以评估疾病是否缓解，目前类风湿关节炎治疗缓解的标准是：①晨僵时间低于15分钟；②无疲乏感；③无关节痛；④活动时无关节痛或关节无压痛；⑤无关节或腱鞘肿胀；⑥血沉（魏氏法）女性 < 30 mm/h，男性 < 20 mm/h。符合5条或5条以上并至少持续2个月者，可考虑为临床缓解。患者如有血管炎、肌炎、胸膜炎、心包炎和近

期出现无原因的体重下降等不能认为缓解。

（2）糖皮质激素能迅速减轻关节疼痛肿胀，因此在关节炎急性发作或本病伴有心、肺、眼和神经系统等器官受累的重症患者，可给予短期的糖皮质激素，以小剂量为主，泼尼松每日10 mg，口服，可同时服用 NSAIDs 类药物。激素治疗类风湿关节炎的原则是：不需用大剂量时用小剂量，能短期使用时不长期使用，治疗中应注意补充钙剂和维生素，以防骨质疏松。

（3）应该明确，治疗后症状缓解，不等于疾病根治，近期疗效不等于远期有效，虽然 DMARDs 可以延缓病情进展，但并不能治愈类风湿关节炎，基于这一点，为防止病情复发，原则上不主张停药，可依据病情逐渐减量维持治疗。

（4）药物治疗时，要注意患者是否有抑郁现象，类风湿关节炎的关节疼痛、害怕残疾、因残疾而生活不能自理、经济损失等诸多因素，往往给患者带来很大的精神压力，因此在积极合理的药物治疗同时，还应注重心理治疗。

第三节　干燥综合征

干燥综合征（sjogren syndrome，SS）是一个主要累及外分泌腺体的慢性炎症性自身免疫病，临床除有涎腺和泪腺受损、功能下降而出现口干、眼干外，尚有其他外分泌腺及腺体外其他器官的受累，同现多系统损害的症状，血清中可出现多种自身抗体和高免疫球蛋白血症。本病分为原发性和继发性两类，前者单独存在，后者继发于另一诊断明确的结缔组织病，本节主要叙述原发性干燥综合征（primary sjogren syndrome，PSS），其病程虽长，但预后良好，以女性多见，男女比为1:（9~20），发病年龄多在 40~50 岁，约占全部病例90%。

【诊断依据】

（一）症状

患者有一过性关节肿胀，出现口干、频频饮水、夜间需起床饮水、有进食固体食物时必须伴水或流食送下的表现；有眼干涩、异物感、泪少等症状，有痛哭无泪的症状；出现咳嗽、气急、胃部不适、餐后发胀，小便频多、四肢酸软无力、四肢末端麻木、皮肤干燥等，女性有阴道干涩的现象。

（二）体征

（1）有眼部不适症状者，可能有内眦黏液性分泌物及眼干。

（2）有反复腮（颌下）腺肿大者，部分患者可扪及肿大的腺体；半数以上可出现牙齿变黑，或口腔内有残根，又称"猖獗齿"；舌干明显者，可表现舌面暗红、光滑，有皲裂，有时出现溃疡。

（3）如有皮疹的，可在下肢见有呈米粒大小、边界清楚的"紫癜样皮疹"；随着时间延长，皮疹颜色转为暗红，持续10日左右自行消退，遗有色素沉着。

（4）少部分患者可出现四肢末端的雷诺现象。

（5）有关节疼痛，但常无关节肿胀、破坏及畸形；合并周期性瘫痪者，可见四肢肌力下降。

（6）部分患者可能有肺部呼吸音粗糙、皮肤黄疸、肝大、周身淋巴结肿大。

（三）检查

1. 自身抗体 本病有多种自身抗体可以出现，45.7% 的患者有抗核抗体滴度升高（>1:20），抗 SSA 抗体、抗 SSB 抗阳性率分别是 70% 和 40%，5%~10% 尚分别出现抗 RNP 抗体和抗着丝点抗体。43% 的患者类风湿因子阳性，约 20% 的患者出现抗心脂抗体。其中抗 SSA 抗体及抗 SSB 抗体对本病诊断有很大的帮助，前者在本病的敏感性高，后者则特异性较强，尤其在有系统性损害的患者，两者的阳性率更高。近年来有测定抗 α-fodrin（胞衬蛋白）抗体，协助诊断可疑患者。

2. 免疫球蛋白　由于淋巴细胞高度增殖，90%以上的患者有高丙球蛋白血症，呈现多克隆性且强度高，引起紫癜、血沉快等临床表现。少数患者出现巨球蛋白血症或单克隆性高丙球蛋白血症或冷球蛋白血症，出现这些情况提示可能并发恶性淋巴瘤或多发性骨髓瘤。

3. 血沉和 C-反应蛋白　70%患者血沉增快，但 C-反应蛋白增高只有6%。

4. 血常规　多见轻度贫血，少数有白细胞减少或血小板减少。

5. 尿常规　有35%的干燥综合征有肾小管受累，可表现为碱性尿、糖尿、氨基酸尿、低比重尿。临床上可表现为肾小管酸中毒、Fanconi 综合征等，部分患者也有肾小球损害表现如蛋白尿、血尿、管型尿等。

（四）诊断要点

目前采用的是2002年干燥综合征国际分类（诊断）标准。

1. 口腔症状　以下3项中有1项或1项以上：①每日感口干持续3个月以上；②成年后腮腺反复或持续肿大；③吞咽干性食物时需用水帮助。

2. 眼部症状　以下3项中有1项或1项以上：①每日感到不能忍受的眼干持续3个月以上；②有反复的沙子进眼或沙磨感觉；③每日需用人工泪液3次或3次以上。

3. 眼部体征　以下1项或1项以上阳性：①Schirmer 试验阳性；②角膜染色阳性。

4. 组织学检查　下唇腺病理活检示淋巴细胞灶≥1。

5. 涎腺受损　下述检查任1项或1项以上阳性：①唾液

流率阳性；②腮腺造影阳性；③涎腺放射性核素检查阳性。

6. 自身抗体 抗 SSA 或抗 SSB 阳性。

符合以上 4 条或 4 条以上，其中必须含第 4 条和（或）第 6 条，在无任何潜在疾病的情况下可诊断为原发性干燥综合征。

如有某一肯定的免疫性疾病、同时有以上标准中的第 1 条或第 2 条，并符合第 3~5 条中的任 2 条，可诊断为继发性干燥综合征。

如有腺体症状的表现及自身抗体阳性，同时伴有尿量增多，氯化氨负荷试验阳性，周期性血钾下降，可诊断为原发性干燥综合征合并肾小管酸中毒。伴有肺功能改变者，为原发性干燥综合征合并肺间质病。

（五）鉴别诊断

1. 系统性红斑狼疮 鉴别要点是：本病多出现在中老年妇女，发热，尤其是高热的不多见，无蝶形红斑，口、眼干明显，肾小管性酸中毒为其常见而主要的肾损害，高球蛋白血症明显，低补体血症少见，预后良好。

2. 类风湿关节炎 鉴别要点是：本病的关节炎症和骨损害的进展远不如类风湿关节炎明显和严重，极少引起关节畸形和功能低下。类风湿关节炎患者很少出现抗 SSA 和抗 SSB 抗体。

3. 非自身免疫病的口干 如老年性、糖尿病性者都可出现口干，进行血清自身抗体和球蛋白检测即可鉴别。

【治疗】

（一）一般治疗

对患者进行宣传教育，为了更好地配合药物治疗，应停止吸烟、饮酒，避免服用引起口干的药物如阿托品。保持口腔清洁，勤漱口，减少龋齿和口腔继发感染的可能。

（二）药物治疗

（1）口腔干燥者可应用刺激唾液分泌的药物，如盐酸溴己新片 16mg，每日 3 次，口服；或用毛果芸香碱 5 mg，每日

3次，口服；或用胆维他25 mg，每日3次，口服。

（2）眼干燥者可用1%甲基纤维素1支，分次滴眼；或用0.1%透明质酸眼液1支，每日4次，滴眼。

（3）关节、肌肉疼痛者可用奈丁美酮（瑞力芬）1.0 g，每日2次，口服；或用双氯酚酸钠缓释片（扶他林）75 mg，每日1次，口服；原有胃病的患者可改用塞来昔布（西乐葆）0.2 g，每日2次，口服。

（4）有低钾血症引起周期性瘫痪者，可用10%氯化钾10～15 ml加入5%葡萄糖氯化钠注射液500 ml中静脉滴注，每日1次，待病情稳定后改为口服氯化钾控释片（补达秀）0.5 g，每日2～3次，口服；或用10%枸橼酸钾溶液10ml，每日3次，口服。注意应随时监测血钾。

（5）合并神经系统病变、肾小球肾炎、肺间质性病变、肝脏损害、血细胞低下、肌炎等并发症者，可予泼尼松（强的松）10～15 mg，每日3次，口服，氯化钾控释片（补达秀）0.5 g，每日2～3次，口服。如病情进展迅速，除应用上述药物外，可合用硫唑嘌呤50 mg，每日2次，口服；或用甲氨蝶呤7.5～15 mg，1次/周，口服。

【病情观察】

主要观察治疗后患者的症状是否缓解，如关节肿痛是否减轻或消失，口干、泪少、眼干涩、异物感是否缓解，以评估治疗疗效；注意随访、复查血常规、肝功能、自身抗体、类风湿因子、血沉等，以了解病情有无进展，及时调整治疗药物，控制症状，提高生活质量。采用免疫抑制剂或糖皮质激素治疗的，应观察有无不良反应，尤其应注意检测血象，如有白细胞下降，则应减量或停药。

【病历记录】

1. 门急诊病历　记录患者口眼干燥的时间、程度，有无牙龈及腮腺肿大、关节痛、下肢紫癜发作的情况。以往是否诊治过，如有，应记录以往的诊治经过、效果如何。既往史中有无糖尿病、结节病、乙型肝炎、肝硬化病史，有无长期抗高血压、抗焦虑药应用史。若已做过唇腺及唾液腺检查或滤纸试验及角膜染色，应将其结果记录下来。体检记录描述内眦黏液分泌物、龋齿及腮腺肿大、皮肤紫癜、关节压痛情况，肝、淋巴结肿大情况。辅助检查记录自身抗体、RF、血沉、蛋白电泳等检查结果。

2. 住院记录 详细记录患者口、眼干燥的发病过程，记录患者以往的门急诊或外院的诊疗过程、所用药物及效果如何。重点记录患者入院治疗后的病情变化、治疗效果如何。行唇活检的，患者或其直系亲属应签署同意书。

【注意事项】

1. 医患沟通 医师应向患者及家属讲明干燥综合征属于自身免疫性疾病；应向患者说明此病治疗缓慢，需要长期服药，定期随访，以使患者及家属能有足够的准备，积极配合治疗。治疗中，如需调整治疗或需行唇活检，均须与患者谈话，并以患者或其直系亲属签字同意为据。

2. 经验指导

（1）干燥综合征的患者常以关节症状作为主诉而就诊，其口干、眼睛的不适多在问诊时才被告知，必须仔细询问患者的症状，结合检验结果，从而明确诊断。

（2）本病的治疗目的是预防长期干燥而造成的口、眼局部损伤和纠正脏器损害对身体的影响，因为本病尚无根治方法，主要是替代和对症治疗。

（3）临床治疗时，应坚持原方案治疗3~6个月后再行评价，长期随访患者，注意患者的病情反复或脏器损害的出现和加重，当出现这类情况时，应积极使用糖皮质激素及免疫抑制剂治疗。

（4）临床上，减轻口干实际颇为困难，国内外虽有许多不同成分的唾液代用品，但疗效并不理想。为防止口干加重，患者应停止抽烟、饮酒，避免服用含抗胆碱能作用的药物。

第四节　混合性结缔组织病

混合性结缔组织病（MCTD）是指临床上具有系统性红斑狼疮（SLE）、多发性肌炎（PM）、进行性系统性硬化（PSS）、类风湿关节炎（RA）等多种结缔组织病的症状，但又不能单独诊断为其中任何一种疾病，血清学检查具有高滴度的斑点型抗核抗体（ANA）和高滴度抗核糖核蛋白（nRNIP）抗体的一种自身免疫性疾病，对糖皮质激素治疗反应良好，预后较好。发病年龄 4~80 岁，平均年龄 37 岁，女性占 80%。

【诊断依据】

（一）症状

患者出现关节疼痛，以掌指关节、近端指间关节和腕关节为主，手指或手背的肿胀、麻木，伴有双手指（双足趾）发白发紫的表现，出现肌肉的酸痛、无力，进食时吞咽不适、脱发、胸闷、胸痛、心悸等，注意患者有时伴有下肢痛、下肢水肿的表现。

（二）体征

（1）以关节炎为主者，可见关节的肿胀，无关节畸形，手指可呈腊肠样外观，手指皮肤可胀紧变厚，但无挛缩。

（2）部分患者可有皮疹，可见于眼睑、手指、肘、膝关节处红斑，少数有皮下结节，浅表淋巴结肿大。

（3）如有呼吸系统受损，肺部听诊可闻及肺部啰音、肺底呼吸音减低。

（三）检查

1. 实验室检查

（1）血常规：可有轻度贫血，白细胞和（或）血小板减少，血沉增快。

(2) 尿常规：有肾脏损害的，可见有血尿、管型和蛋白等。

(3) 血清学检查：有肌痛者，血肌酸磷酸激酶可升高。

(4) 自身抗体检查：高滴度（1:100 以上）免疫荧光抗核抗体（ANA），呈斑点型；高滴度核糖核酸敏感的可提取核抗原（extractable nuclear antigen ENA）抗体（血凝法 ≥ 1:1000）；免疫扩散法显示核糖核蛋白（RNP）抗体阳性，抗Sm 阴性。以上变化是本病的典型变化。

2. 特殊检查

(1) 肺功能测定：80% 患者可出现异常，主要是弥散量减少和限制性降低，多提示肺间质纤维化，常见于疾病晚期。

(2) 外周微循环测定：如有雷诺现象，可以了解外周循环的血液运行。

(3) 肌电图检查：伴有肌炎者，示有典型的多发性肌炎变化特点。

(4) X 线胸片：30% 患者有肺底部及中带有小的不规则不透亮区，为肺弥漫间质变。

(5) 食管摄片和压力检查：可示 80% 患者有食管功能减退，表现为食管上部和下部括约肌压力降低，食管远端 2/3 蠕动减弱，但临床上少有吞咽困难的表现。

(四) 诊断要点

目前常用的是 1987 年 Sharp 诊断标准。

1. 主要标准 ①重度肌炎；②肺部受累（肺动脉高压或一氧化碳弥散）功能 <70% 或肺活检有增殖性血管损害）；③雷诺现象或食管蠕动功能下降；④手肿胀或手指硬化；⑤抗 ENA 抗体≥1:10000，且 Sm 阴性和抗 U1RNP 抗体阳性。

2. 次要标准 ①脱发；②白细胞减少；③贫血；④胸膜炎或心包炎；⑤关节炎；⑥三叉神经病变；⑦颊部红斑；

⑧血小板减少；⑨轻度肌炎；⑩手背肿胀史。

符合上述4项主要标准加抗 U1RNP 抗体阳性（滴度 >1：4000），抗 Sm 阴性；或第①～③主要标准中有2项，加2项次要标准，抗 URNP 抗体阳性（滴度 >1:1 000）亦可确诊。

符合3个主要标准加（或）2个主要标准及2个次要标准，U1RNP 抗体阳性（滴度 >1:1000），为可能诊断。

（五）鉴别诊断

1. 多发性肌炎 除有明显的肌痛或肌无力外，血中自身抗体以 Jo -1 抗体为主。

2. 系统性红斑狼疮 此病除了有典型蝶形红斑、关节炎、溃疡外，血中抗 dsDNA 阳性或（和）抗 Sm 阳性，补体降低，而雷诺现象和食管运动障碍较少见。可伴有肾脏病变或中枢神经系统病变。

3. 系统性硬化症 这类病症也有明显的雷诺现象和食管运动障碍，肺部病变，但此病的皮肤弹性下降显著，血中的抗体以 Scl-70 为主，很少见高 RNP 抗体。

【治疗】

（一）一般治疗

有雷诺现象者应注意保暖，避免手指外伤，避免使用振动性工具工作和戒烟。适当限制活动，注意休息，注意饮食均衡，适当限盐，减少日光照射。

（二）药物治疗

1. 以雷诺现象为主要表现者 可应用抗血小板聚集药物如阿司匹林 50～75mg，每日1次，口服；或用硝苯地平 10mg，每日3次，口服，或用卡托普利 25mg，每日3次，口服。局部可试以前列环素软膏外用。

2. 以关节炎为主要表现者 可用双氯芬酸（扶他林片）25mg，每日3次，口服；或用美罗昔康（莫比可）7.5mg，每日1次，口服；或用甲氨蝶呤（MTX）7.5mg，每周1次，顿服，第2周加2.5mg，以后每周加2.5mg，直至20mg为止。用药期间注意检查血常规和肝功能，如有白细胞减少或肝功能受损则应停用，换用美罗昔康7.5mg，每日1次，口服。

3. 以肌炎为主要表现者 可选用糖皮质激素和免疫抑制剂治疗。轻症和慢性病程应用小至中剂量的糖皮质激素（波尼松每日10～30mg），可用泼尼松（强的松）10mg，每日2～3次，口服，急性起病和重症患者应用大剂量的泼尼松（每日60～100mg），同时加用甲氨蝶呤，必要时可应用丙种球蛋白，可予以400mg/kg静脉滴注，连续5日。

4. 合并有肺动脉高压者 除应用阿司匹林、硝苯地平、卡托普利等药物外，可用糖皮质激素和免疫抑制剂，前者可用泼尼松，每日60～100mg，分次口服；后者首选环磷酰胺，常用剂量为0.5～1.0g/m²，每3～4周静脉滴注1次，累计总量为8～12g，注意应用时，可有骨髓抑制、膀胱出血和性腺抑制等不良反应；亦可用甲氨蝶呤。

5. 合并有肾脏损害 如为膜性肾小球肾炎，可选用糖皮质激素（泼尼松每日15～60mg，分次口服）；如为肾病综合征，则对糖皮质激素反应差，可加用环磷酰胺治疗。有肾功能衰竭患者应进行透析治疗。

（三）其他治疗

血浆置换、干细胞移植及生物制剂治疗均有一定疗效，但要根据患者的经济状况及效益风险来决定。

【病情观察】

观察患者治疗后症状和体征是否缓解，如关节疼痛程度是否减轻，指端颜色是否恢复，胸闷、气急等症状是否缓解，以了解治疗疗效；复查、随访血常规、尿常规、肝肾功能、血清学、自身抗体、血沉等变化，以评估病情活动，决定继续治疗或调整治疗；同时应注意观察有无药物治疗本身的不良反应，以便及时减量或停药。

【病历记录】

1. 门急诊记录 详细记录患者的关节、肌肉表现及皮疹的部位及以往诊疗和用药的情况。体检记录受累关节局部表现，皮疹特点，有无肝脾、淋巴结肿大等。辅助检查记录自身抗体检测情况、类风湿因子、血常规、蛋白电泳等检查结果。做食管造影、X 线胸片、肺功能测定时，其结果亦应记录。

2. 住院记录 记录患者的主诉、发病过程、门急诊或外院的诊疗经过、所用药物及效果如何。首次病程记录应提出本病的诊断依据、与其他疾病的鉴别诊断要点、初步的诊疗计划。重点记录有关实验室检查的结果分析、与临床症状的关系，详尽记录患者住院治疗后的病情变化、治疗效果。

【注意事项】

1. 医患沟通 医师应主动与患者及家属谈话，告知本病的临床特点及诊断、治疗方法等，以使患者及家属能理解本病，提高对治疗的信心。同时，亦要告知患者及家属随访、复诊的重要性，患者应定期复查、随访，以利于进一步的治疗。如病情有变化需换用其他治疗，医师应如实告知，并由患者或直系亲属签字同意为据。

2. 经验指导

（1）由于本病是多种结缔组织病的症状同时出现，不能独立诊断为某一个结缔组织病，并且在患者血中可出现独特的抗体，因此独立于其他结缔组织病之外。但临床实践发现，MCTD 可能是某种结缔组织病的中间过程或亚型，现已发现，MCTD 可发展成硬皮病或类风湿关节炎或其他结缔组织病，因此要定期随访监测。

（2）非甾体类消炎药适用于轻型病例的治疗，包括病情限于雷诺现象、关节肌肉症状、皮疹、无明显脏器损害的。

（3）糖皮质激素是治疗本病的基本药物，适用于本病出现 SLE 样脏器损害、肌炎、食管受累、肺动脉高压或进行性肺部病变以及有明显血管炎时，可根据受累脏器对全身影响的程度来决定激素的用量，从小剂量到冲击剂量均可选用。

（4）疾病的表现多样，并且可有发展变化的特点，因此，不同的表现可予不同的方法治疗，不能急于求成。

第五节　多发性肌炎和皮肌炎

多发性肌炎（polymyositis，PM）和皮肌炎（dermatomyositis，DM）是一组具有横纹肌慢性、非化脓性炎症性病变，有的尚伴有特征性皮肤改变的结缔组织病。以对称性近端肌无力，血清肌酶升高，肌电图出现肌源性损害，病理示有肌肉不同程度的炎症和坏死为其临床特征。可以发生在任何年龄，但有双峰性：第一峰在 5 ~ 14 岁，第二峰在 40 ~ 60 岁，女性多于男性。

【诊断依据】

（一）症状

（1）急性或亚急性起病，多发性肌炎可发生于任何年龄，女性较多。病情逐渐加重，数周或数月达高峰。病前可有低热或上感史。

（2）首发症状为四肢近端无力，常从骨盆肌开始逐渐累及肩胛肌，表现为上楼、起蹲困难、双臂上举或梳头困难等。颈肌无力表现抬头困难，部分患者咽喉肌无力，出现吞咽困难和构音障碍，呼吸肌受累可有胸闷及呼吸困难，少数患者心肌受累，眼外肌一般不受累。

（3）少数患者合并皮疹、肌痛或关节痛等自身免疫性疾病。

（4）DM 发病率儿童与成人相仿，成年女性多见。肌无力表现与 PM 相似，皮炎在肌炎之前或与肌炎同时出现。与肌炎相比，皮炎病变较重，眼睑、眼周淡紫色皮疹以及关节伸面红色皮疹是 PM 的临床特征。典型改变是双侧颊部和鼻梁呈蝶型分布的淡紫色皮疹，上睑部和眼周最常见，早期为紫红色充血性皮疹，以后逐渐转为棕褐色，后期出现脱屑，色素沉着和硬结。

（5）约 1/3 的 PM 或 DM 患者并发 SLE、RA、干燥综合征、风湿热、硬皮病和混合性结缔组织病者称多发性肌炎重叠综合征。10% ~ 15% 的患者患肺癌等恶性肿瘤。对 40 岁以上发生肌炎，尤其皮肌炎应高度警惕潜在的恶性肿瘤可能性，应定期随访，以便及早发现肿瘤原发灶。

（二）体征

（1）以肌痛、肌无力为主者，可有肌压痛，四肢肌肉有萎缩，可有握力减弱，步态蹒跚，甚至呈鸭步。

（2）以皮疹为主者，一般出现在双侧上眼睑，呈紫红斑，常称为"向阳性紫红斑"，伴有水肿，是皮肌炎的一个特异性体征；大多数患者掌指关节和近指关节处有红紫色的斑丘疹，伴有少许脱屑，之后皮肤萎缩，色素减退，被称为"Gottron 征"，为皮肌炎的特异性皮疹，部分患者颈前、上胸、颈后背上端部位见有红色皮疹，患者双手外侧和掌面皮肤有角化、裂纹、脱屑（技工手）。

（3）伴有呼吸系统症状者，肺部可闻及湿啰音或两肺部可闻及捻发音。部分患者心脏听诊可有心律不齐。

（三）检查

1. 实验室检查

（1）肌酶测定：是本病最常用的检查项目，其中以肌酸激酶（CK）对肌炎的诊断及其活动性判断最敏感，且具特异性，95% 的患者在其病程中出现 CK 明显增高，少部分患者可出现醛缩酶的升高，可协助诊断。

（2）自身抗体测定：38.5% 多发性肌炎患者 ANA 阳性，

5% 皮肌炎患者 ANA 阳性；抗合成酶抗体中的抗 Jo-1 抗体在多发性肌炎的阳性为 25%，此抗体对多发性肌炎诊断有高度特异性，皮肌炎则阳性率为 7.1%。

（3）其他检查：可有血沉增快，C-反应蛋白升高，免疫球蛋白亦增高。

2. 特殊检查

（1）肌电图：如有条件，应做肌电图测定，90% 的多发性肌炎及皮肌炎可显示肌源性损伤的改变，可作为肌炎诊断及随诊其活动性之用。

（2）肌肉活检：有条件并在征得患者同意的前提下，可对一些疑似肌炎的患者进行肌肉活检，选择的部位最好是肌肉的压痛处，多数本病患者可显示典型的肌炎病理改变。

（3）MRI：是一诊断肌炎的非创伤性检查手段，在肌炎时四肢出现对称性的脂肪抑制后 T_2 高信号。

（4）X 线胸片：部分可有肺间质病变，有的可伴有阻塞性细支气管炎，严重者可有弥漫性肺纤维化。必须注意的是：本病患者有肺功能的异常和肺部 X 线的改变，可无呼吸道的临床症状。

（5）Holter 监护仪：半数以上患者心电图提示 ST-T 段压低，往往提示有心肌的损害。

（四）诊断要点

目前一直沿用的是 1975 年 Bohn 和 Peter 提出的多发性肌炎和皮肌炎的诊断标准。

（1）对称性、进行性的近端肌无力。

（2）肌活检示肌肉有坏死、再生、炎症等改变，伴或不伴有肌膜周周的肌萎缩。

（3）血清肌酶升高。

（4）肌电图有肌源性损害。

（5）有相应的皮肤改变，包括 Gottron 征、向阳性紫红斑、腰、肘、内踝、脸、颈、上部躯干有皮疹。

凡具有上述（1）～（4）项者可确诊为多发性肌炎，同时有5项者可诊断为皮肌炎。

（五）鉴别诊断

1. 系统性红斑狼疮　可有肌肉无力或肌痛的表现，但以面部蝶形红斑、脱发、内脏受损尤以肾脏为主，自身抗体中dsDNA阳性或Sm阳性。

2. 重症肌无力　其特点为全身性肌无力和特有的眼睑下垂，握力试验显示易疲劳性，无皮疹，肌酶和肌活检一般正常，新斯的明治疗有效。

3. 风湿性肌痛　发病年龄较大，多在50岁以上，以全身性肌肉疼痛、乏力为主，局部肌肉压痛，但无肌无力、肌萎缩的表现，肌酶、肌电图和肌活检均无异常。

4. 运动神经元病　其肌无力一般由远端向近端延伸，肌萎缩较早出现，肌电图为神经源性损害。

【治疗】

（一）一般治疗

急性期必须卧床休息，慢性期或症状较轻的可做些适当缓慢的锻炼，结合按摩、推拿等疗法，以防止肌肉萎缩，并应当尽量避免日光照射。如长期卧床的，须注意预防肺部吸入性感染。有重度肌无力而影响呼吸时，应注意保持患者的气道通畅、吸氧，必要时予人工通气。

（二）药物治疗

1. 糖皮质激素　为本病的首选治疗药物，泼尼松（强的松）的始用剂量为每日1mg/kg，或用15mg，每日3次，口服，4～6周后测肌酸激酶，如有下降，则可减量，但每月减少的量不得大于10mg，否则容易复发。当活动性得到控制后，泼尼松可予每日5～10mg，口服，维持治疗时间在活动性完全控制后至少1年。对于一些重症患者可用冲击治疗，如甲泼尼龙每日 0.8～1.0g，静脉滴注，连续 3 日，然后仍用上述口服治疗方案。

2. 免疫抑制剂 对一些病情严重或不能耐受泼尼松减量者或泼尼松不良反应较明显者，应考虑免疫抑制剂与泼尼松的联合使用。可用甲氨蝶呤（MTX）7.5mg/周，口服，每周递加 5mg，直至 25mg 为止，用药时间须达 2 年以上；或用环磷酰胺（CTX）每日 1～2mg/kg，口服，活动期可改为静脉治疗，CTX0.6g 加入 5% 葡萄糖注射液 500 ml 中静脉滴注，每 2 周 1 次。

（三）其他治疗

1. 抑酸剂 患者如有胃炎或胃溃疡病史，则应在以上治疗用药的同时，并用雷尼替丁 150mg，每日 2 次，口服。

2. 血浆置换 可暂时清除循环中的自身抗体及免疫复合物，尤其适用于重症危重的患者。

【病情观察】

观察患者治疗后临床症状、体征是否控制，如肌无力的表现是否缓解，皮疹是否消退，以了解治疗效果；随访监测血沉、C-反应蛋白、肌酸激酶、胸片等，以了解治疗后这些指标或征象的变化，评估治疗疗效，决定继续治疗或可逐步减量维持治疗。药物治疗时，应观察有无药物的不良反应，以便及时调整治疗剂量。

【病历记录】

1. 门急诊病历 记录患者起病时间的长短。详细记录肌无力的部位、程度，是否影响生活，四肢肌力如何，有无压痛。记录皮疹的形态、分布的部位。体检记录皮肤、肌力等有无变化，有无内脏累及的体征。记录既往的检查、诊断、治疗情况，尤其与本病有关的检测指标，亦应记录患者患病前后用药的情况包括具体药品名称、剂量、用药时间等。辅助检查记录血肌酶、自身抗体、X 线胸片、心电图等检查的结果。

2. 住院病历　详尽记录患者以往的诊治经过，尤其是一些辅助检查的结果。记录患者与重症肌无力等相关疾病的鉴别要点。详细记录治疗后患者症状变化、治疗效果。如出现呼吸困难等病情危重的情况，应详细记录抢救治疗经过及结果。

【注意事项】

1. 医患沟通　医师应如实告诉患者或家属有关本病的特点、治疗方法、疾病预后等事项。并要强调休息和坚持治疗、定期复查的重要性，同时要与患者沟通，打消其思想顾虑，达到互相理解，互相配合的目的。如出现恶性肿瘤的征兆，应及时告诉家属。

2. 经验指导

（1）诊断本病应注意的是，很早就已发现多发性肌炎和皮肌炎与恶性肿瘤相关，并存率为 5%～25%，因此，对年龄大于 45 岁、有皮疹、不具有自身抗体、不伴有另一结缔组织病、其肌炎病史不超过 2 年者应警惕恶性肿瘤的可能性，应做乳腺、消化道、直肠、盆腔方面的检查，以排除恶性肿瘤。同时要排除药物因素的影响，秋水仙碱、氯喹、青霉胺等药物可以引起肌炎的表现，但这些药物停用后肌炎往往可以好转。

（2）凡符合上述诊断标准者，均应尽快实施治疗，以求及时控制症状、提高生活质量，治疗方案应个体化。

（3）目前的治疗以糖皮质激素为主，重症者用免疫抑制剂，治疗时必须检测血象、肝功能等以及时处理相关的不良反应。

第六节　系统性硬化症

系统性硬化症（systemic sclerosis，SSc）是以弥漫性皮肤增厚和纤维化为特征，并累及血管、消化道、肺、心、肾等多器官的全身性自身免疫性疾病。本病病因尚不清楚，多见于 30～50 岁，女性多见。

【诊断依据】

（一）症状

患者有自发雷诺现象，即有无手指（足趾）发白、发紫、发红的症状（此症多为本病的首发症状），遇冷或情绪激动后加重，反复发作，伴有双手麻木、疼痛、有无手、面部皮肤发紧、发胀的感觉，对称性的手指、腕、踝关节为主的关节疼痛、肿胀、活动障碍、四肢肌痛、肌无力、肌萎缩。病程较长者，有吞咽困难、反酸、胸骨后饱胀、间歇性腹泻的表现，咳嗽、气急、胸闷、心悸、头痛、视物不清等症状。

（二）体征

（1）90% 的患者有雷诺现象，伴有手指肿胀或僵硬，病程长者可出现指腹变薄或凹陷，甚至引起溃疡。水肿期皮肤多为无痛性非凹陷性水肿，有绷紧感，手指常呈腊肠样。硬化期皮肤增厚变硬如皮革，不能提起，呈蜡样光泽。萎缩期皮肤光滑而细薄，皮纹消失，毛发脱落，有色素沉着，间以脱色白斑。面颈部皮肤受累时，可形成假面具脸，其特征为鼻尖似鹰嘴、缺乏表情，口唇变薄并收缩，口周放射状皱纹伴有张口受限。

（2）早期即有对称性关节痛活动障碍，晚期手指呈弓形指、挛缩畸形，或手指末节由于指骨吸收、溶解而变短，或在手关节处由于皮肤萎缩而很易出现溃疡。

（3）累及消化道时，可有反流性食管炎的征象；累及到肺者，可出现肺间质纤维化，肺部听诊可有干性啰音；合并心脏病变者，可出现心律失常、心脏扩大，或可闻及心包摩擦音。

（三）检查

1. 实验室检查

（1）自身抗体检查：约 90% 的患者 ANA 阳性，多数为斑点型或核仁型，抗着丝点抗体多为阳性，约30%的患者抗Scl-70抗体为阳性，是一系统性硬化症的特异性抗体。

（2）外周血象：见有血红蛋白下降，血清球蛋白增高，类风湿因子呈低滴度阳性，血沉增快。

（3）尿常规：多数患者可有少量蛋白尿，如为肾功能不全及恶性高血压的，则有蛋白尿和血尿。

（4）肾功能：部分有进行性肾功能不全的患者，血尿素氮、肌酐升高。

2. 特殊检查

（1）消化道X线检查：头低足高位食管X线造影检查示食管蠕动和排空减慢，尤其是中下段蠕动减弱或完全消失，食管扩张或狭窄。上述异常造影可出现在无消化道症状的患者，因此有助于早期诊断。少部分有腹泻者，全消化道检查可表现有小肠蠕动减慢和扩张。

（2）X线胸片检查：早期示肺下叶纹理增粗，中晚期示双侧基底部弥漫性网状或结节样肺间质纤维化。

（3）肺功能测定：合并肺间质纤维化的患者，可显示有肺弥散功能及限制性通气功能障碍。

（4）超声心动图：半数患者可有心脏扩大、心包增厚或积液的表现。

（四）诊断要点

目前临床上本病的诊断采用1980年美国风湿病学会关于硬皮病的分类标准。

1. 主要指标 近端硬皮；对称性手指及掌指或跖趾近端皮肤增厚、紧硬、不易提起。

2. 次要指标 ①硬皮指，上述皮肤改变仅限于手指；②指端下凹性结疤或指垫变薄，由于缺血，指端有下陷区，指垫组织丧失；③下肺纤维化，无原发性肺疾病而双下肺出现网状条索、结节、密度增加，亦可呈弥漫斑点状或蜂窝状。

具有上述一个主要指标或两个次要指标者，可诊断为本病。

（五）鉴别诊断

1. 混合性结缔组织病 此病可有雷诺现象、腊肠指，但无弥漫性皮肤硬化，且有高滴度的抗核抗体和抗 U1RNP 抗体阳性。

2. 类风湿关节炎 以对称性小关节疼痛、肿胀为主，类风湿因子阳性，伴有晨僵，时间大于 1 小时，晚期可见畸形。

3. 嗜酸性筋膜炎 此病特征为上下肢突然出现肿胀、压痛、硬结，皮肤可呈橘皮样外观，无雷诺现象及内脏受累，抗核抗体阴性，受累组织及外周血嗜酸粒细胞明显增高。

4. 硬肿病 此病极少侵犯双手和双足，表皮、真皮明显增厚、肿胀，无雷诺现象，不侵犯内脏。

【治疗】

（一）一般治疗

保暖是针对雷诺现象的重要措施，尤其在冬季，应嘱患者戒烟酒，避免接触化学物、毒物。

（二）药物治疗

1. 扩血管 可改善微循环，缓解雷诺现象。可用硝苯地平（心痛定）10mg，每日 3 次，口服，注意可能有头痛、面红等不良反应；或用尼群地平 10mg，每日 3 次，口服；或亦可用丹参注射液 20ml 加入 5% 葡萄糖注射液 500ml 中静脉滴注，每日 1 次；或用低分子右旋糖酐 500ml，静脉滴注，每日 1 次。疗程约 2 周，注意可能出现出血等不良反应。

2. 抗纤维化 可用青霉胺 0.25mg，每日 3 次，口服，注意需在青霉素皮试阴性后用；或用秋水仙碱 0.5mg，每日 2 次，口服，可能有腹泻等不良反应；或用肤康片（积雪苷）24mg，每日 3 次，口服。

3. 糖皮质激素及免疫抑制剂 对有内脏损害的患者可用

激素联合免疫抑制剂治疗。泼尼松（强的松）10mg，每日3次，口服，连用3～4周后逐渐减量，以10～15mg/d维持，注意补钾、补钙及血糖、血压变化。硫唑嘌呤50mg，每日2次，口服；或用环磷酰胺50mg，每日2次，用药期间注意脱发、白细胞减少、肝功能损害等不良反应。

4. 对症处理　有高血压者，可用苯那普利（洛汀新）10mg，每日1次，口服；或用卡托普利（开博通）12.5mg，每日3次，口服。有吞咽困难、恶心、呕吐者，可用多潘立酮（吗丁啉）10mg，每日3次，口服；或用法莫替丁20 mg，每日2次，口服。

【病情观察】

观察治疗后患者的症状是否缓解，如肌痛是否减轻，雷诺现象是否缓解，以了解治疗效果，注意检测血沉、血常规、自身抗体以及X线胸片等，评估病情变化、治疗疗效，以便调整治疗用药。注意观察治疗药物的不良反应，以利于及时处理，如减量或停药。

【病历记录】

1. 门急诊病历　记录患者就诊时间。记录患者手指（足趾）、手背肿胀或硬化程度、范围。详细记录肌肉及关节疼痛的情况及部位。记录以往诊治的情况，包括各种检查、用药经过等。伴有内脏表现时，应记录症状出现的时间、程度、相关体征。记录自身抗体、血清球蛋白、RF、ANA、X线全胸片、食管钡透、肺功能、肾功能等辅助检查结果。

2. 住院病历　详尽记录患者发病过程，重点记录患者门急诊或外院的诊疗经过、所用药物。记录与混合性结缔组织病、类风湿关节炎等疾病的鉴别诊断要点。记录患者入院治疗后的病情变化、治疗效果，详尽记录有关自身抗体、血沉、血清球蛋白等检查的结果。

【注意事项】

1. 医患沟通 医师应如实告知患者或其亲属有关系统性硬化病的临床表现、病情变化、治疗方法和药物以及需保暖、戒烟酒等注意事项，以得到患者及家属的充分理解和配合。告知患者及家属定期随访、复查的重要性，并应告知患者及家属所采用的治疗药物有无不良反应。

2. 经验指导

（1）本病体检主要是皮肤弹性变化，先期为肿胀，逐渐变硬如皮革，不能提起，出现特征性面具脸，晚期见有关节挛缩、畸形。

（2）本病的自身抗体检测对诊断有重要意义，90%的患者 ANA 阳性，尤其是抗 Scl-70 抗体有特异性，但因阳性率较低，阴性不能完全排除本病，需根据临床症状，其他辅助检查如血沉、血清球蛋白、食管钡透、肺部 X 线或 CT 等，甚至皮肤活检等诊断，以防误诊、漏诊。

（3）本病尚无特效的治疗药物，其治疗仍以扩血管、抗凝、对症处理为主。早期患者尽早采用联合治疗，可对皮肤硬化、雷诺现象、食管病变、间质性肺炎有一定的治疗效果，但必须连用数月至数年，对晚期患者则不能阻止本病的进展。

（4）使用免疫抑制剂治疗时应注意监测血白细胞、肝功能等，病情缓解后可逐步减量，以维持治疗。

第七节　强直性脊柱炎

强直性脊柱炎（ankylosing spondylitis, AS）是一种原因不明的，以中轴关节慢性炎症为主的全身性疾病，其病变主要累及骶髂关节，常发生椎间盘纤维化及其附近韧带钙化和骨性强直，其特征性病理变化是肌腱、韧带、骨附着点病变，本病与人类白细胞抗原 B27（HLA-B27）密切相关，有家族遗传倾向。本病多发于 15 ~ 40 岁，男性多于女性，起病隐匿，进展缓慢。

【诊断依据】

（一）症状

患者有无反复发作的腰背痛特点，疼痛部位以骶髂关节或臀部为主，可有半夜痛醒、翻身困难，清晨腰背部发僵、活动后明显减轻，伴有足跟痛、胸痛，有非对称性小关节或单关节的下肢大关节疼痛、活动障碍，伴有红眼症状。注意患者伴有低热、乏力、消瘦等表现。

（二）体征

骶髂关节和椎旁肌肉压痛为早期阳性体征，脊柱前屈、后伸、侧弯和转动受限，胸廓活动度降低，指地距离增加，枕壁距离 >0，单侧或双侧 4 字试验阳性。外周关节受累时有关节肿痛、活动障碍。

（三）检查

1. 实验室检查　无特异性或标记性指标。类风湿因子阴性，活动期可有血沉、C- 反应蛋白、免疫球蛋白（尤其是 IgA）升高。90% 左右患者 HLA-B27 阳性。

2. 影像学检查　放射学骶髂关节炎是诊断的关键，因此提高其敏感性和可靠性均甚重要。

（1）常规 X 线片：经济简便，应用最广。临床常规照骨盆正位像，除观察骶髂关节外，还便于了解髋关节、坐骨、耻骨联合等部位病变。腰椎是脊柱最早受累部位，除观察有无韧带钙化、脊柱"竹节样"变、椎体方形变以及椎小关节和脊柱生理曲度改变等外，尚可除外其他疾患。

（2）骶髂关节 CT 检查：CT 分辨力高，层面无干扰，能发现骶髂关节轻微的变化，有利于早期诊断。对常规 X 线片难以确诊的病例，有利于明确诊断。

（3）骶髂关节 MRI 检查：MRI 检查能显示软骨变化，因此能比 CT 更早期发现骶髂关节炎。借助造影剂进行动态检查，还可以估计其活动程度，有利于疗效评价和预后判定。但价格较贵，尚难普及。

3. 骶髂关节活检 在 CT 导引下进行骶髂关节穿刺，获得组织进行病理检查，可在"放射骶髂关节炎"出现以前进行诊断。

（四）诊断要点

1. 目前多应用 1984 年修订的纽约标准

（1）临床标准：腰背痛、晨僵 3 个月以上，活动、休息不改善；腰椎额状面和矢状面活动受限；胸廓活动度低于相应年龄、性别的正常人。

（2）放射性标准：骶髂关节炎，双侧 Ⅱ 级或单侧 Ⅲ ~ Ⅳ 级。

（3）判断标准：符合放射学标准和 1 项（及以上）临床标准，可肯定本病；符合 3 项临床标准，或符合放射学标准而不符合任何临床标准者，为本病可能。

2. 血 HLA-B27 阳性 有助于本病诊断。

（五）鉴别诊断

1. 类风湿关节炎 本病以外周关节疼痛为主，呈对称性，血清中类风湿因子高滴度阳性，晚期可出现畸形。

2. 银屑病关节炎 本病以远端指间关节非对称性疼痛为主，且可同时或先后出现银屑病。

3. Reiter 综合征 本病多突然发病，除了关节病变外，其葡萄膜炎、尿道炎及皮肤黏膜无痛性溃疡可同时或先后出现。

4. 肠病性关节炎 本病多为少关节型、非对称性关节炎，呈一过性和游走性，以下肢关节受累为主，有消化道症状，如腹泻、腹痛等。

5. 腰椎间盘突出症 常为急性发作性腰痛，活动后加重，常呈侧屈站立，CT 检查可资鉴别。

【治疗】

AS 的治疗目的在于控制症状，防止脊柱畸形，提高生活质量。约 20% 患者在病程中发生眼色素层炎，应注意该并发症的出现。

1. 坚持运动锻炼　运动和锻炼是目前防止脊柱强直和畸形最为有效的方法。患者应每日坚持做脊柱各部分的屈伸展运动以及扩胸运动，运动强度根据患者情况而定，应循序渐进。应保持良好的生活习惯，睡硬板床，用低枕头。

2. 药物治疗　目的以缓解症状为主。目前尚无令人信服的证据证明药物治疗是否能够改变 AS 的病程。常用的药物如下：

（1）非类固醇类消炎镇痛药物：该类药物种类较多，作用相似，主要为抗炎、缓解疼痛和僵硬，以利于患者进行锻炼。常用的有吲哚美辛（消炎痛），每次 25～50mg，每日 3 次；双氯芬酸（扶他林），每次 25～50mg，每日 2～3 次；萘普酮，每日 1 次，每次 1.0g。这类药的常见不良反应是对胃肠道的刺激，可引起胃痛、恶心、上消化道出血等。有消化性溃疡史者慎用。COX-2 高选择性抑制剂胃肠道安全性高，如美络昔康、塞来昔布等。

（2）柳氮磺吡啶：柳氮磺吡啶有抗炎、缓解病情的作用。开始剂量为每次 0.25～0.5g，每日 3 次；第 4 周起增加到每次 0.75～1.0g，每日 3 次。对磺胺药过敏者禁用。

（3）甲氨蝶呤：对病情较重症者，尤其有明显周围关节炎者，可试用甲氨蝶呤，采用小剂量间隙疗法，即每周服药 1 次，每次 7.5～15mg。用药期间应定期复查血常规、肝功能。同时加用叶酸片可减少甲氨蝶呤的不良反应。

（4）雷公藤多苷：雷公藤多苷有较强的消炎镇痛作用，已开始用于治疗 AS，剂量 10～20mg，每日 3 次。雷公藤多苷的不良反应有骨髓抑制、闭经、肝功能损害等。

AS 如能早期得到诊断，正确治疗，多数患者的病情能得到缓解，可避免由此引起的脊柱畸形。部分患者可能最终发展为脊柱严重畸形，功能障碍而需手术矫正。

【病情观察】

注意观察治疗后患者肿胀是否缓解，如腰背疼痛、外周关节肿痛是否减轻，活动是否增强，以评估治疗效果，随访、监测患者的血象、血沉、C-反应蛋白、肝功能、自身抗体，以了解治疗后相关指标的变化，以了解病情程度，是进展或为缓解；注意观察有无治疗药物本身的不良反应，以便及时调整治疗用剂量。

【病历记录】

1. 门急诊病历 记录患者就诊时间、就诊时的主要症状，记录患者腰背痛特点、部位，是否反复发作，有无下肢大关节疼痛，有无足跟痛、胸痛、红眼、发热、消瘦等伴随症状。以往有无类似发作史，如有，记录诊疗经过。体检记录有无骶髂关节压痛、脊柱垂直或水平活动受限、4 字试验是否阳性，准确测量指地距离、枕壁距离。辅助检查记录血沉、C-反应蛋白、类风湿因子等检查结果，特别是血 HLA-B27、骶髂关节 CT、脊柱 X 线等检查结果。

2. 住院病历 详尽记录本病与类风湿关节炎、银屑病关节炎、Reiter 综合征、腰椎间盘突出症等疾病的鉴别诊断要点。记录患者入院治疗后的病情变化、治疗效果，尤其是有关检查结果。

【注意事项】

1. 医患沟通 医师应如实告知患者或其亲属有关强直性脊柱炎的临床表现特点、治疗药物以及需注意的卧、坐、行、立姿势，并介绍锻炼、睡硬板床、用低枕等的注意事项。以使患者及家属对本病有足够的认识，配合医师的治疗。有关治疗的效果、治疗中可能出现的病情反复、治疗药物的不良反应、需调整的治疗方案等，应及时告知患者或家属，以征得理解和同意。

2. 经验指导

（1）如女性患者以非对称性少关节或单关节肿痛为首发症状，应考虑本病的可能，如伴有眼红、足跟痛、胸痛等，更应注意本病的可能。

（2）关节 CT、血 HLA-B27 检查结果对强直性脊柱炎的诊断有十分重要意义，若 CT 示骶髂关节炎呈双侧Ⅱ级或单侧Ⅲ-Ⅳ级改变，血 HLA-B27 阳性，则可诊断为强直性脊柱炎。

（3）强直性脊柱炎目前尚无根治方法，其治疗以非甾体类抗炎药、慢作用药物为基本。一般非甾体类消炎药主要用于控制活动期炎性症状，连用时间不少于 3~6 个月。由于慢作用药物的起效时间约需 4 周，故在症状缓解后才能逐渐减量或停用非甾体抗炎药，而以慢作用药物维持治疗。

（4）病情较重时，可用 2 种或 3 种慢作用药物联合治疗，如 MTX 及 SASP、TX 及 SASP 及雷公藤多苷片；治疗时应注意药物的不良反应，注意保护胃黏膜、预防肝功能损害。

第十章

中毒急症

第一节　急性有机磷农药中毒

有机磷杀虫剂分为：①磷酸酯类，如敌敌畏、敌百虫、久效磷、磷胺等；硫代磷酸酯类，如倍硫磷、氧化乐果等；②二磷代磷酸酯类；③磷酰胺类，如甲胺磷、甲基硫环磷等。

【诊断依据】

1. 病因

（1）在有机磷农药生产加工、运输、使用过程中，污染皮肤吸收中毒或呼吸道吸入中毒，也可因误服农药喷洒过的瓜果、蔬菜等引起。

（2）服毒自杀或投毒谋害而发生中毒。

2. 诊断要点

（1）病史：有明确的有机磷农药接触史，应详细地对中毒途径、时间、毒药剂量及浓度、呼气及呕吐物的特殊气味加以了解和检查。

（2）潜伏期：经皮肤吸收潜伏期较长，12 小时内发病，大多数 4~6 小时出现症状；口服中毒潜伏期短，多在十余分钟至 2 小时内发病。危重者甚至 5 分钟内出现症状，数十分钟内死亡。

（3）**毒蕈碱样症状**：瞳孔缩小、视力模糊、多汗、流涎、支气管痉挛、呼吸道分泌物增加、口吐白沫、呼吸困难、恶心、呕吐、腹痛、腹泻、大小便失禁等。

（4）**烟碱样症状**：面色苍白、心增快、血压升高、全身肌肉紧束感、压迫感、肌束震颤等。

（5）**中枢神经系统**：头晕、头痛、乏力、烦躁不安、精神恍惚、惊厥等，极易形成脑细胞水肿和间质水肿，出现剧烈头痛、喷射状呕吐、抽搐，可突然神志不清，呼吸节律不整，深浅不一，血压升高，脉缓有力等高颅压表现，导致中枢性呼吸衰竭。

（6）**胆碱酯酶活力测定**：为有机磷中毒的较特异性指标。

（7）**辅助检查**

①全血胆碱酯酶活力：正常人 100%，下降到正常值的 70%～50% 为轻度中毒，可出现中毒症状；下降到 50%～30% 为中度中毒，出现明显的中毒症状；30% 以下为重度中毒。

②阿托品试验：病史不清、症状不典型时，阿托品 2mg 静脉注射，10 分钟不出现阿托品化现象者为有机磷中毒，否则诊断不能成立，农药五氯酚钠中毒禁用此试验。

【治疗】

1. 一般处理　脱离污染的环境，脱除污染衣物，冲洗体表。

2. 洗胃　洗胃可用清水或 2% 碳酸氢钠（敌百虫中毒禁用）或 1:5000 浓度高锰酸钾溶液（对硫磷中毒忌用）反复洗胃后再给予 10% 甘露醇 100ml 导泻。

3. 抗胆碱药　包括阿托品、山莨菪碱注射液等，阿托品疗效最好。阿托品等抗胆碱能药加量宜快，撤药宜慢，维持用药一般 5 日左右。乐果、马拉硫磷中毒时应维持 7～10 日。发现阿托品中毒时应立即停药和补液，必要时可用毛果芸香碱解毒。

（1）轻度中毒：阿托品1～3mg，肌脉注射，1次/2～4小时。

（2）中度中毒：阿托品2～5mg，静脉注射，1次/15分钟，症状减轻后减量使用。

（3）重度中毒：阿托品5～10mg，静脉注射，1次/（5～10）分钟，症状减轻后减量使用。

4. 胆碱酯酶复能剂 主要有解磷定、氯磷定和双解磷静。复能剂宜早用早停，超过3天疗效欠佳，复能剂注意稀释后应用，主张静脉推注而不宜静脉滴注。

（1）轻度中毒：解磷定0.5g稀释后静脉缓注，必要时重复给药，也可肌内注射。

（2）中度中毒：解磷定0.5～1.0g稀释后缓慢静脉注射，以后0.5g/h，静脉缓注，总量为6～8g。

（3）重度中毒：解磷定1.0～1.5g稀释缓慢静脉注射，30分钟后可重复1次，以后0.5g/h，静脉缓注，总量为8～10g/d。

5. 解磷注射液 能对抗中毒患者的毒蕈碱样、烟碱样和中枢神经系统症状，又能对酶有较强的复活作用。

（1）轻度中毒：首次1/2～1支，1小时后重复半支。

（2）中度中毒：首次1～2支，30分钟后重复1支。

（3）重度中毒：首次2～3支，30分钟后重复1～2支。

【病情观察】

应严密观察病情变化，包括心率、心律、瞳孔、皮肤、神志等，评估治疗效果，随时调整治疗用药，反复检测血液胆碱酯酶，以确定疗效。少数重度患者有迟发性神经病，表现为病情好转后，经4～45日的潜伏期，出现感觉–运动型多发性神经病，其发病规律是先感觉后运动，先下肢后上肢，先远端后近端，下肢重上肢轻，运动重感觉轻，双侧对称。感觉异常表现为麻木疼痛，运动异常表现为肢体无力、共济失调，逐渐发展为弛缓性麻痹，较严重者肢体远端肌肉萎缩。

多数患者可望对症治疗 2 年后康复。部分重度患者可发生中间综合征，有时可达同期有机磷农药中毒住院患者的一半，但也有仅口服 5 ml 敌敌畏、症状很轻的患者也发生中间综合征的个例。中间综合征出现于胆碱能危象之后、迟发性神经病之前，故得此名，此征常出现于急性中毒后 2～4 日，个别在 7 日之后，突出的临床表现为肌无力，主要累及肢体近端肌肉和屈颈肌，严重者可数分钟内影响呼吸，患者可短时间内死于呼吸肌麻痹、感觉障碍。

【病历记录】

1. 门急诊病历 记录患者就诊时有无接触有机磷农药史（途径、种类、量、时间）。记录有无毒蕈碱样症状、烟碱样症状、中枢神经系统症状。记录患者的神志、呼吸、大蒜气味、流涎、汗湿、肌颤、瞳孔缩小、心率减慢、血压变化、肺部啰音、肠鸣音亢进等。记录血液胆碱酯酶活性的测定结果。

2. 住院病历 记录患者入院时的体格检查及实验室检查结果。详尽记录本病与其他可导致毒蕈碱样症状、烟碱样症状、中枢神经系统症状之疾病的鉴别诊断要点和详尽的诊疗计划。应着重记录患者住院期间的毒蕈碱样、烟碱样、中枢神经系统症状变化，尤其注意心率、瞳孔、皮肤、神志、呼吸等的变化以及胆碱酯酶活性的测定结果。

【注意事项】

1. 医患沟通 本病患者就诊时往往处于病重、病危状态，医师应及时向患者家属通报病情，并以签字为证；如实施输血或换血治疗，须向患者及家属说明输血的目的及其潜在的危险性，以获得对方的同意并签字为凭。病情缓解时应向家属说明发生迟发性神经病、中间综合征等的可能性及预后，并嘱患者家属注意随访观察。

2. 经验指导

（1）基层医疗单位有时不能检测血液胆碱酯酶活力，但如患者有明确的有机磷农药接触史，并有典型的临床表现，就可做出"有机磷农药中毒"的诊断。经口中毒者常在 1 小时内出现症状，最快者 5 分钟左右发病，发病越早提示病情越严重。如患者发病前 48 小时内未接触有机磷，则可基本排除有机磷中毒的诊断。有明确病史及典型症状者诊断不难。无明确病史者（如因服用污染的蔬菜、罪犯投毒、阶差农药包装物品）、无典型症状者（如恶心、心房颤动导致心悸或高血压危象样表现而就诊）、体征不明显者（如有机磷灭鼠剂溴代毒鼠磷无大蒜样臭味）可使诊断造成困难，此时血液胆碱酯酶检测有助于诊断。须注意，肝炎、肝硬化和肿瘤患者的胆碱酯酶活性常降低，此时如既无病史，也无相应临床表现，则不能贸然做出有机磷农药中毒的诊断。有机磷中毒者毒蕈碱样症状出现较早；重症患者近 80% 死于呼吸衰竭，近 14% 死于脑水肿，约 5% 死于心律失常或心功能衰竭。

（2）有机磷农药可抑制广泛存在于神经及红细胞膜上的胆碱酯酶活性，使乙酰胆碱不能被分解，造成其大量聚集而导致中毒，有机磷农药的代谢产物、杂质、溶媒及添加剂亦有毒性，有时甚至是致死性毒性，这种毒性不能被阿托品阻断，抢救时应认真对待。

（3）有机磷中毒者常为平素体健者，且此类患者的抢救成功率较高，故绝不可轻言放弃。有机磷吸收后可再分泌至胃内，故保留胃管反复洗胃的效果优于单次洗胃。碱性洗胃液能减弱有机磷的毒性，但敌百虫是例外，它在碱性溶液中会转变为毒性增加 10 倍的敌敌畏。有报道应超大剂量使用阿托品，但多数作者似不支持。给予碳酸氢钠纠正酸中毒可望减少阿托品的用量。氯磷定应尽早使用，血液胆碱酯酶监测对其使用有指导意义；氯磷定是目前国内治疗呼吸肌麻痹切实可用的药物；胆碱酯酶复能剂应静脉注射，静脉滴注不能达到有效浓度；应延长复能剂的使用时间，不能以 48 小时为限。

（4）在治疗有机磷农药中毒时应避免使用麻醉剂、巴比妥、肾上腺素、氨茶碱、乙醚、酚噻嗪等，以免加重病情。呼吸抑制者长期大量使用呼吸兴奋剂弊多利少，必要时应尽早使用呼吸机人工呼吸，并做好机械呼吸的管理。出现尖端扭转型室性心动过速时应立即使用异丙肾上腺素，如无效可用临时起搏。重症者应送 ICU 治疗。如要输血或换血治疗，须输血前抽取血样以核实是否存在血液传播性疾病。

第二节　急性亚硝酸盐中毒

亚硝酸盐主要为亚硝酸钠（钾），工业上用亚硝酸钠做金属表面处理或用作某些有机物合成的原料，也用于食品加工及防腐，可因误食而致急性中毒。新腌制的咸菜、咸肉和变质剩菜、蒸锅水都含有亚硝酸盐。亚硝酸盐毒性较大，摄入量达 $0.2 \sim 0.5g$ 时即可引起中毒。

【诊断依据】

1. 病因

（1）误食：误将亚硝酸盐当作食盐使用。

（2）大量食用：食用加工不当含亚硝酸盐超标的咸菜、咸鱼、咸肉，或饮用大量蒸锅水等。

2. 诊断要点

（1）病史：有上述原因的误食史或突发性皮肤黏膜发绀，多在食后数分钟至两小时内发病。

（2）症状与体征：头晕、乏力、恶心、呕吐、腹痛、腹胀、腹泻、怕冷、手脚麻木，口唇、指甲、黏膜及皮肤发绀，烦躁不安、心悸、血压下降，严重时出现昏迷、抽搐，呼吸、循环衰竭。

（3）实验室检查：高铁血红蛋白测定呈阳性，占血红蛋白 10% 以上。

3. 鉴别诊断

（1）苯的氨基硝基化合物中毒：有该类化合物的接触史，除高铁血红蛋白血症外，可伴有溶血性贫血、中毒性肝炎的临床表现。

（2）硫化血红蛋白血症：为硫化氢等毒物中毒所致，也可伴高铁血红蛋白血症。硫化血红蛋白血症的血液呈蓝褐色，空气中振荡后颜色不变。用分光光度计测定时硫化血红蛋白的光吸收带在 620nm 处，加入氰化物后光吸收带不消失。硫化血红蛋白血症用亚甲蓝治疗无效。

（3）先天性高铁血红蛋白血症：由还原型二磷酸吡啶核苷（NADH）所结合的 NADH-高铁血红蛋白还原酶系统缺乏引起，出生后即有发绀，全身症状轻微，一般不需要治疗。

（4）当摄入史不明确时，需排除心、肺疾病所致发绀。此外，尚需注意排除某些药物引起的发绀。能引起高铁血红蛋白血症的药物有醋酰苯胺、非那西汀、亚硝酸盐类、磺胺噻唑等。

【治疗】

1. 治疗原则 催吐，用 1 : 5000 高锰酸钾溶液洗胃，硫酸镁导泻，对症治疗。

2. 常规治疗 给氧，必要时尽早进行呼吸机辅助呼吸。

3. 特效治疗 小剂量的亚甲蓝可使高铁血红蛋白还原为低铁血红蛋白，改善缺氧状态，1% 亚甲蓝 $1 \sim 2mg/kg$ 加葡萄糖液稀释后缓慢静脉注滴，1 小时可重复用药。同时给维生素 C $2 \sim 5g$ 加入葡萄糖液 500ml，静脉滴注，有加强排泄毒素及加强亚甲蓝解毒的作用。辅酶 A、维生素 B_{12} 能加强亚甲蓝治疗效果，必要时可并用。经以上治疗后发绀仍明显者，可输新鲜血或行血液净化疗法或换血疗法。

【病情观察】

治疗过程中，主要观察患者的神志、呼吸、心率、血压、体温的变化，发绀是否缓解，有无抽搐，如有病情变化，应随时调整相应的治疗。

【病历记录】

1. 门急诊病历 记录进食亚硝酸盐或含有较多硝酸盐的蔬菜或其他物质史及时间。记录有无青紫及其他神经系统症状、消化道症状及心、肺症状等。记录同时进食同样食物者有无类似临床表现。记录血高铁血红蛋白检测的结果。

2. 住院病历 记录应包括进食亚硝酸盐类物质史及发病过程、外院及本院门急诊的诊疗包括实验室检查结果、所用药物及其效果。病程记录应记录本病与其他可导致全身青紫之疾病的鉴别诊断要点、详尽的诊疗计划。详尽记录患者住院期间的病情变化、治疗效果。

【注意事项】

1. 医患沟通 诊断本病后，应向家属仔细交代病情，以便患者家属理解、配合。病重、病危时要及时通报家属；如要输血，须向患者及家属说明输血的目的及其潜在的危险性，以获得对方的同意并签字为证。

2. 经验指导

（1）本病潜伏期一般为 0.5~3 小时，一般在 10 分钟至 20 小时之间。全身青紫与呼吸循环状态常不成比例为其特点；在出现不能用心脏病或肺部疾病解释的发绀，且吸氧治疗无效时，应考虑本病可能，患者的静脉血常为巧克力褐色，经接触空气并在试管中摇动后颜色不变，诊断大致可以确定。临床上应注意的是，当高铁血红蛋白含量达 60% 时，可出现昏睡或昏迷，更严重者患者呼吸、循环衰竭，甚至窒息死亡。

（2）症状较轻的患者经一般处理，包括休息、大量饮水、输液（含维生素 C），可自行恢复。重者应予 1:5000 高锰酸钾溶液洗胃，并予导泻。亚甲蓝是本病的特效治疗药物。如要输血，输血前须抽取血样以核实是否存在血液传播性疾病。

第三节 一氧化碳中毒

家用煤炉及煤气泄漏是生活中一氧化碳中毒最常见的原因。

【诊断依据】

1. 病因

(1) 生活中粗疏：常见于家用煤气或煤炉，由于门窗密闭、通风不良、漏气、倒风等是造成一氧化碳中毒的主要原因。

(2) 工作中管理不善：在炼钢、炼焦、烧窑过程或煤气管道漏气，由于防护不够或通风不良，可因吸入大量一氧化碳而发生急性一氧化碳中毒。

2. 临床表现 头晕、头痛、无力、恶心、呕吐、心慌、站立不稳。中度中毒患者出现意识模糊或谵妄、浅昏迷，重者抽搐、大小便失禁、昏迷，呈去大脑皮质状态（可睁眼，但无意识，不语、不动），血压下降、呼吸困难等，口唇及两颊呈樱桃红色。

3. 辅助检查

(1) 血 HbCO 定性测定。

(2) 血液 HbCO 含量测定。

(3) 头部 CT 检查。

(4) 脑电图检查。

4. 鉴别诊断

(1) 脑血管疾患：多见于老年人，通常有高血压及动脉硬化病史，可有偏瘫表现。

(2) 急性有机磷农药中毒：有有机磷农药接触史，口腔及呼出气体有大蒜样臭味，瞳孔缩小，血胆碱酯酶活力降低。

(3) 乙型脑炎：多发生于秋季，昏迷伴有高热及呼吸衰竭，脑脊液和血液结合试验阳性。

（4）急性安眠药中毒：有服用安眠药史，血 HbCO 阴性，呕吐物及尿中安眠药物分析阳性。

【治疗】

1. 现场救治　立即将患者移至空气新鲜、通风良好处，注意保暖，吸氧，保持呼吸道通畅。

2. 对症治疗

（1）抽搐者给予地西泮 10mg，肌内注射，禁用吗啡。脑水肿给予 20% 甘露醇 250ml，快速静脉滴注，3 ~ 4 次/日，或应用地塞米松 10mg，静脉滴注，呼吸衰竭者给予呼吸兴奋剂等。

（2）5% 葡萄糖溶液 500ml 加维生素 C 2.0 ~ 4.0g，ATP 40mg，辅酶 A 100U，静脉滴注。中、重症患者有条件的应争取做高压氧或换血疗法。

【病情观察】

治疗中主要应严密观察患者的生命体征及神志变化，备好气管插管设备，根据患者的症状评估治疗疗效，并随时调整治疗用药，以提高抢救成功率。

【病历记录】

1. 门急诊病历　记录患者就诊的主要症状及时间；记录有无一氧化碳接触史，有无头痛、眩晕、乏力、心悸、恶心、呕吐、视力模糊等；记录意识不清的时间；记录患者的血压、脉搏、呼吸、脑膜刺激征及定位体征；记录患者的皮肤色泽变化。记录血 HbCO 测定结果。

2. 住院病历　详尽记录患者的病史询问结果、体格检查及实验室检查的结果；记录本病与其他昏迷性疾病的鉴别诊断要点及诊疗计划；重点记录患者神志的变化及有无并发症、治疗疗效等。

【注意事项】

1. 医患沟通　反复询问并仔细分析可能的一氧化碳接触

史。如诊断本病，应及时向家属如实告知本病的特征、诊断、治疗、预后等，以便家属能理解、配合治疗。对病危患者，应向家属通报并要求对方知情签字。如实施换血治疗，须向患者及家属说明换血的目的及其潜在的危险性，以获得对方的同意并签字为证。对昏迷患者即使抢救治疗后已清醒，仍要向家属说明假愈期后迟发性脑病的可能性，以使对方有心理准备。

2. 经验指导

（1）根据一氧化碳接触史及中枢神经系统损害的症状和体征，诊断并不困难，但有时一氧化碳接触史并不明显，可使诊断发生困难。临床上发现用燃气热水器洗澡，关闭热水器后发生一氧化碳中毒者屡见不鲜。昏迷待查者，无外物压伤而出现肢体肿胀等挤压综合征临床表现者，应高度怀疑一氧化碳中毒。尽管 HbCO 浓度一般能反映患者的严重程度，但有时两者之间并不一定呈平行关系。3%～30% 严重中毒患者抢救苏醒后有 2～60 日的假愈期，可出现迟发性脑病的症状，表现为痴呆迟钝或兴奋狂躁、癫痫、木僵、帕金森综合征、偏瘫、感觉运动障碍或周围神经病，临床上应高度重视。

（2）积极纠正缺氧及预防脑水肿是治疗的关键。如要实施换血治疗，输血前须抽取血样以核实是否存在血液传播性疾病。昏迷患者经抢救苏醒后应绝对卧床休息，密切观察 2 周，无症状变化，方可出院。治疗恢复期应避免精神创伤，尽量降低体力或脑力负荷，避免氧耗过大，提供足量能量和维生素。发生迟发性脑病时，其首选方案仍然是高压氧治疗。

第四节　急性酒精中毒

急性酒精中毒，俗称酒醉，是机体一次性摄入大量乙醇（酒类饮料）引起的中枢神经系统由兴奋转为抑制的状态，严重者出现呼吸抑制及休克。大量乙醇首先作用于大脑皮质，其后皮质下中枢和小脑也受累表现为先兴奋后抑制，最后，抑制延髓血管运动和呼吸中枢。

【诊断依据】

1. 病因 酗酒或误将含乙醇的溶液喂小儿或灌肠而发生中毒。

2. 诊断要点

（1）病史：有饮酒史或误用酒类溶液，呼气及呕吐物有强烈的乙醇气味。

（2）症状与体征：早期面红或苍白、脉速、多言、精神激动、自控力丧失、恶心、呕吐，继而嗜睡。共济失调期，走路步态蹒跚，动作拙笨，言语含糊不清，常神志错乱，语无伦次。嗜睡期，昏睡不醒，皮肤苍白、冷漠，瞳孔散大。呼吸慢、带鼾声，可有轻度发绀和心跳慢、脉弱，呈休克状态，严重者昏迷，伴抽搐和大小便失禁，最终可发生呼吸麻痹致死。短时间内大量摄入酒精可直接进入抑制期，可发生低血糖，出现脑水肿、高热、惊厥等，严重的出现呼吸麻痹、循环衰竭而死亡。

【治疗】

对中毒症状轻者注意保暖，防止呕吐物吸入而致窒息或吸入性肺炎，定时翻身，防止压迫性横纹肌坏死，导致肌红蛋白性急性肾功能衰竭。重者应迅速催吐，并用1%～5%碳酸氢钠溶液洗胃。狂躁兴奋者可肌内注射小剂量地西泮注射液 5mg，禁用吗啡或巴比妥类药物。

1. 输液排毒 输10%葡萄糖液500～1000ml加入大量维生素C，用利尿剂以加速乙醇排泄，可给予能量合剂加维生素C及烟酸，静脉滴注，肌内注射维生素 B_1 以加速乙醇在体内氧化，防治低血糖，可静脉注射50%葡萄糖溶液100ml。昏迷者可用贝美格（美解眠）50mg加入葡萄糖液 10～20ml，静脉注射，或用纳洛酮 0.4mg 加入葡萄糖液 10～20ml，静脉注射。

2. 透析治疗　重度昏迷或出现呼吸中枢抑制或乙醇血浓度在 6000mg/L 左右，应行紧急透析治疗。

【病情观察】

治疗中主要观察患者的神志状态变化以及生命体征变化，如有病情变化，可予以对症治疗。如病情严重，应注意其肝、肾功能，并注意血淀粉酶的变化。

【病历记录】

1. 门急诊病历　记录呕吐或精神、神志特点及时间。记录饮酒史、种类、量及饮酒时间，记录呕吐及内容物、神志变化，有无摔伤及服药史及饮酒史及服药史。记录神志情况、皮肤表现、生命体征，记录呼出气中有无酒精味，有无受伤表现及实验室检查的项目及结果。初步诊断酒精中毒，制订出处理措施，初诊医师应签署全名。

2. 住院病历　酒精中毒者极少住院治疗。住院者一般都病情严重，须详细记录急诊的诊疗经过、病史分析、与其他可导致兴奋或昏迷的疾病的鉴别诊断要点、详尽的诊疗计划。病程记录应记录患者住院期间的病情变化，尤其是意识、呼吸、肾功能、肝功能的改变，并记录治疗效果。病危、重要脏器功能衰竭、实施有创治疗等重要内容应有患者家属签字确认。

【注意事项】

1. 医患沟通　应向患者家属说明患者目前的状况，并强调尽管多数酒精中毒预后良好，但严重者可造成重要脏器功能衰竭甚至死亡。如对狂躁患者实施约束时，应告知患者家属，要求家属配合治疗，以免狂躁患者出现意外。病情严重或同时要做特殊治疗（透析治疗），须向家属说明，无论患者及家属同意与否，均应签字确认。

2. 经验指导

（1）一般而言，嗜酒者对酒精的耐受性较强；小儿急性酒精中毒常无兴奋期，很快进入沉睡期而不省人事。有低血糖者易并发惊厥。应注意的是，老年人酒精中毒则病情相对较重，死亡率也相对较高，且易并发脑血管意外。

（2）一般空腹饮酒，1.5小时内吸收95%以上，2.5小时已全部吸收。有心、肺、肝、肾严重损害者，昏迷时间达10小时以上者，血中乙醇浓度超过4 g/L者预后较差。

（3）部分患者轻生自杀时，可能出现既大量饮酒，同时又服用某些药物（如镇静催眠药物）的情况，临床上依据患者的酒味或其家属、朋友提供相关的病史而确诊其酒精中毒，还须警惕其同时服药的情况，应注意向家属询问相关病史。

（4）急性酒精中毒治疗以对症为主。催吐禁用阿朴吗啡，并须防止吸入性肺炎。对烦躁不安者应避免使用吗啡、氯丙嗪、巴比妥类镇静药。因脑水肿而用糖皮质激素时，应避免使用以乙醇为溶媒的氢化可的松。呼吸兴奋剂弊多利少，一般主张不用。

第五节 甲醇中毒

甲醇又名木醇或木乙醇，为无色、透明、易燃、易挥发、略带乙醇气味的液体。工业上作为甲醛、塑料、摄影胶片等的生产原料。一般人口服5~10ml即可中毒，服15ml可致失明，致死量30~70ml。

【诊断依据】

1. 病因 主要由于吸入甲醇蒸气所致。工业用乙醇含有较多的甲醇，饮用工业乙醇兑制的假酒，可导致急性甲醇中毒。

2. 诊断要点

（1）病史：有甲醇吸入史，误服甲醇或含有甲醇的假酒史。

（2）潜伏期：通常8～36小时，同时饮酒者则潜伏期更长，最长达4日。

（3）临床表现

①消化道症状：恶心、呕吐、有上腹不适和腹痛。

②神经系统：头晕、头痛、乏力、眩晕、表情淡漠、酒醉状态和失眠等，重者出现中枢抑制和中毒性脑病表现，如共济失调、意识蒙眬、谵妄、中枢麻醉和昏迷。死亡多由于中枢性呼吸循环衰竭所致。

③眼损害：视物模糊、畏光、视力减退、复视、眼前有黑点、飞雪或闪光感，眼球有压痛。严重病例可致双侧永久性失明、代谢性酸中毒。

3. 眼科检查 瞳孔扩大或缩小，光反射迟钝或消失，眼底视神经乳头充血、出血或眼底静脉扩张，视网膜水肿或视神经乳头萎缩。眼损害也可能于全身中毒症状改善之后，甚至有中毒数月后出现迟发性视力损害。

4. 辅助检查 血气分析有 HCO_3 及 pH 降低，BE 为负值。血 CO_2CP 降低。血和尿中酮体可阳性，尿呈酸性，可有肝功能异常及蛋白尿。血和尿中可测得甲醇、甲酸。血甲醇 > 50mg/L。或甲酸 > 76mg/L，尿中甲酸 > 2000mg/L，有诊断意义。严重病例 CT 检查可发现豆状核坏死。

【治疗】

1. 清除毒物 口服中毒者应尽早用2%碳酸氢钠或温水洗胃，同时口服硫酸钠20g导泻。

2. 乙醇抗毒 口服高浓度白酒30ml，以后15ml，4小时1次或10%乙醇溶液500ml，静脉滴注，有明显抑制者不宜用乙醇治疗。可口服叶酸20mg，3次/日，或静脉滴注叶酸50mg/d，以促进甲醇氧化成 CO_2。

3. 透析治疗 腹膜或血液透析可减轻症状，挽救生命或减少后遗症，是较好而安全的治疗方法。

4. 纠正酸中毒 5% 碳酸氢钠 200~300ml，静脉滴注，以后根据血气分析用药。

5. 保护视力 地塞米松 10~20mg 或氢化可的松 200~300mg 加入 5% 葡萄糖液 250ml，静脉滴注，可减轻视神经损害及脑水肿。双眼应用纱布覆盖避免光线刺激。

6. 对症治疗 应用维生素等营养神经的药物，给予高蛋白、高糖类饮食治疗。

【病情观察】

1. 观察内容 治疗过程中应密切观察患者的呼吸、循环功能，保持呼吸道畅通，备好呼吸机以便在呼吸骤停时使用。同时应观察患者的神志、视力改变，根据患者的症状随时调整治疗用药。

2. 动态诊疗 如诊断确立，除对症、支持治疗外，应即予以乙醇治疗。出现下列指征，可予以乙醇疗法：①血液甲醇 >6.24mmol/L；②口服甲醇量达 0.4ml/kg 体重；③有酸中毒；④考虑需要血液透析的患者。血液甲醇浓度 <6.24mmol/kg 时，可停止乙醇疗法。患者重要器官功能恢复后，可予出院。

【病历记录】

1. 门急诊病历 记录患者的主要症状及发病时间；记录接触甲醇的经过、途径及时间，有无群体饮酒中毒史；记录上述中枢神经及精神症状、视神经损害、消化系统症状；记录精神、意识状态、生命体征、眼部情况、腹部体征等。体液检测甲醇或甲酸结果，血、尿常规及血气分析、心电图的检查结果。

2. 住院病历 记录是否群体饮酒中毒史。病程记录对病情变化、治疗效果、治疗方案的变更应予记录。

【注意事项】

1. 医患沟通 应充分尊重患者的知情权，向患者及家属说明病情，以使患者家属能了解甲醇中毒对生命及视力的影响，如发现患者视力受损、病重、病危等情况应及时通报家属，并获得知情签字。

2. 经验指导

（1）甲醇中毒的潜伏期口服者为 8~35 小时，最长可达 4 日，吸入者 24~96 小时或可更长。常有群体发病史。潜伏期血甲醇 >15.6mmol/L 即可做出早期诊断。代谢性酸中毒是甲醇中毒的突出临床表现之一，中枢性呼吸衰竭为其死因。

（2）治疗期间应给予高蛋白、高碳水化合物饮食，并补充多种维生素。4-甲基吡唑（4-MP）已试用于临床，可望成为甲醇和乙醇的特效解毒药。

第六节　急性细菌性食物中毒

细菌性食物中毒是由于食用被细菌及其毒素污染的食物而引起的中毒，称为细菌性食物中毒。同一污染源相继发病者有大致相同的中毒症状，肉毒杆菌中毒主要累及神经系统，以眼肌、咽肌瘫痪为主，其他细菌、毒素引起者多为急性胃肠炎的临床表现。

【诊断依据】

1. 病因　进食不洁饮食，多见于夏秋季。以沙门菌属最常见，致病菌污染食物后，大量繁殖，产生大量肠毒素，即使加热煮沸 30 分钟仍能致病。主要由肠毒素所致，与细菌无关，故无传染性。

2. 诊断要点　潜伏期 6~72 小时。腹痛、腹泻、恶心、呕吐、发热。大便多为水样便，少数为黏液血便。严重可出现烦躁、抽搐、血压下降、缺氧等中毒性休克表现。肉毒杆菌中毒可出现神经系统症状，表现为软弱无力、视力模糊、眼肌瘫痪、共济失调、吞咽困难等，可死于中枢性呼吸衰竭。

3. 实验室检查

（1）病原菌培养。

（2）血清凝集试验：取急性期和恢复期患者的血清与相应的细菌做凝集试验。

4. 鉴别诊断

（1）非细菌性食物中毒：包括化学性食物中毒（如误食被砷、汞及有机磷农药等污染的食物引起的食物中毒）、生物性食物中毒（如误食毒蕈、毒鱼引起的食物中毒）。患者有进食此类毒物史；除表现有急性胃肠炎症状外，尚有神经系统、肝、肾等脏器的中毒症状；呕吐物及粪便培养，无病原菌生长。

（2）霍乱：以剧烈吐泻为特点，一般无腹痛，吐泻物呈米泔水样，常有明显脱水、酸中毒及电解质紊乱的表现，可有肌痉挛。大便培养有霍乱弧菌。

（3）急性细菌性痢疾：无明显进食污染食物和短时间内同食者集体发病史。发热，全身中毒症状较明显，腹泻以脓血便或黏液便为主，常于大便后有明显的里急后重。大便培养有痢疾杆菌。

（4）弯曲菌肠炎：无进食污染食物和短时间内集体发病史。有发热、腹痛及腹泻，大便为稀水便或脓血便，呕吐较少见。大便培养有空肠弯曲菌。

（5）急性出血坏死性肠炎：全身中毒症状重，可发生感染性休克。腹部有阵发性或持续性绞痛，并有明显压痛、反跳痛和肌紧张等腹膜刺激症状。大便可呈血水样便，大便培养常无致病菌。

（6）病毒性胃肠炎：无明显进食污染食物史，亦无短时间内集体发病史。大便多为稀便或水样便，大便培养无病原菌。

【治疗】

1. 解痉 腹痛、呕吐严重者可用阿托品 0.5mg 或山莨菪碱注射液 10mg 或罗痛定 60mg 或甲氧氯普胺 10mg, 肌内注射。

2. 抗生素治疗 中毒症状及吐泻严重者，可先用葡萄糖盐水 500ml 加庆大霉素 16 万 ~ 24 万 U，静脉滴注，口服小檗碱、诺氟沙星或复方磺胺甲噁唑。嗜盐菌或变形杆菌选用氨苄西林、氯霉素、四环素族抗生素，若葡萄球菌食物中毒因系肠毒素所致，可不用抗生素。

3. 对症治疗 有酸中毒可适当补充碳酸氢钠，休克者给予 500ml 右旋糖酐-40，静脉滴注，必要时应用多巴胺、间羟胺。中毒症状严重者予地塞米松或氢化可的松静脉用药。

4. 肉毒杆菌中毒 立即用 5% 碳酸氢钠或 1:5000 浓度的高锰酸钾溶液洗胃，后用硫酸镁或硫酸钠导泻。尽早应用肉毒血清治疗，一次给予多价抗毒血清 10 万 U，静脉注射，必要时 6 小时后重复。同时应用青霉素治疗。

【病情观察】

（1）诊断明确后，主要观察患者的呕吐量、腹泻量及尿量；注意监测患者的心率及血压，随时调整治疗方案。老年人补液不应过快，避免导致心功能不全。

（2）神经型细菌性食物中毒患者重点观察患者的呼吸频率、心脏功能、肌力情况以及是否并发肺部感染。

【病历记录】

1. 门急诊病历 记录患者就诊时间、胃肠道症状及时间等主诉内容。现病史应记录胃肠道症状及全身症状；不洁饮食史以及与症状出现之间的时间；同食者有无相同的临床表现。过去史应记录有无糖尿病、心脏病、青光眼史及药物过敏史。体检记录患者的体温、心率、血压、腹部体征、皮肤弹性等内容。辅助检查记录粪常规、血常规及血电解质检测等结果。得出初步诊断并记录处理意见，包括药名、剂量、用法。

2. 住院病历 现病史应包括发病过程、外院及本院门急诊的诊疗内容包括实验室检查结果、所用药物及其效果。病程记录应记录患者住院期间的病情变化，尤其注意患者的恶心、呕吐、腹痛、腹泻及尿量的变化以及患者的体温、心率及血压，记录治疗效果、治疗方案的变更及理由。与患者家属的谈话内容之重要内容（如患者出现休克、病重等）应有患者家属签字确认。

【注意事项】

1. 医患沟通　充分尊重患者的知情权，应如实向患者及家属说明病情、治疗方案及可能发生的不良反应。有电解质紊乱或有脱水症状者，需要留观或住院治疗，其原因应向家属讲明，以便患者及家属能理解、配合。

2. 经验指导

（1）对以急性恶心、呕吐、腹痛、腹泻就诊者，都应考虑细菌性食物中毒的可能；如发现同食者有上述同样症状，高度提示细菌性食物中毒。

（2）本病并非都需要静脉补液，常予以对症治疗，失水明显或因呕吐而不能进食则应予以补液。补液时应注意补充电解质，维持酸碱平衡。注意老年人及原有心脏病者补液不宜过快，有糖尿病的患者补液应以 0.9% 氯化钠注射液为主，如需补葡萄糖注射液，应加入胰岛素，大致比例是 5% 葡萄糖溶液 500ml 内加正规胰岛素 6 U。莨菪类解痉止痛药为常用的止痛止泻药，但应注意青光眼患者禁用。

第七节　毒蛇咬伤

毒蛇是对人类具有潜在损伤性最大的动物之一，现已知我国有各种蛇类 173 种，其中含毒液的毒蛇有 48 种。对人类危害较大的毒蛇约 10 种，其中陆地毒蛇 9 种，海蛇 1 种，均属剧毒毒蛇，如五步蛇、蝰蛇、蝮蛇、烙铁头、竹叶青、金环蛇、银环蛇、眼镜蛇、眼镜王蛇、海蛇等。

【诊断依据】

毒蛇咬人时，头部的肌肉压迫毒腺，毒液经排毒导管及毒牙的沟或管，通过被咬者的伤口沿淋巴管进入血液循环，扩散至全身，导致中毒。

1. 病因 各种毒蛇咬人时将毒液注入人体，引起局部及全身中毒表现的综合征。

2. 诊断要点

（1）病史：有毒蛇咬伤史。

（2）症状与体征

①局部症状：可有严重肿胀，向近心端扩散；有皮肤瘀斑、水疱、血疱；有组织坏死和出血，伤口剧痛；可伴附近区域淋巴管炎、淋巴结炎、淋巴结肿痛。

②神经毒素中毒：主要由银环蛇、金环蛇和海蛇咬伤引起。有头晕、四肢乏力、流涎、视力模糊、眼睑下垂、声音嘶哑、言语不清、吞咽困难、共济失调、颈项强直、牙关紧闭，严重的出现呼吸衰竭、昏迷，甚至死亡。但咬伤的伤口周围仅有轻度麻木感，局部可有 2 个齿痕。

③血液毒素中毒：主要由蝰蛇、五步蛇、竹叶青蛇咬伤所引起。咬伤处剧痛，红肿明显，局部有广泛瘀斑，并有血液渗出，可见 3 个齿痕。淋巴结肿大、发热、心律失常、呕血、咯血、鼻出血、黄疸、贫血等表现，严重的可因循环衰竭和急性肾功能衰竭而死亡。

④混合毒素中毒：主要由蝮蛇、眼镜王蛇咬伤所引起。咬伤后即感伤口疼痛，逐渐加重或有麻木、患肢肿胀。伤口出血不多，周围皮肤迅速红肿、变紫或发黑、水疱、血疱、溃疡。轻者仅有头昏眼花、关节疼痛等，重者发展较快，咬伤 30 分钟内即可出现中毒症状，如呼吸困难、颈项强直、少尿、无尿、昏迷等，常因休克、呼吸麻痹、循环衰竭而死亡。

⑤判断是否毒蛇咬伤：毒蛇与无毒蛇的根本区别在于它有毒牙和毒腺。毒蛇咬伤，局部见到明显的成对的两个毒牙痕，而无毒蛇咬伤仅见到一排整齐的牙痕。

⑥毒蛇种类鉴别：乳凝集抑制试验或酶联免疫吸附试验。

⑦试验治疗：对高度可疑蛇咬伤者可试行中和毒素试验，即用单价抗蛇毒血清，皮试阴性后，予以常规静脉给药，若中毒症状有所控制，则有可能是本类毒蛇咬伤。

【治疗】

1. 防止毒素的扩散 立即在咬伤处近心端结扎止血带，每隔 15 分钟放松 1 分钟；伤口周围以 1% 普鲁卡因封闭；用拔火罐吸出毒素；伤口用清水或生理盐水冲洗后以 3% 过氧化氢溶液湿敷，将伤肢浸于 4~8℃ 冷水中，3~4 小时后改用冰袋，维持 24~36 小时，若被眼镜蛇咬伤，降温时间延长至 72 小时。

2. 抗毒素治疗 抗蛇毒血清，具有中和蛇毒的作用，疗效确切，应用越早效果越好，皮试阴性后，取抗毒素 10ml 用生理盐水稀释至 30ml，静脉缓注，儿童与成人同等剂量。一般只注射 1 次，必要时可重复。同时可用胰蛋白酶在咬伤部位做皮下注射，因胰蛋白酶能中和蛇毒中的毒性蛋白赖氨酸，使蛇毒分解、破坏，同时还具有抗组织坏死的作用。

3. 激素治疗 大剂量氢化可的松、地塞米松加入葡萄糖液中，静脉滴注，可减轻毒性反应。

4. 对症治疗 利尿，碱化尿液，使用抗生素，纠正酸中毒，注意钾、钠平衡，预防肾功能衰竭，积极处理呼吸衰竭和心力衰竭等。

【病情观察】

根据患者的主诉、临床体检，可诊断本病。诊断后即应予解毒治疗，并根据患者的症状，予以相应治疗，评估治疗疗效，根据病情变化及时调整治疗药物，尽最大努力抢救患者生命。

【病历记录】

1. 门急诊病历 记录被毒蛇咬伤史及时间。记录有出血、溶血、中毒性心肌病、横纹肌迟缓性松弛等的症状和体征，记录有关伤口的情况。记录血尿常规及肝、肾功能检查结果。

2. 住院病历 详尽记录毒蛇咬伤的过程及何种毒蛇，当时处理、外院处理及急诊的诊疗内容，包括实验室检查结果、所用药物及其效果。记录患者住院期间的治疗内容及病情演变。

【注意事项】

1. 医患沟通 向患者及家属了解为何种毒蛇咬伤对治疗及判断病情及预后非常重要。尽管毒蛇咬伤的后果人所皆知，仍应向患者及家属充分阐明病情的严重性，并以毒蛇种类告知患者病情可能的演变过程及预后，并告知治疗方案及可能发生的不良反应，如被横纹肌毒的毒蛇咬伤所伤者需要较长的恢复时间等，以便家属能理解、配合治疗。病危者要及时告知家属，并有知情签字。

2. 经验指导

（1）判断系何种毒蛇咬伤对治疗及判断预后非常重要，我国长江以北以蝮蛇为主，长江以南有竹叶青蛇、眼镜蛇、金环蛇、五步蛇等，蝰蛇、竹叶青蛇、烙铁头蛇等有血液循环毒性。神经毒性的毒蛇咬伤1~3小时出现症状，中毒者如能度过1~2天的危险期，神经毒性症状大多消失。横纹肌毒的毒蛇咬伤2小时出现症状，表现为肌红蛋白尿症、高钾血症、急性肾衰竭、心律失常，甚至心脏骤停，病愈后数月肌力方能恢复。

（2）当被蛇咬伤而又不能区别有毒无毒蛇时，应按毒蛇咬伤处理。特效解毒药为抗蛇毒血清，单价抗蛇毒血清疗效优于多价抗蛇毒血清。中毒抢救时慎用下列中枢抑制药及抗凝血药：苯海拉明、氯丙嗪、吗啡、巴比妥类、氯化琥珀胆碱（司可林）、肝素、双香豆素、枸橼酸钠等，因这些药物可促进毒素的吸收或加重蛇毒的毒性作用。

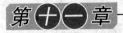

环境因素急症与意外伤 ◆◆◆

第一节 中暑

中暑是指高温或烈日曝晒引起体温调节功能紊乱所致的一组临床综合征，以高热、皮肤干燥无汗及中枢神经系统症状为特征。重症中暑依主要发病机制和临床表现常分为三型：热射病、热痉挛、热衰竭。

【诊断依据】

1. 病因

（1）热负荷增加：高温、高湿、通风不良环境下，长时间从事繁重体力劳动或体育活动，尤其长期恒温下生活及作业的人群突然进入高温环境时。

（2）热适应障碍：慢性病患者、肥胖、年老体弱、孕产妇、缺乏体育锻炼。

（3）循环功能不全：高血压、肺心病等器质性心血管疾病伴有心功能不全者。

（4）出汗功能受阻碍：先天性汗腺缺乏、汗腺损伤、皮肤广泛受损。

2. 诊断要点

（1）热痉挛：主要表现有严重的肌痉挛伴有收缩痛。肌痉挛以四肢肌、咀嚼肌及腹肌等经常活动的肌肉为多见;痉挛呈对称性,时发时愈,轻者不影响工作,重者疼痛急剧;体温多正常。

(2) 热衰竭:常发生在老年人及对高热不适应者。

(3) 热射病:典型的临床表现为高热、无汗和意识障碍。体温可升高至41℃以上。皮肤干热,无汗,呈现潮红和苍白,周围循环衰竭时出现发绀。脉搏加快,脉压增宽,休克时血压下降,可有心律失常。出现嗜睡、谵妄和昏迷。呼吸快而浅,后期呈潮式呼吸,四肢和全身肌肉可有抽搐、瞳孔缩小、后期散大、对光反应迟钝或消失。严重者出现休克、心力衰竭、肺水肿、脑水肿、肝肾功能衰竭和弥散性血管内凝血。

(4) 伴随症状

①伴头晕、胸闷、口渴、大汗。见于先兆中暑。

②伴发热(38℃以上)、皮肤湿冷、血压下降。见于轻症中暑。

③伴高热(40℃以上)、皮肤干燥、无汗、抽搐。见于重症中暑。

④伴剧烈头痛、恶心呕吐、昏迷。见于热射病。

⑤伴肌肉疼痛、腹绞痛、呃逆。见于热痉挛。

(5) 辅助检查:根据病情,可选择性进行检查,如血常规、尿常规、血气分析、肝、肾功能等。

3. 鉴别诊断

(1) 中毒性细菌性痢疾:多发生在夏季,突发高热惊厥甚至呼吸循环衰竭,在尚无脓血便排出时,主要鉴别方法是做肛拭涂片镜检,可见大量脓细胞及巨噬细胞可与之鉴别。

(2) 化脓性脑脊髓膜炎或流行性乙型脑炎:发病亦多在夏季,突发高热、头痛、惊厥、昏迷、脑膜刺激征,有典型脑脊液改变。中暑者脑脊液正常,脑膜刺激征为阴性。

(3) 低血糖昏迷、糖尿病酮症酸中毒昏迷或高渗性昏迷:

查血糖及尿酮体即可鉴别。

（4）败血症高热昏迷：有败血症的病因及病史，很少突发高热即昏迷，应寻找原发感染病灶及血培养予以鉴别。

（5）肝性脑病、尿毒症昏迷：有慢性肝、肾病史。

【治疗】

1. 一般处理 立即将患者移到阴凉通风处，饮淡盐水或凉开水。

2. 轻度中暑 给予口服藿香正气水或十滴水，用凉水擦浴，补液以生理盐水为主。

3. 重度中暑 迅速降温，头部、腋下及腹股沟大血管处放置冰袋，同时用冷水或乙醇擦浴，冰水灌肠；轻症患者，肌内注射阿尼利定 2ml，重者用氯丙嗪 25mg 加入 5% 葡萄糖液 500ml，静脉滴注（有血压下降者不用氯丙嗪）；地塞米松 10mg，静脉注射，山莨菪碱注射液 10～20mg 加入葡萄糖氯化钠液 500ml，静脉滴注。纳洛酮有明显降温、促醒、升血压等效应，0.4～1.2mg，静脉注射，1 小时重复应用 1 次。

4. 对症处理 抽搐者可用地西泮 10mg，肌内注射；呼吸衰竭应及时氧气吸入，用呼吸兴奋剂；循环衰竭给予葡萄糖盐水或低分子右旋糖酐，静脉滴注，纠正水、电解质紊乱和酸中毒；疑有急性肾功能衰竭者，应尽早快速滴注 20% 甘露醇 250ml 及呋塞米 20mg 稀释后静脉注射，昏迷者用抗生素防止感染等。

【病情观察】

抢救过程中，经治医师需要密切观察患者的病情变化，并评估治疗疗效。如昏迷时间较长，须注意有无肺部感染或压疮的发生，如发生，以院内感染予以相应的处理。

【病历记录】

1. 门急诊病历 记录是否为高温环境发病，有无大量出汗、强烈日射史。有无恶心呕吐、肌肉痛、谵妄、晕厥、昏迷、痉挛等。记录患者的体温、血压、脉搏、神志状况、皮肤潮红或湿冷等变化。记录辅助检查结果。

2. 住院病历 重点记录患者及家属描述的高温环境及中暑诱因，体检记录患者的生命体征、体温的变化。着重记录治疗后患者的病情变化。

【注意事项】

1. 医患沟通 如诊断本病，经治医师应如实向患者告知本病的特点、诊断、治疗方法以及可能的并发症、预后等，以便家属能理解、配合。重症中暑常为致命性急诊，应充分向家属讲明。病危时应下达病危通知书，并要家属签字为据。

2. 经验指导

（1）多数中暑发生于35℃以上的高温时节，但有时气温未达到上述温度也可有中暑患者出现，如长时间体力活动者，或服用胆碱能 M 受体拮抗药（尤其是合用氯丙嗪等药物）者，或夏季产妇"捂月子"者。下列人群易中暑：水土不服；肥胖；缺乏体育锻炼；疲劳；睡眠不足；伴有糖尿病、心血管疾病，脑、下丘脑及脊髓颈段病变，过敏性疾病，影响出汗及散热的皮肤病及一些急性病；服用酒精、阿托品、巴比妥等药物；有中暑的过去史；饱食后立即进入高温环境中作业；老年人、久病卧床者、产妇在炎热夏季逗留于小室、通风不良、空气潮湿处。

（2）治疗的关键是迅速降低体温，要求 1 小时内使直肠温度降至 37.38～38.9℃，可将患者浸入 4℃的冷水中，并按摩四肢，使皮肤血管扩张从而促进散热；应用氯丙嗪应有通风降温的环境，并须注意患者血压，血压降低时应使用肾上腺 α 受体兴奋药，如间羟胺、去氧肾上腺素等，禁用肾上腺素；抢救时用冷水浴治疗者，如肛温低于 38.5℃应停止冷水浴，体温再度升高时可再行冷水浴治疗。有肾功能衰竭者应予血液透析治疗；重症者可使用糖皮质激素，但时间不宜过长，以免继发感染。

第二节 冻伤

冻伤是指由于受冻引起的组织损伤。全身性冻伤称"冻僵"。局部性冻伤，轻度仅有皮肤及皮下组织受累，深度冻伤累及较深组织，出现感觉异常及僵直。冻伤分为全身性冷损伤和局部性冷损伤。

【诊断依据】

1. 病因

（1）全身性冷损伤：寒冷环境引起体温过低所导致的以神经系统和心血管系统损害为主的全身性疾病，又称体温过低或冻僵。

（2）局部性冷损伤：常由于严寒气候从事室外活动而御寒措施不力引起。按其是否发生组织冻结分为冻结性冷损伤和非冻结性冷损伤，前者指短时间暴露于极低温或长时间暴露于0℃以下低湿环境所造成的局部性损伤，即临床上所称的冻伤；后者指暴露于0℃以上低温环境中的局部性损伤，包括手、足、耳垂和鼻尖部的冻疮、战壕足等。

2. 诊断要点

（1）病史：有受冻史及意外灾害史。在患病、外伤、饥饿、营养不良、酗酒时更易发生冻伤。

（2）全身性冷损伤：开始时表现为头痛、头昏、四肢肌肉关节僵硬、皮肤苍白冰冷、心搏呼吸加快、血压升高。体温<33℃时，有嗜睡、健忘、心搏呼吸减慢、脉搏细弱、感觉和反应迟钝。

（3）局部性冷损伤

①冻结性冷损伤（冻伤）。常发生在手指、足趾、耳廓和鼻，亦可发生在腕、前臂、足、面、肘、踝等部位。根据损害程度临床分为四度，第一、二度主要为组织血液循环障碍，

第三、四度有不同深度的组织坏死。

一度：皮肤浅层冻伤。初起皮肤苍白，继为蓝紫色，以后有红肿、发痒、刺痛和感觉异常。

二度：皮肤全层冻伤。除红肿外，出现水疱，疱破后易感染。如无感染、经 2~3 周后水疱干枯成痂愈合，一般不留有瘢痕。

三度：冻伤累及皮肤全层和皮下组织。

四度：皮肤、皮下组织、肌肉、甚至骨骼均被冻伤。

②非冻结性冷损伤。冻疮：受冻处暗紫红色隆起的水肿性红斑，边缘呈鲜红色，界限不清，痒感明显，受热后更甚。

【治疗】

1. 轻度冻伤　给热饮料或少量白酒，热水外敷，局部涂冻疮膏。

2. 中度冻伤　快速复温是抢救的关键，可盖棉被、毛毯，并用热水袋加温，用 40~42℃ 的恒温水浴复温，切忌用火烤或用雪搓擦，争取 1 小时内尽快复温。复温后，应在 22~25℃ 室温内继续保暖，卧床休息。

3. 重度冻伤　争取尽早腹膜透析，给予抗感染、抗休克、纠正心律失常和酸中毒。应用右旋糖酐-40，500ml/d，静脉滴注，连续用 7 日，防止静脉血栓的形成。也可口服罂粟碱 30mg/次，3 次/日，以增加血流和灌注。

第三节　溺水

溺水是指人体淹没在水中，由于呼吸系统被堵塞或喉头、气管反射性痉挛而引起窒息与缺氧，严重者造成呼吸及心跳停止而死亡。水大量进入血液循环中可引起血浆渗透压改变、电解质紊乱和组织损伤。

【诊断依据】

1. 病因　由于缺乏或丧失游泳能力而造成。

（1）淡水淹溺者：大量淡水吸入支气管及肺后，水分很快渗入肺部毛细血管而进入血液循环中，血容量骤增，血钠、氯、钙及血浆渗透压显著降低，血细胞破裂引起溶血，迅速出现血红蛋白尿症、血红蛋白血症、高钾血症。受损的肺泡和毛细血管上皮通透性增高，肺泡含水量增加，肺泡表面活性物质浓度下降而使肺泡塌陷、肺不张，引起全身严重缺氧。

（2）海水淹溺者：由于海水渗透压高，进入气管及肺泡中，使血浆中水分外渗，引发肺水肿，血液黏度增高、血容量减少，出现循环衰竭及血钠、氯、镁浓度增加。

2. 诊断要点

（1）临床表现

①全身症状：寒战、体温降低、双眼充血、面部肿胀、面色发绀或苍白、四肢厥冷、全身水肿。

②神经系统：头痛、狂躁、谵妄、惊厥、记忆力减退或消失、视觉障碍、牙关紧闭、肌张力增加。

③循环系统：脉细速或不能触及，心率、血压变化及心律失常。

④呼吸系统：发绀、喉痉挛、病理性呼吸、呛咳、血性泡沫痰、肺部湿性啰音。

⑤消化系统：胃扩张、腹部膨胀、口鼻内充满泥沙和泡沫、呕吐、口渴。

⑥血液系统：出现溶血、血红蛋白血症、高钾血症。

⑦泌尿系统：少尿甚至无尿、血红蛋白尿。

⑧并发症：可有肺炎、肺脓肿、脑功能不全、骨折、颈椎脱位等。

（2）辅助检查

①白细胞计数：中性粒细胞升高。

②尿常规：可有短时间管型尿及蛋白尿。

③动脉血气分析：明显低氧血症及代谢性酸中毒。

④血清电解质测定：淡水溺水者血清钾增高，血清钠、钙、氯降低。海水溺水者血清钾、钠、钙、镁、氯均增高。

⑤心电图：常见窦性心动过速和非特异性 ST-T 改变，还可有室性心律失常、完全性心脏阻滞。

⑥X 线检查：胸部 X 线检查，轻者可有对称性肺门周围浸润，重者弥漫性肺水肿，亦可见片状炎性阴影。

【治疗】

1. 现场急救　立即畅通呼吸道。

（1）溺水者被营救上岸后，迅速用开口器或按捏两侧颊肌，用力启开口腔，清除口腔异物，并将舌拉出，保持呼吸道通畅。

（2）倒水：将溺水者体内积水倒出。注意防止胃内容物吸入肺中。

（3）立即施行复苏术：若呼吸已停止，在保持气道通畅条件下立刻进行人工呼吸，最有效的是口对口或口对鼻正压吹气法。吹气频率 10～16 次/分，吹气后按压胸部，做辅助呼吸。若心跳停止，则人工呼吸必须与胸外心脏按压同时进行，两者必须相互协调，每吹两口气后做 30 次心脏按压。

2. 临床抢救

（1）立即气管插管，正压给氧。

（2）人工呼吸器进行间断正压控制呼吸或呼吸末正压呼吸，以改善氧合作用。

（3）如心跳停止可使用心脏起搏器，必要时开胸行心脏直接按压以恢复心跳。

3. 急救药物的应用　呼吸停止而节律性心搏存在，可用尼可刹米、洛贝林等呼吸兴奋剂。心搏停止者，常用 0.1% 肾上腺素 0.5～1.0mg 经静脉注射。10% 氯化钙也可激发心脏复跳，如用肾上腺素不能使心脏复跳，可选用 10% 氯化钙，静脉注射 5ml，必要时可间隔 5 分钟重复注射 1 次。

4. 防治并发症

（1）防治肺水肿：可应用毛花苷 C 0.4mg 静脉注射。发生肺水肿时应严格控制静脉液体进入量。有局限性肺不张或局限性哮鸣应通过支气管镜检查并排除。

（2）治疗脑水肿：甘露醇可减轻脑水肿，20% 甘露醇 250ml 静脉注射，每 6～8 小时 1 次。

（3）纠正代谢性酸中毒：有代谢性酸中毒时应用 5% 碳酸氢钠 150～200ml 静脉滴注，以后可根据血气分析结果来调整用量。

（4）纠正体液紊乱：淡水淹溺者，可静脉滴注 3% 氯化钠溶液 500ml。对海水溺水者应注意纠正血液浓缩及血容量不足，可输入 5% 葡萄糖液或右旋糖酐-40。

（5）急性溶血的处理：淡水淹溺导致严重溶血者可输注新鲜全血或红细胞，并补碱性液体碱化尿液，防止血红蛋白自肾滤过诱发急性肾功能衰竭。

（6）抗感染治疗：溺水者极易继发肺部感染。可常规给广谱抗生素预防性治疗 3～5 日。

【病情观察】

应予心脏、呼吸、体温监护。注意患者的血氧状况及血电解质变化；并根据患者的治疗疗效，及时调整治疗用药，尽最大努力抢救患者生命。

【病历记录】

1. 门急诊病历 溺水史及时间。如为沿海地区应写明海水或淡水、救起时患者的状态、是否进行过现场抢救。记录患者的神志、心率、心音、心律、血压、呼吸、肺部湿啰音、青紫等体征。记录辅助检查结果。

2. 住院病历 重点记录患者溺水的时间及救起时间、现场抢救过程及急诊的诊疗内容，包括实验室检查结果、所用药物及其效果。记录患者住院期间的病情变化、治疗效果。

【注意事项】

1. 医患沟通　应问明落入的是海水还淡水、溺水及救起时间、现场抢救情况。对送入医院时全身青紫的溺水者，尽管神志清晰，仍预后极差，对此须及时向家属说明。病危时应告知家属，并有知情签字。

2. 经验指导

（1）这类患者病史明确，诊断容易，但需注意有无并发症存在及淹溺对并发症的影响。

（2）倒水时间要短，并注意在倒水过程中避免将胃内容物误吸入肺中。入院时最紧急的情况是心跳、呼吸停止，应争分夺秒地予以心肺复苏。有的患者全身青紫，尽管神志清晰，但预后很差，须以呼吸机人工呼吸，并给予大剂量糖皮质激素。有时水温较低，患者大脑对缺氧的耐受性可能有所提高，尤其是对少数干性淹溺者，不要轻易放弃，因为此时抢救成功的可能性可能大于理论上的可能性。

第四节　电击伤

电击伤是指一定量的电流通过人体引起全身性损伤或功能障碍，甚至死亡，又称触电。

【诊断依据】

1. 病因

（1）缺乏安全用电知识：安装和维修电器，电线不按规程操作，电线上挂吊衣物。

（2）高温：高温和出汗使皮肤表面电阻降低，容易引起电击伤。

（3）意外事故：暴风雨、大风雪、火灾时，电线折断落到人体，可引起电击伤。

（4）雷击伤：暴雨时在大树下躲雨或用铁柄伞而被闪电

击中。

（5）医源性：使用起搏器、心导管监护、内镜检查治疗时，如果仪器漏电，微电流直接流过心脏，可致电击伤。

（6）跨步电压电击伤：当人体进入离电线落地点 10m 以内的地域，两脚迈开时（约 0.8m），即出现电位差，电流从接触电压高的一脚进入，由接触电压低的一脚流出，致电击伤。

2. 诊断要点

（1）病史：有明确的触电或雷击、电击伤史。

（2）临床表现

①局部表现：接触性灼伤，呈炭化和被挖除状。低电压电流所致者伤面小，呈焦黄色，边缘规则整齐，与周围正常组织界线清楚。高压或雷击者则伤面大、伤口深，伤口深处可见深层组织的解剖结构，有的可焦化或炭化，甚至可损伤血管，引起大出血。电击肢体肿胀、功能障碍。

②全身表现：轻型表现为惊慌、面色苍白、头晕、心悸、全身乏力、呼吸心跳加快，敏感者可晕厥、休克。重型可有内脏损伤、呼吸浅快、心律不齐、心室纤颤导致心跳呼吸停止而死亡；少尿或无尿、血尿；亦可骨折、瘫痪、偏瘫或相关的综合征。

【治疗】

1. 切断电源　如电源开关在附近，应迅速将其关闭。可用绝缘物挑开电线或分离电器，亦可用干燥的木把斧头砍断电线。

2. 急救处理

（1）对呼吸停止者的急救：要求在 2~3 秒内行口对口或口对鼻人工呼吸。

（2）对心脏停搏者的急救：原地抢救。立即叩击心前区数次并进行有效的心脏按压和人工呼吸，心肺复苏同时进行。

人工呼吸，吹气量为 700 ~ 1000ml，时间为 1 秒，心脏按压与吹气比例为，单人或双人操作为 30∶2，胸外按压 30 次，人工吹气 2 次。

（3）非同步电除颤：是抢救心脏骤停的首选方法。一旦成功常规用利多卡因 1 ~ 4mg/min 静脉滴注 48 ~ 72 小时，并配合使用肾上腺素。

（4）因胸外心脏按压时的心排出量仅及开胸直接按压心脏的 50%。常规多次体外除颤失败是开胸的适应证。

（5）电击伤心肺复苏的抢救有时需 6 ~ 8 小时或更长时间，直至复苏成功或出现尸斑后方可停止。

（6）防治脑水肿：20% 甘露醇 250ml 与地塞米松 10 ~ 20mg 静脉滴注。

（7）常规肌内注射破伤风抗毒素，剂量为 1500U 皮试后注射。

（8）防治感染：一般选用青霉素、红霉素等，避免用对肾脏有毒性的药物。

（9）补液疗法：电灼伤后主要生理功能紊乱，用林格液补充血容量以维持其尿量 50 ~ 75ml/h。如患者有明显的肉眼可见血尿，应加快输液使尿量增加至 100 ~ 150ml/h，以促使对肌红蛋白的稀释，并将其从肾小管中冲出。如为重度肌红蛋白尿或在加快输液后尿量仍少，可用甘露醇利尿，碳酸氢钠碱化尿液并增加肌红蛋白的溶解度，同时纠正全身酸中毒。

3. 创面处理

（1）电损伤后，立即对二、三度皮肤伤口进行清创，并局部涂布抗菌的灼伤乳膏剂。

（2）创面较小者可在休克期过后手术，切除坏死组织一期植皮。坏死组织易受感染，要及时清除坏死组织。大片肌肉破坏、水肿，张力高时，应在伤后 24 小时行切开以解除对血管的压迫，改善血循环。

（3）四肢电击伤，要早期切开筋膜及某些横韧带和肌间隔，以防肌肉、神经进行性坏死。伤肢高位电击伤时，为预防大血管破损出血，可结扎锁骨下动静脉。

（4）有下列情况应截肢。肢体炭化或因血液循环完全断绝致使肢体坏死；有威胁生命的严重感染，特别是迅速发展的厌氧菌感染和侵袭性感染；血管、神经、骨骼等组织损伤到无法修复的程度，肢体确无生存可能者。

【病情观察】

严密观察患者的心跳、呼吸、神志的恢复情况，观察血液生化指标的改变，注意伤口及其他创伤部位的变化，并根据患者的抢救情况评估治疗疗效，及时调整治疗方案，尽最大努力抢救患者生命。

【病历记录】

1. 门急诊病历　记录遭受电击史及时间。记录电击后的症状，有无跌落史。记录患者的神志、心率、心律、呼吸、瞳孔、肌力、神经反射等情况；电击处局部损伤情况；跌落后的外伤情况；辅助检查结果。

2. 住院病历　主要记录患者受电击过程、现场抢救过程及急诊的诊疗，包括实验室检查结果、所用药物及其效果。记录患者住院期间的病情变化、治疗结果。

【注意事项】

1. 医患沟通　应向患者及家属如实告知患者的病情，尤对电击伤对内脏的损伤、患者的预后、现治疗方案及可能发生的不良反应要向患者家属详细说明，以使之预先准备、配合治疗。病危时应及时告知家属，并有知情签字。

2. 经验指导

（1）交流电比直流电的危险性大，低频交流电比高频交流电的危险性大，其中尤以50Hz的民用交流电的危险更大，易导致心室颤动。有的严重电击伤的患者当时症状看似不重，但1小时后症状可突然恶化。少数受高压电损伤的患者可发生肠穿孔、胆囊局部坏死、胰腺灶性坏死、肝脏损害伴凝血机制障碍、白内障、性格改变等。

（2）有的患者遭受电击伤后，心跳、呼吸极为微弱，甚至暂停，处于"假死"状态；同时，电击伤患者多数为青壮年，原本常无心脏病史；故对于电击伤造成的心跳呼吸骤停患者要积极抢救，决不轻言放弃。对心跳呼吸骤停患者的脑复苏至关重要，必须尽早实施。